Johannes Köbberling
Der Wissenschaft verpflichtet

Johannes Köbberling

Der Wissenschaft verpflichtet

verpflichtet

Biographische Notizen und Plädoyer für eine am
Patientenwohl orientierte menschliche Medizin

DE GRUYTER

Autor
Professor Dr. med. Johannes Köbberling
Hochschullehrer und Chefarzt für Innere Medizin a. D.
Am Freudenberg 85
42119 Wuppertal
E-Mail: johannes@koebberling.de

ISBN: 978-3-11-067655-6
e-ISBN (PDF): 978-3-11-067659-4
e-ISBN (EPUB): 978-3-11-067661-7

Library of Congress Control Number: 2020931475

Bibliografische Information der Deutschen Nationalbibliothek
Die Deutsche Nationalbibliothek verzeichnet diese Publikation in der Deutschen Nationalbiblio-
graphie; detaillierte bibliografische Daten sind im Internet über http://dnb.d-nb.de abrufbar.

© 2020 Walter de Gruyter GmbH, Berlin/Boston
Einbandabbildung: Horst Gläsker, Düsseldorf
Satz/Datenkonvertierung: L42 AG, Berlin
Druck und Bindung: CPI Books GmbH, Leck

www.degruyter.com

Über dieses Buch

Die Kernaussage dieses Buches lautet, dass eine am Wohl des Patienten ausgerichtete und menschliche Medizin nur unter Beachtung der Wissenschaft möglich ist. Dies wird in dem einleitenden Kapitel „Medizin und Wissenschaft" sowie in dem als Anhang nachgedruckten und heute noch aktuellen Eröffnungsvortrag auf dem Internistenkongress des Jahres 1997 zum Thema „Der Wissenschaft verpflichtet" ausgeführt.

Die Bedeutung der Wissenschaft in Forschung, Lehre und Krankenversorgung wird ausführlich mit den Berichten aus dem eigenen Berufsleben beleuchtet. Unter Zurückstellung einer chronologischen Darstellung werden in elf Kapiteln die verschiedenen Themenbereiche inhaltlich zusammengefasst.

Einige wichtige Kernsätze oder Zitate, die mit dem Thema der Wissenschaftlichkeit in Zusammenhang stehen, werden gesondert hervorgehoben und grün hinterlegt.

Die im Text geschilderten Ergebnisse der wissenschaftlichen Arbeiten wurden mit Literaturzitaten belegt. Das angefügte Literaturverzeichnis stellt somit auch eine übersichtliche Zusammenstellung der eigenen wissenschaftlichen Publikationen über einen Zeitraum von über 50 Jahren dar.

In drei weiteren Kapiteln unter der Bezeichnung „Biographisches" werden Ereignisse aus dem beruflichen und dem privaten Bereich chronologisch zusammengefasst. Auch hierbei werden an verschiedenen Stellen Bezüge zur wissenschaftliche Denkweise hervorgehoben.

Den Kapiteln des Buches wurde jeweils ein Aphorismus von Georg Christoph Lichtenberg vorangestellt. Lichtenberg (1742–1799) war Professor für Experimentalphysik in Göttingen, einer der freiesten Hochschulen in jener Zeit. Er ist nicht nur als Naturwissenschaftler bekannt geworden, sondern vor allem durch seinen scharfen und aufklärerischen Geist und seine prägnant und ironisch formulierten Aphorismen, in denen er immer wieder die geistige Enge vieler Kollegen und den Hang zum Mystischen verspottete. Er war, mehr als in seiner Zeit üblich, vor allem „der Wissenschaft verpflichtet".

Das Bild auf dem Cover mit dem Titel „Chaos und Ordnung" stammt von Horst Gläsker. Es diente als Logo für den 103. Kongress der Deutschen Gesellschaft für Innere Medizin im Jahr 1997.

https://doi.org/10.1515/9783110676594-201

Inhalt

1 Medizin und Wissenschaft

Man soll alle Dinge im Leben mindestens einmal bezweifeln.
Georg Christoph Lichtenberg

„Der Wissenschaft verpflichtet" lautete der Titel meines Eröffnungsvortrags als Vorsitzender der Deutschen Gesellschaft für Innere Medizin im April 1997 [1]. Die zentrale Botschaft war, dass sich die Wissenschaft in der Medizin zwar nicht einer allgemeinen hohen Wertschätzung erfreut und sogar von verschiedener Seite missachtet und diskriminiert wird, dass aber eine menschliche Medizin nur durch die Wissenschaft sichergestellt wird. Im Vorfeld hatte ich gewisse Zweifel, ob die in dem Vortrag enthaltene Botschaft, die auch deutliche Kritik an ärztlichen Denk- und Handlungsweisen enthält, den Mitgliedern der altehrwürdigen Gesellschaft zuzumuten sei, ob der Vortrag nicht zu polarisierend wirken würde. Überraschenderweise löste er aber einen ungewöhnlich starken Beifall und eine breite Zustimmung aus. Die Presse hat ausführlich hierüber berichtet, und die Zeitschrift „Die Zeit" hat den Vortrag fast vollständig nachgedruckt.

1.1 Wissenschaftliche Medizin und Paramedizin

Unter Bezug auf den Philosophen Karl R. Popper wurde der Wert des Zweifels als Quelle des Erkenntnisgewinns herausgestellt und deutlich gemacht, dass der entscheidende Unterschied zwischen der Medizin und allen Formen der sog. Alternativmedizin oder Paramedizin nicht nur darin besteht, dass letztere nicht spezifisch wirksam sind, sondern vor allem darin, dass ihre Vertreter nicht bereit sind, sich selbst in Frage zu stellen und ihre Ergebnisse und Aussagen jederzeit zu überprüfen. Eine Widerlegbarkeit ist Bestandteil und Voraussetzung einer jeden wissenschaftlichen Aussage. Prinzipiell nicht widerlegbare Aussagen, wie sie gern von Vertretern der verschiedenen paramedizinischen Verfahren angeführt werden, sind dagegen wertlos.

> Eine Widerlegbarkeit ist Bestandteil und Voraussetzung einer jeden wissenschaftlichen Aussage. Prinzipiell nicht widerlegbare Aussagen, wie sie gern von Vertretern der verschiedenen paramedizinischen Verfahren angeführt werden, sind dagegen wertlos.

Entgegen einem verbreiteten Vorurteil beziehen sich die Merkmale der Wissenschaft nicht speziell auf die Naturwissenschaft. Die falsche Gleichsetzung von Wissenschaft und Naturwissenschaft ist dem Wissenschaftsgedanken abträglich und macht es den Gegnern der wissenschaftlichen Medizin zu leicht, diese zu diskriminieren und die unwissenschaftliche Medizin zu rechtfertigen.

Ausführlich bin ich in dem Vortrag auf die nichtwissenschaftlichen Verfahren in der Medizin eingegangen, die unter sehr verschiedenen Begriffen zusammengefasst

https://doi.org/10.1515/9783110676594-001

werden, und für die ich ausschließlich den Begriff Paramedizin verwende. Ziel des Vortrages war aber nicht eine Abrechnung mit der Paramedizin, sondern ein Aufruf zur Wahrung der wissenschaftlichen Denkweise innerhalb der Medizin. Vertreter und Vertreterinnen der wissenschaftlichen Medizin wurden aufgefordert, sich aktiv der Gewöhnung an die Missachtung der Wissenschaft entgegen zu stellen. Viele Defizite und Missstände im Medizinbetrieb sind nämlich auf eine widerspruchslose Hinnahme der Unwissenschaftlichkeit im alltäglichen Urteilen und eine Gleichgültigkeit gegenüber Täuschung und Unwahrheit als Teil des medizinischen Alltags zurückzuführen. Diese Unsicherheit im Umgang mit Wahrheiten kann der Medizin nicht gut tun.

Im gesellschaftlichen Diskurs wird die traditionelle Trennungslinie zwischen Wahrheit und Lüge zunehmend durch den Unterschied zwischen Tatsachen und Meinungen ersetzt. Missliebige Tatsachen werden zu Meinungen degradiert und grobe Unwahrheiten als Alternative Fakten bezeichnet. Schon vor über 50 Jahren hat die Philosophin Hannah Arendt davor gewarnt, dass der menschliche Orientierungssinn bedroht werde, wenn die klare Unterscheidung zwischen Tatsachen in Meinungen aufgelöst werde. Eine Verwischung der Grenze zwischen Tatsachen und Meinungen oder zwischen Wahrheit und Unwahrheit zerstöre am Ende die Urteilsfähigkeit.

Die Analogie im medizinischen Umfeld liegt nahe. Wenn wir Wahrheit durch konsequente Wahrheitssuche im Sinne der Wissenschaft verstehen, dann gilt dies für die wissenschaftliche Medizin. Unwahrheit bzw. bloße Meinung unter Verzicht auf wissenschaftliche Wahrheitssuche sind dagegen Merkmale der Paramedizin. Die Missachtung dieser Trennungslinie, die Gewöhnung an die Unwissenschaftlichkeit im medizinischen Alltag, führt zu einer Gefährdung der Urteilsfähigkeit und damit zu einer Bedrohung der Grundlagen ärztlichen Denkens und Handelns.

1.2 Folgen des Verlusts der Wissenschaftlichkeit

Die Kernaussage des Vortrages auf dem Internistenkongress lässt sich in einem Zitat von Karl Jaspers zusammenfassen, der unmittelbar nach dem Ende des Nationalsozialismus, anlässlich der Wiedereröffnung der Medizinischen Fakultät in Heidelberg, gesagt hat: „Die Unwissenschaftlichkeit ist der Boden der Inhumanität". Beschlossen habe ich die Rede mit einem Zitat von Goethe, in dem er den Teufel sagen lässt „Verachte nur Vernunft und Wissenschaft, des Menschen allerhöchste Kraft, lass nur in Blend- und Zauberwerken dich von dem Lügengeist bestärken, so hab ich dich schon unbedingt". Dieser Vortrag findet sich in vollem Wortlaut als Anhang zu diesem Buch.

Die in unserer Gesellschaft verbreitete Tendenz, Aussagen weniger nach dem Wahrheitsgehalt als nach deren Brauchbarkeit zur Erlangung bestimmter Ziele auszurichten, greift leider auch zunehmend auf die Medizin über. Sowohl im akademischen Bereich als auch bei der ärztlichen Tätigkeit in Klinik und Praxis sind die Verlockungen groß, von der Verpflichtung zur Wissenschaft in kleineren oder größeren Schritten abzuweichen.

Auch in der Medizin verlieren die für ein Gemeinwesen so wichtigen Fähigkeiten wie Empathie, Toleranz und Vertrauen immer mehr an Bedeutung, während in unserer Konkurrenzgesellschaft Durchsetzungsfähigkeit und individuelle Nutzenmaximierung ohne Reflexion als positive Werte angesehen und in den Erziehungssysteme unterstützt werden. Die mit dem Willen zur Durchsetzung eigener Interessen verbundene Entsolidarisierung führt zu einer moralischen Entkernung der Gesellschaft und verhindert auf vielen Ebenen die Verfolgung gemeinschaftlicher Ziele, die nicht nur den kurzfristigen Interessen Einzelner oder bestimmter Gruppen entsprechen.

Diese moralische Entkernung ist auch an der Wissenschaft nicht vorübergegangen. Viele Wissenschaftler bemessen ihren Wert meist an einzelnen kleinen Erfolgen, die möglichst so dargestellt werden, dass sie ihm im Wettlauf mit den Konkurrenten messbare „Credits" erbringen. Die Summe solcher Credits in Form von Publikationen, Vortragseinladungen und Ähnlichem entscheidet ganz wesentlich über das akademische Fortkommen und hat damit eine für den Forscher ganz existenzielle Bedeutung. Dies und der hohe Konkurrenzdruck um Fördermittel und öffentliche Aufmerksamkeit in der Wissenschaft behindern aber die kollektive Wahrheitssuche. Dies zeigt sich zum Beispiel daran, dass negative Ergebnisse von Studien und Experimenten, die für den wissenschaftlichen Fortschritt häufig von besonders hohem Wert sind, für die Karriere des Einzelnen eine ganz untergeordnete Rolle spielen und daher selten publiziert werden. Die für einen Wissenschaftler essenzielle Fähigkeit, Irrtümer einzugestehen, wird zunehmend vernachlässigt. Dies fördert die gerade in der Medizin zu beobachtende Tendenz zu gewissenlosen Täuschungen und Selbsttäuschungen.

Junge Ärztinnen und Ärzte, die sich der wissenschaftlichen Forschung widmen möchten, vermeiden es häufig, unbequeme Fragen zu stellen und befassen sich lieber mit solchen Fragen, deren Antworten vorhersehbar sind, und die bei Patienten, Politikern, Medien oder der Pharmaindustrie Gefallen finden. Unerwünschte Ergebnisse werden gern unterdrückt, oder es werden durch statistische Kniffs gewünschte Ergebnisse herbeigeführt, damit man sich bei der Deutung der Ergebnisse dem Mainstream anschließen kann. Diese Verhaltensweisen bewegen sich zwar häufig gerade noch im Rahmen der Legalität. Die Grenze der Legalität wird aber leicht und häufig unbemerkt überschritten, insbesondere dann, wenn für die gewünschte Forschung oder „Afterforschung" unangemessene Vergütungen angenommen werden. Aber selbst bewusste Mogeleien in der Forschung unterliegen praktisch keinerlei Sanktionen. Selbst in den seltenen Fällen einer Aufdeckung von gefälschten Ergebnissen wird hierdurch die wissenschaftliche Karriere kaum oder nur vorübergehend beeinträchtigt.

Wie soll aber vom praktizierenden Arzt erwartet werden, dass er sich in seinem Handeln eng an die wissenschaftlichen Erkenntnisse hält, wenn forschende Mediziner so leicht vom Weg der Wissenschaftlichkeit abweichen? Eine Vielzahl von Anreizen direkter und indirekter Art führen auch bei der ärztlichen Berufsausübung leicht zur Unterdrückung der eigenen Kritikfähigkeit.

Die größte Gefahr für die Kritikfähigkeit kommt von den finanziellen Anreizen, die nicht selten dazu führen, dass Entscheidungsfindungen nicht primär an das Wohl des Patienten ausgerichtet werden. Viele der sog. individuellen Gesundheitsleistungen (IGeL) dienen nicht dem Patientenwohl, aber sie vermehren das Einkommen der Ärzte. Dies führt dazu, dass gerade hier die Grundsätze der Wissenschaftlichkeit missachtet werden.

Eine neue Dimension der Gewissensbelastung entsteht in den letzten Jahren dadurch, dass durch die Klinikträger ärztliche Entscheidungen erzwungen werden, die eindeutig nicht dem Patienteninteresse, sondern dem ökonomischen Interesse der Kliniken dienen. Dies muss bei verantwortungsvollen Ärzten zu einer kognitiven Dissonanz führen. Die Vernachlässigung des Patientenwohls lässt sich dann nur aushalten, wenn Ansätze zum Zweifel oder zu einer Kritik unterdrückt werden. In Zusammenhang mit dieser leider deutlich zunehmenden Vernachlässigung der Wissenschaftlichkeit, die unmittelbar zum Nachteil der Patienten führt, muss an den Ausspruch von Jaspers erinnert werden: „Die Unwissenschaftlichkeit ist der Boden der Inhumanität".

Die Vernachlässigung wissenschaftlicher Grundsätze ist kurz- oder mittelfristig für den Einzelnen meist mit „Gewinnen" und kaum mit „Verlusten" verbunden. Man könnte aber die Hoffnung haben, dass dies bei einer langfristigen Betrachtung nicht zutreffen möge. Im Wirtschaftsleben wird immer klarer, dass bei aller Gewinnorientierung Faktoren wie Zuverlässigkeit, Regelkonformität und Integrität, die häufig als sog. Compliance zusammengefasst werden, langfristig betrachtet die wichtigsten Erfolgsfaktoren für Unternehmen und soziale Organisationen sind. Die Wahrung der Compliance in diesem Sinne ist in der Medizin nicht ohne Einhaltung wissenschaftlicher Grundsätze denkbar.

1.3 Es gibt nur eine Medizin

Der Kernsatz, dass eine menschliche Medizin nur durch die Wissenschaft in der Medizin erreicht werden kann, darf natürlich nicht missverstanden werden. Die Verpflichtung zur Wissenschaft stellt nur einen Teilaspekt der Verpflichtung zur Wahrung des Patientenwohls dar. Die Wissenschaftlichkeit ist zwar eine unverzichtbare Grundvoraussetzung, aber für eine gute menschliche und nur am Wohl des Patienten ausgerichtete Medizin sind viele weitere Voraussetzungen erforderlich, die im modernen Medizinbetrieb zunehmend verlorengehen. Hierzu gehören u. a. menschliche Zuwendung und Empathie, eine ganzheitliche Betrachtungsweise und eine Fokussierung auf den ganzen Menschen und seine Leiden sowie auch der bewusste Einsatz unspezifischer Heileffekte.

Viele Aspekte einer solchen menschlichen und dem Patientenwohl verpflichteten Medizin nehmen die Vertreter paramedizinischer Verfahren, die unter irreführenden Titeln wie „Alternativmedizin", „Ganzheitsmedizin", „Naturheilkunde" oder „sanfte Medizin" geführt werden, gern exklusiv für sich in Anspruch. Alle diese genannten Aspekte gehören aber auch unverzichtbar zur wissenschaftlichen Medizin, und es stellt einen fundamentalen Irrtum dar, wenn angenommen wird, mit einem Verzicht auf Wissenschaftlichkeit ließen sich die genannten Aspekte guten ärztlich Handelns leichter realisieren.

Empathie und menschliche Zuwendung werden zugegebenermaßen von den Vertretern der Alternativmedizin gut beherrscht, sie können aber Abweichungen vom Weg der Wissenschaftlichkeit nicht kompensieren. Solche Abweichungen sind in der Medizin besonders gefährlich, da sie sich sehr schnell zum Nachteil von Patienten auswirken können. Wir müssen uns deshalb fragen, wie sich dies verhindern lässt. Für Abweichungen vom rechten Weg, die sich noch innerhalb der gesetzlichen Regeln bewegen, scheiden juristische Sanktionen aus. Einige der paramedizinischen Verfahren, wie Homöopathie und anthroposophische Medizin, sind unverständlicherweise sogar ausdrücklich gesetzlich geschützt. Berufsständische Regulierungen versagen ebenfalls leider auf ganzer Linie. Mit einem reinen Appell an moralische Grundsätze ist in unserer gegenwärtigen gesellschaftlichen Situation sicher nichts zu erreichen, so etwas wirkt eher lächerlich. Auch übliche Anreize wie gesellschaftliche Anerkennung oder finanzielle Vorteile sind nicht geeignet, die Beachtung der Wissenschaftlichkeit zu fördern, sie wirken häufig sogar in die entgegengesetzte Richtung.

1.4 Die persönliche Verpflichtung zur Wissenschaftlichkeit

Dieser Mangel an externen Regulierungsmöglichkeiten führt zu der Erkenntnis, dass der Drang zur Wissenschaftlichkeit von innen kommen muss, was heute gern als intrinsische Motivation bezeichnet wird. Auch ohne dass meine Auffassungen zur Bedeutung der Wissenschaft in der Medizin ausformuliert waren, hatten mich die entsprechenden Grundsätze schon über das ganze Berufsleben begleitet. In den Jahren nach dem Kongress von 1997 wurden sie dann zunehmend das Leitthema meines Handelns und Inhalt meiner Forschungs- und Lehrtätigkeit. In vielen Vorträgen, Aufsätzen und Kommentaren habe ich hierzu Stellung genommen [2]. Die wichtigsten Ehrungen, die ich in meinem Berufsleben erhalten habe, die Ehrenmitgliedschaft im Berufsverband Deutscher Internisten, die Gustav von Bergmann-Medaille der Deutschen Ärzteschaft, das Bundesverdienstkreuz am Bande, die Verleihung der Leopold-Lichtwitz Medaille der Deutschen Gesellschaft für Innere Medizin und die Ehrenmedaille der Bergischen Universität Wuppertal, wurden mit meinem Einsatz für die Wissenschaft in der Medizin und den frühen Bemühungen um die sog. evidenzbasierte Medizin (EbM) begründet.

Nach meiner festen Überzeugung gibt es nur den Weg, für sich selbst eine solche intrinsische Motivation zu entwickeln. Zunächst muss erlernt und eingeübt werden, was die Verpflichtung zur Wissenschaftlichkeit ausmacht und welche Wege zur Beherzigung dieser Verpflichtung einzuschlagen sind. Bei der Befolgung dieses Weges muss dann erlebt werden, welche Befriedigung damit verbunden ist. Diese Befriedigung kann recht hoch sein, sogar so hoch, dass sie die entgangenen Vorteile durch Verzicht auf die unsauberen Nebenwege ausgleichen. Das einmal erlebte befriedigende Gefühl, unter Verzicht auf eigene Vorteile zur wissenschaftlichen Erkenntnis beigetragen zu haben, kann ein großer Ansporn für weitere Bemühungen auf diesem Weg sein.

Ich selbst habe meinen Weg als Arzt, Wissenschaftler und Hochschullehrer ganz der Verpflichtung zur Wissenschaft gewidmet, und hierbei viel Befriedigung erhalten. Meine Erlebnisse mit der Wissenschaft, insbesondere die bedingungslose Infragestellung von Lehrmeinungen und die Nutzung des Zweifels als Quelle des Erkenntnisgewinns, erstrecken sich jetzt über mehr als ein halbes Jahrhundert. Mit der biographischen Darstellung möchte ich deutlich machen, dass die konsequente Verpflichtung zur Wissenschaftlichkeit nicht ein utopischer Gedanke oder gar eine weltfremde Forderung ist. Mein mit dieser Monographie angestrebtes Ziel ist es, das Verständnis für die Wissenschaft in der Medizin zu fördern, die Beachtung der sich daraus ergebenden Grundsätze zu unterstützen und damit die Position der wissenschaftlichen Medizin gegenüber Anfeindungen aus den unterschiedlichsten Richtungen zu stärken. So wie Moral nur durch Vorbilder und „Ansteckung" entsteht und stabilisiert wird, wird auch die Verpflichtung zur Wissenschaft durch Ansteckung gefördert.

Es gibt Leute, die können alles glauben, was sie wollen; das sind glückliche Leute.
Georg Christoph Lichtenberg

Im April 1940 hatte das Hochgefühl der Deutschen seinen Gipfel erreicht. Polen war besiegt, und Teile des eroberten Landes wurden zunehmend von Deutschland annektiert. Dänemark und Norwegen waren fast kampflos eingenommen worden, und Schweden hatte zugesagt, nicht einzugreifen. Der Feldzug im Westen, nach dessen Beginn es keine Umkehr mehr gab, war noch nicht begonnen worden. Und doch basierte dieses Hochgefühl auf einer Täuschung, denn der Keim des Untergangs war bereits gelegt. Am 23. April tagte in Paris der oberste Kriegsrat der Alliierten, und bei dieser Sitzung wurde der gemeinsame Kampf gegen Deutschland und die Unterstützung der polnischen Exilregierung offiziell beschlossen.

An diesem 23. April 1940 kam ich zur Welt. Geboren wurde ich in einer der damals friedlichsten Gegenden Deutschlands, im fernen Ostpreußen, das fünf Jahre später die schlimmsten Folgen des Krieges zu tragen hatte. Meine Geburtsstadt Lötzen, heute Gizycko, liegt im Zentrum der masurischen Seen. Die Königsberger Diakonissen hatten dort im Jahr 1910 das „Masurische Diakonissen-Mutterhaus Bethanien" eröffnet, die größte karitative Einrichtung Masurens. In dem angeschlossenen Krankenhaus war mein Vater als Arzt tätig, und unsere Familie hat auch dort gewohnt. Die Familie war zugereist, und es bestanden keine masurischen Wurzeln, aber eine emotionale Verbundenheit mit dieser nach Geschichte und Geographie so einzigartigen Landschaft habe ich bis heute bewahrt.

2.1 Familiärer Hintergrund

Die Familie väterlicherseits stammt aus dem hessischen Guxhagen. Der Großvater väterlicherseits, Adam Köbberling, hatte sich nach einem Bekehrungserlebnis der Baptistengemeinde angeschlossen. Dies war in seiner dörflichen Umgebung nicht tragbar, aber er stand dazu und musste schließlich sein Heimatdorf verlassen. Er hat dann in Oberzwehren bei Kassel ein Lebensmittelgeschäft eröffnet und einen neuen „Köbberling-Stammsitz" begründet.

Die Baptistengemeinde spielte im Leben beider Großelternpaare eine wichtige Rolle, und über diese haben sich meine Eltern auch kennen gelernt. Die Eltern blieben beide trotz einer kritischen Distanz dieser freikirchlichen Gemeinschaft bis zum Lebensende treu. Mein Vater hat neben seiner späteren beruflichen Tätigkeit als Chefarzt im Krankenhaus Holzminden sonntags sogar häufig im Gottesdienst der Gemeinde gepredigt.

Die Großmutter väterlicherseits war früh verstorben. Um die vier Kinder angemessen erziehen zu können, wurde für den Großvater innerhalb der Baptisten-

https://doi.org/10.1515/9783110676594-002

gemeinden nach einer neuen Frau gesucht. In Wuppertal-Barmen fand sich eine herzensgute Frau mit Namen Gertrud, die als unverheiratete Schwester der Hausfrau in der Familie eines Orgelbauers lebte. Später habe ich erfahren, dass sie in Barmen den Ruf eines „Engels vom Tölleturm" hatte. Über ihre Erzählungen war mir Wuppertal, schon lange bevor ich später dort aus beruflichen Gründen ansässig wurde, ein Begriff.

Der Großvater mütterlicherseits hatte einen handwerklichen Beruf erlernt, später aber als Baptistenpastor Bedeutendes geleistet. Viele Jahre lang war er Leiter des Predigerseminars in Hamburg, später der Traktatgesellschaft im Oncken Verlag in Kassel. C. A. Flügge, der älteren Baptisten immer noch ein Begriff ist, muss ein mitreißender Redner gewesen sein. Es existiert noch eine ursprünglich auf Wachsrollen aufgenommene Predigt von ihm aus den Dreißiger-Jahren mit der Botschaft „Auf dass nur Christus verkündigt werde". Dass er weder in dieser oder anderen Predigten noch jemals in einem Gebet den Führer erwähnt hat, stellte einen deutlichen Protest dar. An verschiedenen Stellen hat er seine Stimme gegen die Anpassung vieler Christen an den Zeitgeist, sowohl in den Staatskirchen als auch den Freikirchen, erhoben. Kurz vor Ausbruch des Weltkrieges wurde ihm vom Oncken Verlag gekündigt und er durfte ab sofort das Verlagshaus nicht mehr betreten. Die Vorwürfe beinhalteten, dass er nie mit „Heil Hitler" gegrüßt habe, dass er mit Juden verkehre, dass er Nachrichten der bekennenden Kirche verbreite und von einem baldigen Krieg spreche. Nach dem Krieg wurde bis zu seinem Tod im Jahr 1947 von Seiten der Verantwortlichen im Verlag nie ein Bedauern ausgesprochen, was ihn tief verletzt hat.

Die Großmutter mütterlicherseits Maria Nowotny stammte aus einer bekannten Prager Baptistenfamilie. Sie war ihrem Mann intellektuell mindestens ebenbürtig, sprach angeblich acht Sprachen fließend, hat aber, wie damals üblich, nie einen Beruf ausgeübt, sondern sieben Kinder großgezogen und Haus und Familie durch schwierige Zeiten gebracht. Die meisten ihrer Söhne wurden Pastoren.

Meine Mutter Milka Köbberling muss ihrer eigenen Mutter recht ähnlich gewesen sein, auch sie hat sechs Kinder zur Welt gebracht. Nachdem meine Schwester Christiane im ersten Nachkriegsjahr verstarb, war ich der Älteste. Unsere Mutter führte immer ein sehr offenes Haus, in dem neben der Familie fast regelmäßig irgendein junger Ausländer zu Gast war. Im Jahr 1983 ist meine Mutter im Alter von 71 Jahren verstorben.

Nach einer ungetrübten frühen Kindheit in Lötzen – ich habe noch viele Erinnerungen an Haus, Stadt und Landschaft in Ostpreußen – ereilten uns schließlich die Kriegsereignisse. Die schlimme Winterflucht blieb uns aber glücklicherweise erspart, weil unsere Mutter im Sommer 1944, als es schon keine regulären Züge mehr gab und eine Ausreise verboten war, mit Christiane und mir sowie zwei kleineren Geschwistern, Eva Maria und Matthias, in einem Verwundetentransport nach Kassel ausreisen konnte, offiziell als ein Verwandtenbesuch bezeichnet.

Die Aufgabe unseres Hausstandes in Lötzen war erforderlich geworden, nachdem unser Vater, Jacob Köbberling, mit der Gestapo in Konflikt geraten war. Bei einem Verhör wurde ihm vorgeworfen, dass er in den Gottesdiensten nicht für den Führer bete, eine Information, die nur aus der Gemeinde selbst stammen konnte. Außerdem habe er regelmäßig „feindliche" Radiosendungen gehört. Er hatte hierüber auch mit seinen Kollegen diskutiert, bis ihn einer von Ihnen anonym denunziert hat. Er konnte sich irgendwie herausreden, wurde aber mit einer Geldstrafe von 800 RM belegt. Zu seinem eigenen Schutz wurde er vom Chefarzt der Klinik an ein anderes Krankenhaus versetzt, nach Osterode (Ostpreußen). Kurze Zeit später wurde das dortige Krankenhaus aufgelöst und mein Vater musste die in Zügen untergebrachten Kranken und Verwundeten als Arzt begleiten. Nach abenteuerlichen Irrfahrten durch das zerfallende Europa wurde er Ostern 1945 in Einbeck wieder mit der Familie vereint.

Ähnlich wie sein Schwiegervater C. A. Flügge hat auch mein Vater offen gegen die Anpassung der Deutschen Baptisten an den Zeitgeist Stellung bezogen. Insbesondere hat er beklagt, dass sich die Freikirchen nicht den Erklärungen der Bekennenden Kirche angeschlossen haben. Zu dieser Frage hat er vor und nach dem Krieg umfangreiche Korrespondenzen geführt. Im Jahr 2014, also fast 70 Jahre nach Kriegsende, ist im Oncken-Archiv eine Monographie unter dem Titel „Der Streit über den Weg der Baptisten im Nationalsozialismus" erschienen, das sich auf Jacob Köbberlings Auseinandersetzungen mit diesen Fragen bezieht.

Wir lebten zum Kriegsende bei Verwandten in Einbeck, wo wir mit 13 Personen in zweieinhalb Zimmern untergebracht waren. Die militärische Niederlage mit dem Einmarsch der Engländer habe ich als ein fast friedliches Fest erlebt. Meine ältere Schwester fragte angesichts der vielen weißen Fahnen, ob denn der „Hai Hitler" Geburtstag habe. Wir Kinder sprachen in akustischer Fehldeutung des Deutschen Grußes immer vom „Hai Hitler", wobei die Erwachsenen bei einer solchen Erwähnung regelmäßig milde schmunzelten. Nicht alle Missverständnisse muss man korrigieren

Als sicher Unbelasteter und der englischen Sprache mächtig wurde mein Vater fast unverzüglich von der englischen Besatzungsmacht mit Aufgaben in der lokalen Gesundheitsversorgung betraut. Anfang 1946 wurde er zum internistischen Chefarzt des evangelischen Krankenhauses in das nahe Holzminden berufen. In der Kleinstadt Holzminden verbrachte ich die eigentlich prägende Zeitspanne meiner Kindheit.

Meine eigenen Erinnerungen an die pietistisch geprägten Baptisten-Gemeinden, in denen ich groß geworden bin, kreisen vorwiegend um eine gewisse geistige Enge, um absurde „Gottesbeweise" und Versuche, naturwissenschaftliche Erkenntnisse mit Bezug auf die Bibel zu bestreiten. Mit völligem Ernst versuchte unser Baptistenpastor, uns Kinder und Jugendliche von der Macht des Glaubens zu überzeugen. Nach seiner Lehrmeinung könne man alles, was man sich nur wünschen mag, erreichen, indem man nur absolut fest daran glaube. Wenn etwas nicht in Erfüllung ginge, dann läge es immer daran, dass man nicht fest genug daran geglaubt habe. Natürlich habe ich diese These nie ernst nehmen können, aber es hat mich schon damals sehr beschäftigt, wie hier eine Aussage gemacht wird, die so konstruiert ist,

dass sie prinzipiell nicht widerlegbar ist. Es handelt sich um eine klassische rekursive Beweisführung, die allen Prinzipien der Wissenschaftlichkeit widerspricht.

> „Alles, was man sich nur wünschen mag, ist zu erreichen, wenn man nur fest daran glaubt. Wenn
> es nicht in Erfüllung geht, hat man nicht fest genug daran geglaubt." Diese mit der Autorität des
> Pastors vorgetragene unsinnige Behauptung konnte nur geäußert werden, weil sie prinzipiell un-
> widerlegbar ist.

Ich habe deshalb die freikirchliche Gruppierung, die noch in der Generation meiner
Großeltern bildungsfördernd war und eher zum sozialen Aufstieg beigetragen hatte,
früh verlassen, aber immerhin hat der fromme Drill bei mir doch eine recht profunde
Bibelkenntnis hinterlassen.

In den 50er Jahren kam es in Niedersachsen zu einem beängstigenden Erstarken
rechtsradikaler Parteien. In der festen Überzeugung, dass den Anfängen nur zu weh-
ren sei, wenn man sich selbst politisch engagiert, hat sich mein Vater in den Kreistag
und später in den Stadtrat von Holzminden wählen lassen und viele Jahre kom-
munalpolitisch mitgewirkt. Als im Jahr 1981 ein Patt zwischen rivalisierenden Bewer-
bern im Rat aufgetreten war, rief man ihn im Urlaub an und bat ihn, das Amt des
Bürgermeisters zu übernehmen. So war der Vater dann von seinem 70. bis zum
80. Lebensjahr noch Bürgermeister dieser Kleinstadt, die längste Zeit davon als al-
leinstehender Witwer. Er starb im Jahr 2005 im Alter von 94 Jahren. Die Bereitschaft
meines Vaters, sich zu engagieren und ehrenamtliche Ämter zu übernehmen, hat auf
mich abgefärbt.

2.2 Schulzeit

Meine Schullaufbahn begann zwei Jahre nach Kriegsende in Einbeck, wohin es uns
am Kriegsende verschlagen hatte. Schon nach wenigen Wochen musste ich den
Wohnort und damit die Schule wechseln, weil die Familie nach Holzminden umge-
zogen war. Aus diesen ersten Schuljahren sind nicht viele Besonderheiten im Ge-
dächtnis verblieben. In der Erinnerung mischen sich die räumliche und die geistige
Enge der damaligen Zeit.

Die Nazizeit lag nur wenige Jahre zurück. Natürlich hatte es Entnazifizierungen
gegeben und ein offenes Bekenntnis zum Nationalsozialismus war nicht mehr „poli-
tically correct". Stilistisch waren aber überall Relikte zu verspüren. Vor allem im
Sportunterricht waren laute zackige Kommandos an der Tagesordnung. Wir mussten
an den Fußspitzen ausgerichtet der Größe nach antreten und mit kurzer heftiger
Kopfdrehung nach links abzählen. Derartiges war mir extrem zuwider.

Autoritäres Gehabe der Lehrer war nicht die Ausnahme, sondern die Regel. Die
durch ein solches Auftreten hervorgerufene Angst der Schüler war bekanntlich
durchaus beabsichtigt und sollte die „Macht", auch wenn diese nie infrage stand,

stabilisieren. Gerne gebe ich aber zu, dass meine mangelnde Demut vor allem deshalb leicht durchzuhalten war, weil ich mich diesbezüglich durch das Elternhaus getragen fühlte. Ob ich, gesetzt diese Rückversicherung hätte es nicht gegeben, damals schon wirklich bereit gewesen wäre, mögliche persönliche Nachteile in Kauf zu nehmen, vermag ich nicht zu sagen. So wie die Dinge lagen, konnte ich jedenfalls gut geschützt antiautoritäre Verhaltensweisen üben.

Als 14-Jähriger hatte ich ein an sich belangloses Erlebnis mit einem äußerst autoritären Studienrat. Den Anlass für seine lautstarke Schimpfattacke habe ich nicht mehr in Erinnerung, er war eher trivialer Natur und galt auch nicht mir persönlich. Dem Lehrer war offenbar bewusst, dass seine Reaktionsweisen unangemessen waren, und er kannte wohl auch meine Haltung in solchen Fällen. Ich sah ihn jedenfalls zwar nicht ängstlich aber sehr sachlich an, bemüht die Situation nicht weiter eskalieren zu lassen. Plötzlich fuhr er mich an, ich solle gefälligst das Lachen sein lassen. Ich habe sicher nicht gelacht und ihm dies auch sofort gesagt, in der Hoffnung, diese Unschuldsbeteuerung würde angenommen. Das Gegenteil trat aber ein, der Lehrer, der Widerspruch nicht ertragen konnte, wurde noch ärgerlicher und seine Vorwürfe gipfelten schließlich in der Anklage „aber innerlich hast Du gelacht". Ich weiß noch genau, dass ich Wut und Ohnmacht empfand und dass mich dieses Ereignis lange Zeit beschäftigt hatte. Ich wusste wohl, der Sache nach hatte der Lehrer in gewisser Weise recht, denn ich empfand die Situation durchaus als komisch, aber wie hätte er dies wissen können. Was heißt überhaupt „innerlich lachen"? Wurde mir eine bestimmte Meinung unterstellt, für die ich dann sogar bestraft hätte werden können? Was wäre, wenn ich wirklich nicht innerlich gelacht hätte, mir dies aber nicht geglaubt würde? Wie sollte ich dann meine „Unschuld" beweisen?

> „Du hast zwar nicht sichtbar gelacht, aber innerlich hast Du gelacht". Auch wenn der Tatbestand zuträfe, wäre ein solcher Vorwurf zurückzuweisen, denn es besteht prinzipiell keine Möglichkeit, die Aussage zu widerlegen. Nicht falsifizierbare Behauptungen sind grundsätzlich wertlos.

Heute weiß ich, welches Problem sich hinter meinen Fragen verbirgt. Die Aussage „Du hast zwar nicht sichtbar, aber innerlich gelacht" ist nämlich prinzipiell nicht widerlegbar. Solche nicht widerlegbaren Aussagen sind ohne jede Tiefe. Man sollte gar nicht erst versuchen, sich mit ihnen ernsthaft auseinander zu setzen. Die Methode, sich solcher Aussagen zu bedienen, ist aber weit verbreitet. Die ganze Paramedizin und andere Zweige nicht wissenschaftlicher Lehren beruhen auf der Methode, die Aussagen gezielt so zu formulieren, dass sie prinzipiell nicht widerlegbar sind. In meinem späteren Berufsleben haben derartige Fragen wissenschaftlicher Methodologie, die eng mit dem Namen Popper verbunden sind, eine große Rolle gespielt. Bis heute begegne ich Situationen, in denen unwiderlegbare Aussagen als Grundlage für falsche Lehrgebäude dienen, und nicht selten werden diese zusätzlich durch autoritäres Gehabe gestützt. Im Zusammenhang mit meinen Bemühungen um wissenschaftliche Medizin habe ich zu solchen Fragen eine Reihe von Vorträgen gehalten und Arbeiten publiziert. Es ist nicht auszuschließen, dass das nicht widerlegbare „innere Lachen" ein Schlüsselerlebnis für mich war, das dazu beigetragen hat, mich später nie von Behauptungen beeindrucken zu lassen, die ihrer Natur nach nicht widerlegbar sind.

Ein Glücksfall in meinem Schulleben war ein Lehrer, der mehr als alle anderen prägend gewirkt hat. Schon in der siebten Klasse erhielten wir naturwissenschaftlichen Unterricht bei Konrad von Breska, damals noch junger Assessor. Sein Unterricht in Physik, Chemie und Biologie machte uns früh die Verbindungen und übergreifenden Zusammenhänge der Naturwissenschaften deutlich. Von Breska wurde dann sogar unser Klassenlehrer und blieb bis zum Abitur, also insgesamt sieben Jahre, für uns verantwortlich.

In seiner Abschlussrede zu unserem Abitur, von der ich bis heute eine Kopie habe, hatte von Breska über den Bildungswert der Naturwissenschaften gesprochen. „Zunächst müssen wir einmal sagen, was wir überhaupt unter Bildung verstehen, schon deshalb, weil im Zeitalter der Quiz-Veranstaltungen (schon 1960!) Bildung vielfach mit Vielwissen verwechselt wird. Gebildet ist aber ein Mensch, der in das Ganze seiner Existenz und in seiner Beziehung zur Umwelt eine gewisse Ordnung gebracht hat. ... Wenn es allein die Erfolge gewesen wären, die den naturwissenschaftlichen Fächern einen Eingang in die Schule verschafft hätten, dann würden sie zu einem oberflächlichen Nützlichkeitsdenken erziehen. Nein, es ist die Arbeitsmethode selbst, die den wichtigen Bildungswert der Naturwissenschaften erhält."

Von Breska sprach dann über die Bedeutung des Experimentalunterrichts und führte aus, wie wichtig dies zur Erlernung der Denkdisziplin ist.

„Das Experiment zwingt den Beobachter von seiner vorgefassten Meinung abzusehen. Es verwirft erbarmungslos jeden unsauberen und inkonsequenten Gedanken und führt so zu einer Denkdisziplin, die deshalb so wertvoll ist, weil die vollkommene Nachprüfbarkeit keinen Ausweg und keine Ausrede zulässt." Zitat aus der Abiturrede meines Klassenlehrers zum Thema „Der Bildungswert der Naturwissenschaften".

Nach einem Zitat von Max Planck über Religion und Naturwissenschaften schloss er mit folgenden Worten: „Es ist ein stetig fortgesetzter, nie erlahmender Kampf gegen Skeptizismus und Dogmatismus, gegen Unglaube und Aberglaube, den Religion und Naturwissenschaften gemeinsam führen."

Von Breska war ein konsequent naturwissenschaftlich denkender Mensch, alles Mystische und Esoterische war ihm zuwider. Gleichzeitig war er aber auch ein frommer Christ, der sich regelmäßig an einem Bibelkreis beteiligte, der sich gelegentlich auch in meinem Elternhaus zusammenfand. Die Kombination eines christlichen Fundamentalismus mit einer kritisch naturwissenschaftlichen Weltsicht ist wohl nicht ganz selten, aber bis heute macht es mir Schwierigkeiten, dies wirklich zu verstehen.

Ganz ohne Frage hat dieser Lehrer von Breska einen wesentlichen Anteil daran, dass ich mich bis heute uneingeschränkt der Wissenschaft verpflichtet fühle. Auf ihn ging auch die Anregung zu den im folgenden Kapitel geschilderten Experimenten mit der Fruchtfliege zurück, die zu meinen Einstieg in die Humangenetik geführt haben.

Über viele Jahre hatte ich Geigenunterricht bei einem sehr bemühten Lehrer, der mir aber immer leidtat, weil ich seine Erwartungen nie erfüllt habe. Ich war durchgehend lustlos, für dieses Instrument offensichtlich unbegabt, und wohl auch nicht musikalisch genug. Umso glücklicher war ich, in den letzten drei Schuljahren auf die Querflöte umsteigen zu können. Hier machte ich schnell Fortschritte und ich hatte vor allem Freude an diesem Instrument. Später habe ich sogar im Studentenorchester in Edinburgh mitspielen können. Bis heute musiziere ich gelegentlich im Kreis von Freunden oder der Familie. Besondere Freude macht mir inzwischen die gemeinsame Musik mit Enkeln.

Eine stark in Anspruch nehmende Aktivität der letzten Schuljahre war ein Jugend-Filmclub. Lokale Filmclubs waren damals, ganz besonders in Kleinstädten, Mode, und so kam es auch in Holzminden zu einer entsprechenden Initiative. Ohne dass ich besondere Beziehungen zum Film hätte, wurde ich zum Vorsitzenden gewählt. Noch heute kann ich mich an einige der damals gezeigten künstlerisch wertvollen Schwarzweißfilme der Nachkriegszeit erinnern, z. B. „La Strada" oder „Fahrraddiebe". Für mich persönlich bedeutsam waren aber vor allem das Training in der Organisation einer über 200 Mitglieder starken Gruppierung und das freie Sprechen vor einer großen Gruppe von Zuhörerinnen und Zuhörern.

In der Schule war ich nie besonders fleißig. Schon in der Mittelstufe stand in einem Zeugnis die Bemerkung „Johannes könnte mehr leisten, wenn er fleißiger wäre". Zu meiner Überraschung gab es keine Probleme mit meinen Eltern, die über diese Bemerkung nur gelacht haben. Ich selbst fühlte mich damals aber verletzt und war sehr ärgerlich, vermutlich vor allem deshalb, weil der Lehrer völlig Recht hatte. Der eingeschränkte Fleiß entsprach aber einer bewussten Entscheidung. Mit vergleichsweise wenig Aufwand ließen sich gute Schulnoten erzielen. Um noch mehr zu erreichen und von gut zu sehr gut zu werden, hätte es eines erheblichen Mehraufwandes bedurft. Dies hielt ich (und halte es noch heute) für unökonomisch, denn mit der zur Verfügung stehenden Zeit lässt sich Besseres anfangen, als schulische Bestleistungen zu erzielen. Leider kann sich heute ein angehender Mediziner angesichts der überzogenen Anforderungen für die Zulassung zum Medizinstudium eine solche Haltung nicht mehr erlauben.

Über eine Erinnerung aus der Schulzeit, die mich nicht loslassen wird, ist noch zu berichten. In der Aula des Gymnasiums hing ein großes geschnitztes Holzrelief als Erinnerung an die in den beiden Weltkriegen gefallenen Lehrer und Schüler. In großen Buchstaben hieß es hier „Dulce et decorum est pro patria mori". Dass es ehrenhaft sei, für das Vaterland zu sterben, mag noch diskutabel sein, aber süß kann ein solches Sterben doch wohl wirklich nicht sein. Wir haben als Schüler gelegentlich vorsichtig gegen diesen Spruch opponiert, sind damit aber erwartungsgemäß da-

mals nicht durchgedrungen. Nach dem Abitur habe ich mich immer wieder ge-
schämt, nicht deutlicher protestiert zu haben, aber in der damaligen Zeit war die
Sensibilität in dieser Hinsicht in unserem Land noch kaum entwickelt. Umso überraschter war ich, als ich bei einer 25-Jahr-Feier unseres Abiturjahrganges im Jahre
1985 diese Tafel noch an gleicher Stelle in der Aula wiederfand. Geradezu fassungs-
los musste ich dann aber bei der 50-Jahr Feier des Abiturs im Jahr 2010 feststellen,
dass die Tafel immer noch an der alten Stelle hing. Bei der Führung durch die Schule
hat der Direktor dann aber immerhin angekündigt, dass dieses Werk demnächst entfernt werden solle.

*Es kann ein großer Gelehrter sein – allein die Eigenschaft, sich mit Mut dem Vorurteil entgegen-
zustellen, kann ihm fehlen. Hier kann nur der urteilen, der die Geschichte der menschlichen Irrtümer studiert hat, der weiß, wie der Mensch ohne Vorsatz zuweilen sich und andere betrügt.*
Georg Christoph Lichtenberg

3.1 Erste Experimente

In meinem letzten Schuljahr stand im Fach Biologie die Genetik auf dem Lehrplan.
Die Inhalte waren aber mit dem, was heute bereits in den Schulen an Genetik gelehrt
wird, in keiner Weise vergleichbar. Die Doppelhelix war noch nicht bekannt und die
molekulare Genetik spielte noch keine Rolle. Dafür wurden die Mendel´schen Experimente, von denen wir ja heute wissen, dass die Ergebnisse in weiten Teilen gefälscht
oder zumindest geschönt worden waren, ausführlich behandelt. Wir mussten selbst
versuchen, aus einfachen Experimenten die entsprechenden Regeln abzuleiten. Besonders bemerkenswert ist, dass wir unter Anleitung des geschätzten Studienrates
von Breska hierzu eigene Experimente durchführen durften. Dafür bedienten wir uns
des üblichen „Haustieres" der Genetiker, der Fruchtfliege Drosophila melanogaster.
Die Fliegen wurden in weithalsigen Milchflaschen gehalten, deren Boden mit einem
süßen Grießbrei bedeckt war. Mehrere solcher Flaschen mit Tausenden von Frucht-
fliegen und Fliegenmaden standen zu Hause auf den Fensterbänken. Meine Mutter
konnte sich nie recht zwischen der ästhetischen Ablehnung und dem Stolz auf die
erkennbare Neigung ihres Sohnes zur Wissenschaft entscheiden. Jeweils nach den
Vermehrungszyklen wurden die Fliegen durch Äther betäubt und dann auf weißem
Papier mit einem Pinsel entsprechend den gesuchten Erbmerkmalen sortiert. Es war
faszinierend, wie sich die erwarteten Mendel´schen Verhältniszahlen immer wieder
bestätigten, natürlich mit dem üblichen Streubereich.

Diese häuslichen Drosophila-Experimente im letzten Schuljahr hatten nachhaltig
mein Interesse an der Genetik geweckt. Mit Beginn des Studiums sollte dies vertieft
werden, und über mehrere Jahre sah es so aus, als sei für mich der Weg in die Humangenetik vorgegeben.

An der Göttinger Universität wurde damals eine Vorlesungsreihe für „Hörer aller
Fakultäten" angeboten, darunter im Sommersemester 1960 auch eine „Einführung in
die Humangenetik" von Professor Emil Becker. Ich hatte keine Schwierigkeiten mit
dem Stoff, und sehr schnell bin ich dem Professor als besonders interessierter Zuhörer aufgefallen. Die Kontakte mit Becker wurden in den folgenden Jahren zunehmend
intensiv und führten schließlich dazu, dass ich sieben Jahre später eine Assistentenstelle bei ihm antrat.

https://doi.org/10.1515/9783110676594-003

3.2 Sex-Chromatin und Drumsticks

Auch unser Anatomie- und Histologie-Lehrer, Klaus Hinrichsen, behandelte in seinen Anfangsvorlesungen im ersten und zweiten Semester viel Stoff aus der Genetik. Schon zu Beginn des dritten Semesters habe ich ihn angesprochen und nach Möglichkeiten für eine wissenschaftliche Mitarbeit gefragt, evtl. als Basis für eine spätere Dissertation. Ich bekam gleich einen konkreten Auftrag, der mit der Position des nur in weiblichen Zellen vorhandenen Sex-Chromatins zusammenhing. Die Aufgabe bestand darin, durch Auszählung und statistische Vergleiche festzustellen, ob das Sex-Chromatin überzufällig häufig im Pol der ovalen Epithelzellen anzutreffen ist, also eine Tendenz zur peripheren Lage hat. Dies führte sogar zu einer eigenen wissenschaftlichen Publikation [3], lange vor dem Abschluss der Dissertation.

Das Sex-Chromatin findet in den weißen Blutkörperchen seinen Ausdruck als sog. Drumstick, womit sich die Möglichkeit ergibt, aus einem einfachen Blutausstrich eindeutig das Geschlecht eines Menschen zu erkennen. Diese Technik hatte ich schnell erlernt. Der Zufall wollte es, dass während meines Pflegepraktikums im Krankenhaus Holzminden ein Kind geboren wurde, dessen Geschlecht nicht eindeutig zuzuordnen war. Sowie ich davon erfuhr, habe ich das Kind angeschaut und mich davon überzeugt, dass eine außerordentlich große, fast an ein männliches Glied erinnernde, Klitoris vorlag. Ich bat um einen Blutausstrich des Säuglings und konnte innerhalb weniger Minuten mitteilen, dass es sich eindeutig um ein Mädchen handelt, was mir im Übrigen auch schon nach dem Aspekt klar war – es handelte sich um ein adrenogenitales Syndrom. Übrigens habe ich die Genitalien des Kindes heimlich mit meiner kleinen Voigtländer-Kamera fotografiert und das daraus angefertigte schwarz-weiße Diapositiv selbstverständlich voll anonymisiert bis zum Ende meiner Lehrtätigkeit in den Vorlesungen verwandt. Mir ist natürlich klar, dass dies unter heute üblichen datenschutzrechtlichen Aspekten nicht erlaubt wäre.

3.3 Studium in Edinburgh

Auf Empfehlung und mit Unterstützung des späteren Doktorvaters Klaus Hinrichsen hatte ich mich für die Zeit nach dem Physikum um ein Stipendium an der Universität Edinburgh beworben, weil dort ein bekanntes Genetik-Institut existierte, an dem eine bestimmte autoradiographische Technik betrieben wurde, an der Hinrichsen selbst Interesse hatte. Offiziell sollte ich dort Medizin studieren, nebenbei aber am Kings-College einen Kurs in Animal-Genetics belegen. Das Stipendium des Deutschen akademischen Austauschdienstes habe ich zum Glück auch ohne Schwierigkeiten bekommen. Sehr viel schwieriger war es aber in Edinburgh eine Zulassung zum Medizinstudium zu erhalten, um die ich mich nicht im Vorfeld bemüht hatte. Das schottische System ist sehr viel stärker verschult und ein Einstieg in ein laufendes Studienjahr schien zunächst fast unmöglich. Fast hätte ich wieder abreisen müssen, denn ausschließlich ein Studium der Genetik schien mir nicht attraktiv. Auf die Anerkennung der zwei Semester des Medizinstudiums wollte ich auf keinen Fall verzichten.

Die Erfahrungen mit der andersartigen Medizin in Edinburgh waren sehr wertvoll, vor allem die „flache Hierarchie" in den Kliniken. Beeindruckend war das Engagement der klinischen Lehrkräfte im Gruppenunterricht, der immer von den Professoren und Dozenten mit der größten Erfahrung abgehalten und nicht, wie in Deutschland üblich, auf die jüngsten Assistenten abgeschoben wurde. Besonders nachhaltig ist mir der Unterricht in Pathologie im Obduktionssaal in Erinnerung. Ich war zum Beispiel an der Obduktion des ersten Patienten der Welt beteiligt, der eine Nierentransplantation mehr als ein Jahr überlebt hatte.

Auch privat hatte sich dieser Ausflug zum Genetik-Studium in Edinburgh sehr gelohnt. Bei Hinrichsen hatte sich auch eine interessierte und ambitionierte Kommilitonin, Gertrud Dunker, eingefunden, die, so wie ich, nach dem Physikum dort ihre Promotion beginnen wollte. Wir hatten uns bereits angefreundet, und so lag es nahe, dass sie mich in Edinburgh besuchen kam, um dort einige Wochen an einem Krankenhaus zu hospitieren. Es blieb nicht beim freundschaftlichen Besuch. In Edinburgh haben wir beschlossen, nicht nur den klinisch-wissenschaftlichen Weg gemeinsam zu gehen. Bei einem bekannten Juwelier in der Princess-Street haben wir unsere Eheringe gekauft, die, nachdem wir sie 52 Jahre lang an den Fingern getragen hatte, nach Gertruds Tod jetzt als ständige Erinnerung an ihrem Bild hängen.

In Edinburgh habe ich ungefähr zu gleichen Teilen Medizin studiert und parallel hierzu den *postgraduate course in animal genetics* belegt. In beiden Bereichen mussten natürlich bewusst Lücken hingenommen werden. Zwei Abschlussreferate in Genetik, „*The bearing of mutation research on the structure of the gene*" und „*Gene action: biochemical and developmental aspects*" liegen mir noch als schriftliche Ausarbeitungen vor.

Während der Zeit in Edinburgh hatte ich Gelegenheit zwei bedeutende Persönlichkeiten aus dem Gebiet der Genetik kennen zu lernen. An unserem Genetik-Institut hatte sich herumgesprochen, dass Francis Crick, einer der beiden Entdecker der Helix-Struktur der DNA, an der Universität der Nachbarstadt Glasgow einen Vortrag halten sollte. Obwohl die Entdeckung erst wenige Jahre zurücklag, hatte Crick schon im Jahr 1962, unmittelbar vor dem Vortrag, gemeinsam mit James Watson den Nobelpreis erhalten. Im Bewusstsein, ganz unmittelbar an den neuesten Entwicklungen der Genetik Teil zu haben, sind wir in einer größeren Gruppe nach Glasgow gefahren. Crick stellte sich auch als ein begnadeter Redner heraus, seine Arroganz und übertriebene Eitelkeit haben aber den positiven Eindruck leider stark relativiert.

Völlig anders verlief eine weitere Begegnung mit einer anderen Berühmtheit des Faches. Ich hatte während des Aufenthaltes in Edinburgh eine bekannte Genetikerin, Charlotte Auerbach, kennen gelernt, mit der meine spätere Frau und ich im Frühjahr 1963 viel zusammen unternommen haben. Auerbach war eine deutsche Jüdin, die in den Nazijahren zur Emigration gezwungen worden war. Ihre Lebensleistung bestand darin, dass sie als erste die chemische Mutagenese entdeckt hatte, also die Möglichkeit durch Chemikalien genetische Veränderungen auszulösen. Auerbach war eine höchst charmante und sehr sportliche Kollegin, die uns zu gemeinsamen ausgedehnten Wanderungen in der Natur um Edinburgh animiert hat. Fünfundzwanzig Jahre später, als ich zusammen mit meiner Frau zu einem Kongress in Edinburgh war, haben wir einfach im Telefonbuch nach Charlotte Auerbach gesucht und dort angerufen. Sie konnte sich zwar an uns erinnern, zu einem erneuten Treffen ist es aufgrund ihres Alters aber leider nicht mehr gekommen.

3.4 Chromosomenanalysen

Die vielen Experimentaltechniken die ich am Kings-College erlernt hatte, habe ich inzwischen weitgehend vergessen. Ausführlich hatte ich mich aber mit autoradiographischen Techniken befasst, um diese nach Göttingen exportieren zu können. Nebenbei hatte ich Gelegenheit, die Methoden der Darstellung menschlicher Chromosomen auf dem Objektträger zu erlernen, Methoden, die über viele Jahre unverändert blieben. Wenn man die einzelnen Schritte einmal gezeigt bekommen hat, ist die Methode recht leicht und ohne großen Aufwand zu reproduzieren. Zurück in Göttingen hatte ich innerhalb weniger Tage die entsprechende Ausrüstung zusammen, die ausschließlich aus einfachen Laborgeräten besteht, wie sie in den meisten Routinelabors vorhanden sind.

Damals gab es in ganz Deutschland nur ein oder zwei weitere Kollegen, die diese Technik beherrschten. Wieder gab es einen Zufall: In der Göttinger Universitäts-Frauenklinik, wo ich gerade ein Praktikum absolvierte, wurde eine Patientin mit einer bis dahin nicht gedeuteten Anomalie vorgestellt. Diese Patientin wies ein weibliches äußeres Genitale ohne entsprechende Behaarung auf, aber inneren Genitalorgane fehlten völlig. Das Vorhandensein von Y-Chromosomen ließ eindeutig ein männliches Geschlecht erkennen. Den Fall habe ich, noch als Student, in einer angesehenen wissenschaftlichen Zeitschrift publiziert [4]. Bis heute weiß ich allerdings nicht, ob meine damalige Deutung richtig ist, dass die Y-Chromosomen morphologisch auffällig waren und dass deshalb das Syndrom, das nur in Einzelfällen in der Literatur beschrieben ist und keine eigene Krankheitsbezeichnung trägt, damit zusammenhängt. Eine besondere Ehre war für mich, dass ich diesen Fall in der Medizinischen Gesellschaft in Göttingen vortragen durfte, einem Forum, das sonst nicht für Medizinstudenten offen war, sondern bevorzugt für Habilitandinnen und Habilitanden oder für Lehrstuhlbewerber vorgesehen war.

3.5 Professor Hinrichsen

Zurück in Göttingen habe ich sehr schnell die Arbeit an meiner Dissertation begonnen, die sich auch mit den Drumsticks befasste, und deren Ergebnisse in der Zeitschrift Humangenetik publiziert wurden [5,6]. Gleichzeitig hatte Gertrud, meine spätere Frau, bei demselben Doktorvater, Klaus Hinrichsen, ihre Arbeit aufgenommen.

Von Hinrichsen lässt sich eindeutig sagen, dass er der Wissenschaft verpflichtet war, und dass er es als seine Aufgabe ansah, diese Verpflichtung weiterzugeben. Bei ihm habe ich die Fähigkeit zur präzisen Arbeit im Detail gelernt, auch bei der Bewältigung von notwendigen Zusatztechniken und Hilfswissenschaften. Sogar die für die Wissenschaft wichtige exakte Verwendung der deutschen Sprache in Wort und Schrift geht auf ihn zurück, wobei meine Frau, die ja ebenfalls Doktorandin von Hinrichsen war, mir diesbezüglich noch einiges voraushatte. Schließlich habe ich die Verarbeitung wissenschaftlicher Literatur und die strukturierte Abfassung wissenschaftlicher Arbeiten bei Hinrichsen erlernt. Er hat uns kompromisslos beigebracht, in wissenschaftlichen Arbeiten nur über das zu schreiben, was über Literaturzitate oder durch eigene Ergebnisse zu belegen ist.

Klaus Hinrichsen war in vieler Hinsicht ein akademischer Lehrer alter Schule, der seine Aufgaben als Betreuer junger Kollegen sehr ernst nahm. Mehrfach waren wir bei ihm zu Hause zu Gast, meistens zusammen mit einer Gruppe von Studienstiftlern, die er als Vertrauensdozent zu betreuen hatte. Auch in dieser Hinsicht war er ein Vorbild, denn einige Jahre später wurde auch ich Vertrauensdozent für eine Gruppe von Stipendiaten der Studienstiftung des Deutschen Volkes.

Eine „Einmischung" von Hinrichsen ging aber eindeutig zu weit: Meiner damaligen Verlobten und späteren Frau hatte er unverblümt geraten, auf die Heirat zu Gunsten einer eigenen Karriere zu verzichten. Weil es schon damals nicht notwendig erschien, wegen einer Karriere auf eine Partnerschaft zu verzichten, fand er zum Glück kein Gehör. Zur Feier meines 50. Geburtstages war Hinrichsen, inzwischen als Anatom in Bochum tätig, bei uns in Wuppertal und hat eine sehr herzliche Rede gehalten. Leider ist er kurze Zeit später an einer unheilbaren Krankheit verstorben.

3.6 Übersetzung von Penrose

Nach den Jahren, in denen die Humangenetik in Deutschland auf Grund der schlimmen Ereignisse der Nazizeit in der wissenschaftlichen Welt kaum eine Rolle spielte, gab es Anfang der sechziger Jahre die ersten Aktivitäten von jungen unbelasteten Forschern. Einer von ihnen, Friedrich Vogel, damals noch in Berlin, hat 1961 im Springer Verlag ein umfangreiches Lehrbuch der Allgemeinen Humangenetik herausgegeben. Dieses habe ich mir rechtzeitig besorgt, um in der Einsamkeit der langen kalten Wintertage in Edinburgh ausreichend Anregung und Beschäftigung zu haben. So habe ich tatsächlich die 700 Seiten dieses Werks von vorn bis hinten akribisch durchgearbeitet. Dabei ist mir eine Vielzahl von Fehlern, vor allem in den vielen Formeln, aufgefallen, die ich notiert und schließlich in einem ausführlichen Brief an Friedrich Vogel gesandt habe. Vogel war sehr dankbar und hat mir in seinem Antwortschreiben spontan eine Assistentenstelle an der Universität Heidelberg angeboten, wohin er zwischenzeitlich einen Ruf erhalten hatte. Natürlich wusste Vogel nicht, in welchem frühen Ausbildungsstand ich mich damals befand. Ich musste zwar das Angebot ablehnen, aber gefreut habe ich mich doch.

Dieser frühe Kontakt zu Friedrich Vogel brachte aber sehr bald einen unerwarteten Nutzen. Vogel war gefragt worden, ob er jemanden kenne, der die *„Outlines of Human Genetics"* von Lionel Penrose für die Serie der „Heidelberger Taschenbücher" des Springer Verlages übersetzen würde. Hiermit wurde ich dann beauftragt, was nicht nur für mein bescheidenes studentisches Budget sehr angenehm war. Die grundlegenden Fakten und Zusammenhänge, die damals die Humangenetik ausmachten, wurden mir dadurch geläufig. Für eine zweite erweiterte Auflage der „Einführung in die Humangenetik" im Jahre 1972, die kurz nach dem Tod von Penrose erschien, habe ich sogar noch einige kleinere zusätzliche Kapitel selbst verfasst.

3.7 Internationaler Genetik-Kongress in Chicago

Im Jahr 1966 fand der internationale Kongress für Genetik in Chicago statt. Vogel und Becker haben, ohne mein Wissen, zusammen einen Reiseantrag für mich bei der Deutschen Forschungsgemeinschaft gestellt. So durfte ich unmittelbar nach dem Staatsexamen zum ersten Mal nach Amerika fliegen. Der Kongress selbst hat für meine weitere wissenschaftliche Laufbahn wenig bedeutet, aber trotzdem war es beeindruckend, sich inmitten der vielen Größen des Faches bewegen zu dürfen. Damals lebte noch der berühmte George Beadle, von dem die „Ein Gen – Ein Enzym – Hypothese" stammt, und den ich noch auf dem Kongress hören konnte.

Ein Erlebnis außerhalb der eigentlichen Wissenschaft werde ich nie vergessen. Wir Ausländer wurden in kleinen Gruppen von Wissenschaftlern aus Chicago privat eingeladen. Die Gastgeberin unserer Gruppe berichtete dabei ausführlich von den Rassenproblemen, besonders welche Probleme nach wie vor im Alltag bestehen, und wie z. B. einzelne Straßen durch Zuzug von nur einer Familie von Farbigen sehr schnell „abrutschen" können. Während des gesamten Gespräches war ich etwas irritiert, weil bei der Darstellung die persönliche Sichtweise der Gastgeberin manchmal nicht zu ihren Schilderungen zu passen schien. Erst ganz zum Schluss habe ich gemerkt, dass unsere Gastgeberin, die ich für eine Weiße mit gesunder Sonnenbräune gehalten hatte, nach amerikanischen Maßstäben zu den Schwarzen (heute sagt man in Amerika *„coloured people"*) zu zählen war. Bei dieser hoch gebildeten Wissenschaftlerin reichte also schon eine kaum erkennbare Beteiligung von Farbigen unter den Vorfahren zu der Stigmatisierung, die damals ja noch zu vielen Einschränkungen geführt hat. Bis heute verstehe ich nicht, warum ganz viel „Weiß" in den Genen und ganz wenig „Schwarz" automatisch zu der Bezeichnung „Schwarz" führt. Gera-

de im Kreis der Humangenetiker musste eine solche biologisch durch nichts zu be-
gründende Rassen-Zuschreibung doch massiven Widerstand hervorrufen. Im Zusammenhang mit den Berichterstattungen über Obama fällt mir die Begegnung in Chicago immer wieder ein.

3.8 Assistent im Institut für Humangenetik

Nach Abschluss des Studiums in Göttingen und Anteilen der Medizinalassistenten-
zeit in Herzberg am Harz sowie an der Universitätsfrauenklinik habe ich den internistischen Teil von sechs Monaten an der Medizinischen Universitätsklinik in Göttingen
absolviert. Ich war der Privatstation des Klinikdirektors, Werner Creutzfeldt, zugeteilt
und hatte so auf den Wegen zur und von der Station Gelegenheit mich mit ihm zu
unterhalten. Dabei berichtete ich ihm von meinen Interessen an der Humangenetik
und wir kamen sehr schnell zum Thema Diabetes, dem wissenschaftlichen Schwerpunkt von Creutzfeldt. Nach dem damaligen Stand des Wissens war beim Diabetes
von einer genetisch bedingten Erkrankung auszugehen, deren Erbgänge aber ziem-
lich im Dunkeln lagen. Vieles sprach für eine sog. multifaktorielle Vererbung, wobei
neben den Genen auch Umwelteinflüsse, vor allem Ernährung, eine wesentliche Rol-
len spielen. Ich entwickelte gesprächsweise ein Konzept einer empirischen Überprüfung in Diabetiker-Familien. Die Universitätsklinik Göttingen verfügte damals noch
über eine sehr große Diabetes-Ambulanz. Über diese Untersuchungen wird im Kapitel „Diabetes mellitus" ausführlich berichtet.

Inspiriert zu den Plänen für klinisch genetische Untersuchungen beim Diabetes
wurde ich durch die Arbeitsweise von Emil Becker, der ja seit Beginn des Studiums
gewissermaßen mein medizinisch-wissenschaftlicher Mentor war. Becker war keinesfalls ein mitreißender Redner, seine Vorlesungen hatten eher einen trockenen und
belehrenden Charakter. Umso mehr konnte man sich darauf verlassen, dass seine Inhalte bis ins letzte Detail korrekt waren.

Becker war schon vor dem Krieg in der Humangenetik tätig, allerdings ohne Ver-
strickungen in die schlimmen Auswüchse dieses Faches. Nach dem Krieg, als das
Fach Humangenetik in Deutschland schwer beschädigt war, hat er sich als gelernter
Neurologe in einer Privatpraxis in Tuttlingen niedergelassen. Sein früh begonnener
Schwerpunkt im Bereich der neuromuskulären Erkrankungen wurde von ihm aber
auch dort fortgeführt. Weder gab es zum damaligen Zeitpunkt molekulargenetische
Analysen, noch biochemische Erkenntnisse über die zugrunde liegenden Erkrankungen. So war man ganz auf die Analyse klinischer Bilder angewiesen, und für die genetischen Analysen mussten große Familien beobachtet werden. Becker hat auf diese Weise eine große Anzahl von Familien gesammelt, in denen Patienten mit einer
Muskeldystrophie vorkamen. Dabei hat er, allein aus der klinischen Familienbeob-
achtung, festgestellt, dass ein bestimmter Typ von Muskeldystrophie nicht zu den
bis dahin bekannten Erbgängen passte. Es handelte sich um eine relativ milde Form

einer progressiven Muskeldystrophie mit einem dominanten Erbgang. Dieses als eindeutig monogene Erbkrankheit erkannte Syndrom trägt inzwischen seinen Namen.

Mitte der 50er Jahre erhielt Becker dann den Ruf auf den Lehrstuhl für Humangenetik an der Universität Göttingen, der zuvor einige Jahre von Fritz Lenz besetzt war, einem schon in den 20er Jahren berühmten Humangenetiker, Mitherausgeber des damaligen Standardwerkes Baur-Fischer-Lenz. Wie in den frühen Nachkriegsjahren üblich, wurde nicht sehr gründlich überprüft, inwieweit Lenz durch die von den Nazis so geförderte Humangenetik mit dem Zerrbild der Eugenik kompromittiert war. Vermutlich hätte er nach heutigen Maßstäben keine Chance auf eine Berufung.

Im April 1967 habe ich, noch als Medizinalassistent, eine wissenschaftliche Assistentenstelle bei Emil Becker angetreten, um mich dem Thema der Genetik des Diabetes mellitus zuwenden zu können. Mir wurden die räumlichen und apparativen Ausstattungen der Medizinischen Universitätsklinik zur Verfügung gestellt, in denen die Untersuchungen der Patienten und deren Verwandten durchgeführt wurden. Insgesamt habe ich gemeinsam mit Doktoranden über 600 Patientinnen und Patienten mit Diabetes mellitus bezüglich des Vorkommens dieser Erkrankung in der Familie befragt und Stammbäume aufgezeichnet. In der humangenetischen Literatur fanden wir eine Methodik, die sogenannte Sjögren-Methodik, um für die Belastung in den Familien Alterskorrekturen durchführen zu können [7]. Die Untersuchungen wurden schließlich erweitert und wir haben bei allen freiwillig zur Verfügung stehenden Verwandten der Diabetiker, insgesamt fast 800 Personen, orale Glukosetoleranztests durchgeführt [8]. Über die Ergebnisse dieser Studien wird im Zusammenhang mit den wissenschaftlichen Arbeiten zur Diabetologie berichtet.

Im humangenetischen Institut habe ich mich in den Jahren 1967 und 1968 an verschiedenen anderen kleineren Untersuchungen beteiligt. Im Auftrag von Becker hatte ich einen Vortrag über „Mutationsratenschätzung beim Menschen" ausgearbeitet und in einem gemeinsamen Kolloquium mit den Genetikern der Naturwissenschaftliche Fakultät gehalten. In dem Referat, von dem ich noch eine Kopie besitze, habe ich die „direkte" und die „indirekte" Methode der Mutationsratenschätzung erläutert, habe hierzu Diagramme entworfen, Ergebnisse vorgestellt und schließlich Modellvorstellungen skizziert. Eine Kernaussage war, dass, abgesehen von sittlichen Erwägungen, alle Erwartungen an eugenische Programme keinerlei wissenschaftliche Grundlage haben. Die bis heute immer wieder aufkommenden Vorschläge über eine Verbesserung der genetischen Grundlage der Bevölkerung durch eugenische Maßnahmen, auch wenn dies ausschließlich mit „zivilisierten" Mitteln erreicht werden soll, sind nicht der Wissenschaft verpflichtet.

Durch die ersten Publikationen zur Genetik des Diabetes, u. a. in der Zeitschrift der Gesellschaft für Humangenetik, wurde ich auch außerhalb von Göttingen im Kreis der Humangenetiker bekannt. Mehrfach wurde mir bedeutet, dass ich als Mediziner in diesem Fach, das zunehmend von Naturwissenschaftlern beherrscht wurde, auf Dauer sehr willkommen wäre. Trotzdem habe ich im Jahre 1968 das Institut verlassen und mich der inneren Medizin zugewandt, ein Entschluss, den ich nie bereut habe. Die seit den 70er Jahren zunehmende Hinwendung zu molekularen Verfahren in der Humangenetik ist mir fremd, und die mir naheliegende klinisch ausgerichtete Humangenetik hätte in Wirklichkeit keine Zukunft mehr gehabt.

Zum Abschied hat mir Becker sein Zweitexemplar des von ihm herausgegebenen „Kleinen Handbuch der Humangenetik", ein siebenbändiges umfangreiches Werk geschenkt. Dieses Buch beleuchtet den Arbeitsstil von Becker, der mit einem ungeheuren Fleiß Daten zusammengestellt und die Literatur bearbeitet hat. Er dürfte einer der letzten großen Wissenschaftler in einem experimentell ausgerichteten Fach der Medizin sein, der ohne technische Hilfsmittel auskam, der für seine Wissenschaft nur Literaturzugang, klinische Beobachtung und Papier und Bleistift benötigte.

Nach seiner Pensionierung hat Emil Becker, der sich eindeutig der Wissenschaft verpflichtet fühlte und ein tiefes Misstrauen gegenüber Pseudowissenschaften pflegte, ein bemerkenswertes Buch herausgegeben, dessen Entstehung ich eng verfolgen konnte, da wir über die darin angeschnittenen Fragen im humangenetischen Institut sehr viel diskutiert haben. Das im Thieme Verlag erschienene Buch „Zur Geschichte der Rassenhygiene – Wege ins dritte Reich" befasst sich mit den geistigen Strömungen in der Wissenschaft Ende des 19. und Anfang des 20. Jahrhunderts, die Grundlage und Vorbereitung für die späteren menschenverachtenden Ansichten Hitlers zur Rassenlehre bildeten, – ein sehr verdienstvolles Buch, das leider nur in sehr kleiner Auflage verkauft wurde.

3.9 Genetik-Kongress mit James Neel

Im Jahr 1973, kurz nach der Habilitation, erhielt ich ein Stipendium für einen kurzen Forschungsaufenthalt, eher einer Hospitation, an der Klinik in Ann Arbor, Michigan, wo Stefan Fajans tätig war, den ich bereits aus der Literatur zur Genetik des Diabetes mellitus kannte. Vor Ort stellte ich fest, dass an dieser Universität der berühmte James V. Neel tätig war, den ich schon aus der humangenetischen Literatur kannte. Neel hatte über Jahrzehnte die genetischen Auswirkungen der Atombombenabwürfe in Japan untersucht. Zur Genetik des Diabetes hatte er eine häufig zitierte Hypothese formuliert, die des *„thrifty genotype"*. Ich ließ mir also bei Neel einen Termin geben, um ihm meine Ergebnisse zur Genetik des Diabetes mellitus vorzutragen. Dabei habe ich ihm den Vorschlag unterbreitet, gemeinsam eine internationale Konferenz zur Genetik des Diabetes einzuberufen, den ersten internationalen Kongress zu diesem Thema. Für die Finanzierung schlug ich vor, einen Antrag bei der Deutschen Forschungsgemeinschaft zu stellen. Neel brauchte einige Zeit, um sich davon zu überzeugen, dass ich nicht ein Phantast bin, sondern ein ernst zu nehmender Partner sein könnte. Schließlich stimmte er zu und der Kongress ist dann auch im Jahr 1975 in Göttingen zu Stande gekommen [9].

Mit James Neel habe ich in den folgenden Jahren noch mehrfach korrespondiert. Im Jahr 1997 habe ich ihn noch einmal anlässlich der Jahrestagung des *„American*

College of Physicians" in Atlanta persönlich getroffen, wo er die höchste Auszeichnung der amerikanischen Ärzteschaft entgegennehmen durfte.

Gemeinsam mit meinem ehemaligen Doktoranden, dann Assistenten und späteren Oberarzt Hartmut Tillil, habe ich in den Jahren 1981 [10] und 1989 noch zwei weitere internationale Kongresse zur Genetik des Diabetes mellitus initiiert und organisiert. Über die Arbeiten zur Genetik des Diabetes wird inhaltlich aber an anderer Stelle berichtet. In den Folgejahren habe ich einige interessante Falldarstellungen [11] und Arbeiten über verschiedene mit der Humangenetik zusammenhängende Themen aus der Endokrinologie publiziert [12,13]. Von einer weiteren wissenschaftlichen Betätigung in der Humangenetik habe ich mich aber verabschiedet.

3.10 Im Vorstand der Deutschen Gesellschaft für Humangenetik

Das Fach Humangenetik war nach Ende des 2. Weltkriegs an den deutschen Universitäten aus gutem Grunde nicht mehr vertreten. Die meisten Fachvertreter aus der Nazizeit waren so belastet, dass eine unmittelbare Weiterbeschäftigung nach dem Krieg nicht mehr infrage kam. Die ersten neuen Lehrstuhlinhaber kamen aus klinischen Bereichen der Medizin, wie zum Beispiel der Pädiater Widukind Lenz in Hamburg und der Neurologe Emil Becker in Göttingen. Sie hatten sich der Humangenetik über Fragestellungen aus ihren klinischen Bereichen genähert.

Eine offene Auseinandersetzung mit den Verstrickungen der Fachvertreter in der Nazizeit war aber weitgehend unterblieben. Einige Humangenetiker aus der Vorkriegszeit konnten nach einer mehrjährigen Schamfrist wieder im akademischen Bereich beschäftigt werden. So war z. B. der Lehrstuhlinhaber für Humangenetik in Münster (1951 bis 1965), Otmar von Verschuer, einer der führenden „Rassenhygieniker" der Nazizeit gewesen. Er war nicht nur der Doktorvater des berüchtigten KZ-Arztes Josef Mengele, sondern auch selbst an Untersuchungen im KZ Auschwitz-Birkenau beteiligt, bei denen die Gefangenen für die Erforschung von Infektionskrankheiten künstlich infiziert worden waren. Von Verschuers Lehrbuch für Humangenetik war noch bis Ende der 60er Jahre ein Standardwerk in diesem Fach. Aus heutiger Sicht ist dies als ein unbegreiflicher und skandalöser Vorgang aufzufassen.

Im Jahre 1968 wurde Emil Becker zum Vorsitzenden der Deutschen Gesellschaft für Humangenetik gewählt. Üblicherweise kamen damals Schriftführer und Schatzmeister der Gesellschaft aus dem Umfeld des Vorsitzenden. Mit Gerhard Jörgensen, dem Oberassistenten des Göttinger Institutes, stand der Schriftführer schnell fest, aber ein weiterer schon etwas älterer Assistent, der als Schatzmeister vorgesehen war, weigerte sich standhaft, diese Aufgabe zu übernehmen. So wurde ich als ganz junger Assistent und eigentlich der Humangenetik schon entwachsend zum Schatzmeister der Deutschen Gesellschaft für Humangenetik und damit für zwei Jahre zum Vorstandsmitglied gewählt. Dies waren meine letzten, allerdings auch noch sehr intensiven Berührungen zum Fach der Humangenetik.

In der ganzen Zeit meiner Tätigkeit in der Humangenetik habe ich keine Verletzungen wissenschaftlicher Standards beobachtet. Das Fach, das sich inzwischen durch große wissenschaftliche und technische Fortschritte auszeichnet, ist auch weiterhin durchweg der Wissenschaft verpflichtet. Gerade im Zusammenhang mit der Humangenetik sollte aber nicht vergessen werden, wie labil die Verpflichtung zur Wissenschaft sein kann. Nur wenige Jahrzehnte zuvor hatten die Vertreter dieses Faches die Regeln der Wissenschaftlichkeit weitgehend missachtet und damit in besonderer Weise dem verbrecherischen Regime gedient. Wie schon erwähnt, hatte Karl Jaspers nach dem Kriege geäußert „Die Unwissenschaftlichkeit ist der Boden der Inhumanität". Nirgendwo wird die Gültigkeit dieser Aussage so deutlich, wie im Zusammenhang mit der Humangenetik.

Wer eine Wissenschaft noch nicht so innehat, dass er jeden Verstoß dagegen fühlt wie einen gram-matikalischen Fehler in seiner Muttersprache, der hat noch viel zu lernen.
Georg Christoph Lichtenberg

4.1 Studium in Göttingen

Mit Beginn des Medizinstudiums zum Sommersemester 1960 begann für mich eine 26-jährige Lebensphase in Göttingen. Das Studium selbst verlief ohne Auffälligkeiten. Über die schon in dieser Zeit begonnenen wissenschaftlichen Aktivitäten wurde im Kapitel Humangenetik berichtet.

Auf privater Ebene entwickelte sich allerding schon in den ersten Göttinger Jahren Entscheidendes. Die Kommilitonin Gertrud Dunker hatte mein Interesse geweckt. Im anatomischen Präparierkurs während der Sektionsübungen an der gemeinsam zu bearbeitenden Leiche haben wir uns näher kennen gelernt. Nach dem Physikum im Jahr 1962, das wir in einer Prüfungsgruppe abgelegt haben, begann eine engere Freundschaft. Im Jahr 1964 haben wir geheiratet.

Die ersten beiden Ehejahre waren stark von der gemeinsamen Arbeit im anatomischen Institut geprägt, wo wir bei demselben Doktorvater, Klaus Hinrichsen, mit unseren experimentellen Doktorarbeiten beschäftigt waren. Im Herbst 1965 haben wir gemeinsam in einer Gruppe das Staatsexamen absolviert und eine Woche später promoviert. Über meine Dissertationsarbeit wurde im Kapitel Humangenetik berichtet. Gertruds Dissertation war wissenschaftlich höher zu bewerten als meine. Sie wurde hierfür sogar mit einem Fakultätspreis ausgezeichnet.

Nach dem Staatsexamen haben Gertrud und ich gemeinsam eine Medizinalassistentenstelle an der Abteilung für Chirurgie der kleinen Klinik in Herzberg am Harz angenommen. Im Nachtdienst und in den Bereitschaftsdiensten an Feiertagen waren wir zusätzlich für die Abteilungen für Innere Medizin und Gynäkologie verantwortlich. Der Chef war ein wahrhaft grobschlächtiger Chirurg alten Stils, der alle Facetten des Chauvinismus beherrschte. Es gab damals noch keine feste Vergütung für Medizinalassistenten, man erhielt lediglich ein mehr oder weniger hohes Taschengeld. Den jeweiligen Chefs war es überlassen, welchen Anteil von den Erlösen der Privatliquidation sie den nachgeordneten Ärzten weitergaben. Als ob es völlig selbstverständlich wäre, bot er meiner Frau eine deutlich geringere Summe an als mir. Auf diese Diskrepanz angesprochen begründete er dies ganz unverblümt mit dem Geschlechtsunterschied.

Rückblickend muss ich feststellen, dass uns damals in völlig unverantwortlicher Weise ein sehr hohes Maß an Selbständigkeit und Verantwortung im ärztlichen Handel übertragen wurde. So mussten wir als noch nicht approbierte Ärzte im Bereitschaftsdienst selbstständig Geburten leiten, während sich der zuständige Gynäkologe auf einer Jagd befand. Ohne jegliche vorherige Anleitung musste ich z. B. eine

https://doi.org/10.1515/9783110676594-004

Dammnaht vornehmen. Den Rest der Zeit als Medizinalassistenten haben wir dann lieber an den Universitätskliniken in Göttingen absolviert. Je vier Monate der Pflichtzeiten habe ich an der Medizinischen und der Gynäkologischen Klinik absolviert, den Rest dann am Humangenetischen Institut.

4.2 Wissenschaftlicher Assistent an der Medizinischen Universitätsklinik

Nach insgesamt 20 Monaten in der Humangenetik, zunächst als Medizinalassistent, dann als wissenschaftlicher Assistent, bin ich schon Ende 1968 an die Medizinische Universitätsklinik zurückgekehrt, um eine Facharztweiterbildung in Innere Medizin zu erhalten und die Möglichkeiten zu klinischer Forschung zu nutzen. Der Chef dieser Klinik, Werner Creutzfeldt, der schon im Alter von 40 Jahren aus Freiburg nach Göttingen berufen worden war, war als besonders dynamischer und stimulierender Klinikchef für Innere Medizin mit ausgeprägter eigener Forschungsaktivität bekannt. Er bot auch mir viele Anregungen und vor allem überließ er uns jüngeren Mitarbeitern eine fast unbegrenzte Freiheit der Forschung. Andererseits war Creutzfeldt sehr kritisch und hatte eine besondere Fähigkeit, in Publikationsentwürfen immer sofort die Schwachstellen zu entdecken, die eine Überarbeitung erforderlich machten. Man konnte sicher sein, dass eine Arbeit, die von ihm redigiert worden war, so solide war, dass man sie mit gutem Gefühl einem Review-Verfahren einer nationalen oder internationalen Zeitschrift zuleiten konnte. Daneben war Creutzfeldt ein hervorragender Kliniker und auch in der Krankenversorgung ließ er uns keine Oberflächlichkeiten zu.

Diese uneingeschränkt positiven Eigenschaften des Chefs waren aber auch mit unangenehmen Charakterzügen verbunden. Er war sehr selbstbezogen und eitel, was sich aber durchaus ertragen ließ. Hinzu kam eine extreme Unpünktlichkeit, bei der die Unzuverlässigkeit bezüglich zeitlicher Absprachen häufig den Charakter persönlicher Missachtungen angenommen hat. Dies hat mich oft unangenehm berührt, und obwohl ich selbst mit Werner Creutzfeldt klinisch und wissenschaftlich vertrauensvoll zusammengearbeitet habe, habe ich mich immer bemüht, eine gewisse Distanz und Unabhängigkeit zu bewahren.

4.3 Habilitation für Innere Medizin

Die Klink von Werner Creutzfeld bot optimale Bedingungen für die von mir schon frühzeitig geplanten Untersuchungen zur Genetik des Diabetes mellitus. Creutzfeldt schlug mir außerdem vor, mich der Arbeitsgruppe Endokrinologie anzuschließen. Dies habe ich gern akzeptiert, vor allem, weil ich mich darauf freute, mit Peter Reisert, dem Leiter der Arbeitsgruppe Endokrinologie, einem sehr angenehmen und stimulierenden Chef, zusammenzuarbeiten.

In den folgenden Jahren habe ich daher neben den Untersuchungen zur Genetik des Diabetes mellitus auch über verschiedene Krankheiten der endokrinen Drüsen und des Hormonstoffwechsels und zu Grundlagenfragen der Endokrinologie geforscht und publiziert. Über einen Zeitraum von 18 Jahren habe ich in Göttingen eine Vielzahl von Patienten mit endokrinologischen Erkrankungen ambulant und stationär betreut. Leider hat Peter Reisert im Jahre 1969 die Göttinger Medizinische Universitätsklinik verlassen, um eine Chefarztposition in Karlsruhe zu übernehmen. Leiter der Arbeitsgruppe Endokrinologie wurde daraufhin Alexander von zur Mühlen, der im Jahre 1972 an die Medizinische Hochschule nach Hannover berufen wurde. Von 1972 bis 1986 war ich dann selbst Leiter der Arbeitsgruppe Endokrinologie der Medizinischen Universitätsklinik Göttingen mit drei bis vier wissenschaftlichen Mitarbeitern und einem gut ausgestatteten Hormonlabor.

Ende der 60er Jahre begann eine wahrhaft revolutionäre Entwicklung in der Endokrinologie. Die bis dahin üblichen chemischen oder biologischen Nachweisverfahren für Hormone waren nicht nur sehr aufwendig, sie waren auch recht wenig sensitiv. Mit den dann aufkommenden Proteinbindungsmethoden oder den Radioimmunoassays konnten dagegen Hormone in extrem niedrigen Konzentrationen mit wenig Aufwand sehr genau bestimmt werden. Innerhalb weniger Wochen gelang es mir, einen gut funktionierenden Proteinbindungsassay für das freie Cortisol im Plasma und im Urin aufzubauen.

In diesen Jahren habe ich mich unter anderem mit methodischen und klinischen Untersuchungen zu den freien Harncorticoiden befasst [14–18]. Von besonderem Interesse waren dabei der sogenannte circadiane Rhythmus des Cortisols und seine Beeinflussbarkeit durch Medikamente. Aufbauend auf den Untersuchungen zur Cortisolsekretion habe ich später in mehreren klinischen Arbeiten zu den Folgen einer Cortisolbehandlung auf die Nebennierenrindenfunktion und zu damit verbundenen Risiken Stellung genommen [19–21]. Mit den Arbeiten aus dem Bereich der Nebennierenrindenfunktion erfolgte dann im Jahr 1972 meine Habilitation für Innere Medizin an der Medizinischen Fakultät der Universität Göttingen. Die öffentliche Antrittsvorlesung habe ich über Störungen der Sexualdifferenzierung beim Menschen gehalten.

4.4 Oberarzt in Göttingen

Nach der Habilitation im Jahr 1972 wurde ich im Jahr 1975 zum Oberarzt und 1977 zum außerplanmäßigen Professor ernannt. Zwei Jahre nach der Facharztanerkennung in Innerer Medizin habe ich im Jahr 1974 auch die Teilgebietsbezeichnung Endokrinologie erworben. Einige Jahre später wurde mir auch die Weiterbildungsermächtigung auf diesem Gebiet erteilt. Seit den 70er Jahren nahm die Tendenz zu, wissenschaftlich tätige Internisten einem Teilgebiet bzw. Schwerpunkt zuzuordnen. So wurde ich dem vergleichsweise kleinen Schwerpunkt der Endokrinologie zugerechnet. In meiner Selbstwahrnehmung blieb ich allerdings in erster Linie Internist, und ich habe Wert darauf gelegt, im Klinikalltag die ganze Breite des Faches vertreten zu können.

Über einen Zeitraum von 14 Jahren konnte ich mich in Göttingen in akademischer Freiheit der Forschung widmen. Dies war die wissenschaftlich produktivste Phase meines Lebens. Parallel zu den Arbeiten über die Cortisolsekretion habe ich mich mit Testosteron und der Gonadenfunktion sowie deren Steuerung über die Hypophysenhormone LH und FSH befasst [22–24]. Aufgefordert von Walter Siegentaler habe ich später für sein bekanntes Lehrbuch „Klinische Pathophysiologie" die Kapitel über Hodenfunktion und über Intersexualität verfasst [25,26]. Mehrere klinische Arbeiten widmeten sich der Therapie von Hypophysentumoren [27–30].

Neben den klinischen Studien zur Wachstumshormon-Überproduktion, der Akromegalie, über die an anderer Stelle berichtet wird, haben wir uns in unserer Göttinger Arbeitsgruppe mit verschiedenen Fragen der HGH-(Wachstumshormon-)-Sekretion und deren pharmakologischer Beeinflussbarkeit sowie mit dem Wachstumshormon-Rezeptor befasst [31–36]. Bei dem Versuch, Wachstumshormon-Rezeptoren im Lebergewebe darzustellen, kam ich schnell an methodische Grenzen. Ein Mitarbeiter aus der Kardiologischen Abteilung unserer Klinik, Erland Erdmann, hatte aber ähnliche Versuche an Herzgewebe unternommen und dabei methodische Erfahrungen gesammelt, die er mir gern weitergegeben hat. Aus dieser kurzen wissenschaftlichen Zusammenarbeit haben sich bis heute anhaltende freundschaftliche Kontakte entwickelt. Wir sitzen regelmäßig in den Plenarsitzungen der Gutachterkommission der Ärztekammer Nordrhein nebeneinander.

Angeregt durch eine Übersichtsarbeit über die Chemotherapie endokriner Tumoren [37] und insbesondere durch Arbeiten über eine hormonelle Therapie des metastasierenden Mammakarzinoms [38,39] hat ein Mitarbeiter aus unserer Göttinger Arbeitsgruppe, Christian Blossey, im Jahr 1980 einen Forschungsschwerpunkt über Medroxyprogesteronacetat (MPA) in der Behandlung des metastasierenden Mammakarzinoms begonnen [40–43]. Er hat diese Untersuchungen vertieft und gemeinsam mit mir und anderen Mitarbeitern unserer Arbeitsgruppe sowie der onkologischen Abteilung der Klinik eine Reihe von weiteren Arbeiten zur Tumorendokrinologie publiziert [44–51]. Kurz nach meinem Wechsel nach Wuppertal im Jahr 1986 hat er sich habilitiert und wurde mein Nachfolger als Leiter der Arbeitsgruppe Endokrinologie an der Göttinger Universitätsklinik. Später hat er sich nach einem kurzen Zwischenaufenthalt als Oberarzt an unserer Wuppertaler Klinik als Endokrinologe in Kassel niedergelassen.

Klinische Falldarstellungen werden häufig nicht der Wissenschaft im engeren Sinne zugerechnet. In Wissenschaftlerkreisen werden sie zunehmend als unwissenschaftlich diskreditiert. Dies ist aber nicht immer berechtigt, denn aus ihnen können durchaus Erkenntnisse gewonnen werden, vor allem dann, wenn sie sich auf seltene Krankheiten oder besondere Konstellationen beziehen und wenn sie Probleme beleuchten, die von allgemeinem Interesse sind. Unter diesem Aspekt haben wir die folgenden Kasuistiken publiziert:

– Eine Familie mit einer genetischen Störung des Thyroxin-bindenden Globulins. Solche Veränderungen können leicht zu diagnostischen Irrtümern führen [52,53].
– Einen Fall von Maldeszensus Testis, bei dem wir uns nicht nur auf die Fallbeschreibung konzentriert, sondern weitergehende endokrinologische und morphologische Untersuchungen zur möglichen Genese durchgeführt haben [54].
– Ein Fall von Transsexualismus bei gleichzeitig bestehender testikulärer Feminisierung, der sehr ungewöhnlich und schwer einzuordnen war [11].
– Fünf Fälle von isoliertem ACTH-Mangel als Ursache einer Nebennierenunterfunktion. Bei der Differentialdiagnostik des Morbus Addison ist ein solcher Mangel an dem übergeordneten Hormon häufig schwer zu diagnostizieren. Einer dieser Fälle war besonders bemerkenswert, weil der Addison gleichzeitig mit einem Diabetes mellitus aufgetreten war, so dass eine autoimmunologische Genese im Sinne einer Autoimmun-Polyendokrinopathie angenommen werden muss [55,56].
– Zwei verschiedene Fälle von Nebennierentumoren, durch deren Beschreibung auf das breite Spektrum von möglichen Ursachen für ein Cushing-Syndrom hingewiesen werden konnte [57,58].

Nach den beiden Publikationen zum Cushing-Syndrom wurde ich von Kollegen aus der Chirurgischen Abteilung der Universitätsklinik aufgefordert, mich an einer Übersichtsarbeit über die chirurgische Behandlung von Nebennierenerkrankungen zu beteiligen [59]. Einige Jahre später habe ich dann noch einmal zu der Frage Stellung genommen, in welchen Fällen sogenannte Inzidentalome der Nebennieren, also zufällig entdeckte symptomfreie Vergrößerungen dieses Organs, zu operieren sind [60].

Neben dem wissenschaftlichen Schwerpunkt der Diabetologie habe ich schon kurz vor der Habilitation begonnen, mich auch intensiv der Erforschung von Schilddrüsenkrankheiten zu widmen. Gegen Ende der Göttinger Zeit kamen die wissenschaftlichen Beschäftigungen mit Fragen der Diagnoseevaluierung sowie der Arzneimittelbewertung hinzu. Diese Themen werden jeweils in eigenen Kapiteln dargestellt.

Als Leiter der Medizinischen Poliklinik durfte ich im Jahr 1978 mit der ersten klinischen Abteilung in das völlig neu erbaute Universitätsklinikum in Göttingen umziehen. Es hat mich merkwürdig berührt, als ich vor einiger Zeit lesen musste, dass dieses Klinikum in keiner Weise mehr den Ansprüchen an ein Universitätsklinikum gerecht wird und deshalb schon nach weniger als 4 Jahrzehnten einem Neubau weichen muss.

4.5 Göttingen privat

Unsere drei Kinder wurden in Göttingen geboren, Anna Katharina im Jahr 1967, Johannes 1969 und Veronika 1976. Obwohl ich selbst in dieser Zeit an der Universitäts-

klinik in Göttingen beschäftigt war, wurden alle drei Kinder nicht in der Universitätsfrauenklinik zur Welt gebracht, sondern in dem kleinen katholischen Krankenhaus
Neu Mariahilf. Der Stil in diesem Haus und der kollegiale Umgangston, geprägt von
dem sehr freundlichen Gynäkologen Justus Hupka, kamen meinen Vorstellungen
über eine gut geführte Klinik sehr entgegen. Jahrzehnte später, als ich mich selbst
hauptsächlich mit Qualitäts- und Risikomanagement in Kliniken befasste, habe ich
gelesen, dass in der Göttinger Neu Mariahilf Klinik ein Modellprojekt für ein strukturiertes klinisches Ethikmanagement gegründet wurde.

Im Jahr 1975 haben Gertrud und ich ein Haus im Göttinger Vorort Bovenden gebaut. So entstand insgesamt eine tiefe Verwurzelung mit dieser kleinen, traditionell
stark von der Universität geprägten Stadt. Ein breiter bis heute gepflegter Freundeskreis hat sich in den Göttinger Jahren entwickelt.

Trotz allem war aber immer klar, dass Göttingen nicht dauermäßig unsere Heimat bleiben konnte. Ich war mehrfach an verschiedenen Universitäten in die engere
Auswahl für einen Lehrstuhl genommen worden, aber aus sehr verschiedenen Gründen ist es damals nicht zu einem Ruf gekommen. Im Jahr 1986 habe ich dann das
Angebot zur Leitung der renommierten Medizinischen Klinik am Ferdinand-Sauerbruch-Klinikum in Wuppertal angenommen, einer stark akademisch ausgerichteten
Klinik, die auch die Möglichkeit zur Fortsetzung der Forschungstätigkeiten bot.

Gertrud, die wegen der Kinder ihre berufliche Tätigkeit immer wieder unterbrechen musste, war in den letzten Göttinger Jahren in der Schilddrüsenambulanz der
nuklearmedizinischen Abteilung der Universitätskliniken beschäftigt. Dabei konnte
sie neben dem klinischen Fachwissen auch die formalen Voraussetzungen für die Genehmigung zum Umgang mit radioaktiven Isotopen erwerben. Dies ermöglichte ihr
später in Wuppertal auf dem Gebiet der Schilddrüsenkrankheiten tätig zu werden
und dabei auch die Diagnostik mit Radioimmunoassays anzubieten. Sie hat zunächst
in der Endokrinologischen Praxis von Karl-Heinz Rudorff mitgearbeitet. Ab 1993 war
sie in eigener Spezialpraxis für Diagnostik und Therapie von Schilddrüsenkrankheiten tätig.

5 Diabetes mellitus

Die Dogmatik, die fruchtbare und gütige Mutter der Polemik
Georg Christoph Lichtenberg

5.1 Die genetisch-epidemiologische Studie

Schon während der Tätigkeit als Assistent im Institut für Humangenetik habe ich eine umfangreiche Studie zur Genetik des Diabetes mellitus begonnen. Hierzu wurden
in den Jahren 1967 und 1968 über 600 Patientinnen und Patienten aus der Diabetes-
Ambulanz der Medizinischen Universitätsklinik Göttingen bezüglich des Vorkommens von Diabetes unter Eltern, Geschwistern und Kindern befragt. Von jedem Patienten wurde ein Stammbaum erstellt. In der Vorstellung, dass für eine genetische
Analyse auch Vorstufen des Diabetes im Sinne einer genetischen Prädisposition erfasst werden müssten, haben wir allen Verwandten ersten Grades der befragten Diabetiker angeboten, in der Klinik einen oralen Glukosetoleranztest durchführen zu
lassen. Hierzu haben wir einen großen Praktikumsraum hergerichtet und an jedem
Vormittag zwischen 15 und 25 Personen zum oralen Glukosetoleranztest eingeladen.
Nach einer kurzen Befragung und Messung von Gewicht und Größe wurde ein Nüch-
tern-Blutzucker abgenommen und anschließend ein Trunk mit 75 g Glukose verabreicht. Weitere Blutzuckeruntersuchungen erfolgten nach ein, zwei und drei Stunden jeweils aus venös entnommenen Blutproben. Für ergänzende Laboruntersuchungen wurden die Proben eingefroren.

Dieses große Kollektiv von fast 800 Verwandten ersten Grades von Diabetikern
mit den durchgeführten oralen Glukosetoleranztests wurde die Basis für weitere Ver-
laufsuntersuchungen in den Folgejahren [8]. Jeweils nach fünf [61], zehn [62] und
fünfzehn Jahren [63] wurden alle Teilnehmer an dieser Testserie erneut angeschrie-
ben und zu einer Wiederholungsuntersuchung eingeladen. Auch nach 25 Jahren, im
Jahre 1992, als ich längst nicht mehr in Göttingen tätig war, haben Kollegen aus der
dortigen Universitätsklinik noch Nachuntersuchungen durchgeführt und gemeinsam
mit mir interessante Ergebnisse publiziert [64].

Neben den Untersuchungen zum Diabetes mellitus wurde auch eine epidemiologische Studie über Cholesterin und andere Serumlipide aus den bei den Verwandten
von Diabetikern gewonnenen Daten erstellt [65].

5.2 Zum Aussagewert des oralen Glukosetoleranztests

Es stellte sich schnell heraus, dass die Vorstellung, mit dem oralen Glukosetoleranztest gewissermaßen genetisch belastete Patienten vor Ausbruch eines manifesten
Diabetes erfassen zu können, nur sehr eingeschränkt haltbar ist.

https://doi.org/10.1515/9783110676594-005

Das erste Problem ergab sich mit der Grenzziehung zwischen einem normalen und einem pathologischen Test. In der Literatur waren verschiedene Auswertungskriterien publiziert worden, die sich nicht nur bezüglich der Höhe der Glukosegrenzwerte unterschieden, sondern z. B. auch bezüglich der Frage der Einbeziehung des Nüchtern-Blutzuckers. Unterschiedlich wurde auch definiert, ob pathologische Grenzwerte nach ein und zwei Stunden im Sinne einer Und- oder einer Oder-Verknüpfung betrachtet werden sollten. Schon 1970 habe ich in einer internationalen Zeitschrift eine Arbeit publiziert, aus der hervorging, wie groß die Unterschiede der Klassifizierung einzelner Individuen bei den verschiedenen vorgeschlagenen Auswertungskriterien sind [66]. Um der Und-Oder-Problematik zu entgehen, hatten wir daraufhin vorgeschlagen, die 1- und 2-Stunden-Werte zu addieren und einen Grenzwert von 300 mg/dl für diese Summe festzulegen. Die Schnittmenge zu allen anderen vorgeschlagenen Auswertungskriterien war hiermit am größten.

In der damaligen Literatur war auch die Frage ungeklärt, ob die Ergebnisse von oralen Glukosetoleranztests bezüglich des Körpergewichts und des Lebensalters, die ja beide einen wesentlichen Einfluss auf die Ergebnisse haben, korrigiert werden müssen [67]. Wir hatten uns daher die Frage gestellt, inwieweit ein einmalig durchgeführter oraler Glukosetoleranztest eine individuelle klinische oder genetische Aussage erlaubt. Bei Testwiederholungen hatten wir festgestellt, dass das Ergebnis ohne erkennbaren Grund zwischen normal und schwer pathologisch schwanken kann. Wir sind deshalb dieser Frage systematisch nachgegangen, indem wir bei 55 Personen die Tests unter identischen Bedingungen in wöchentlichen Abständen wiederholt haben [68]. Die Schwankungen bei Wiederholungen in sehr kurzem Zeitraum waren kaum geringer als die Schwankungen bei Wiederholung der Tests nach 5 oder 10 Jahren. Ein großer Teil der Veränderungen, die als Trend erscheinen könnten, ist in Wirklichkeit nur Ausdruck einer spontanen Variation.

Diese Erkenntnisse über die hohe Variabilität des oralen Glukosetoleranztests schränken den Aussagewert des Tests für unsere genetischen Studien und für klinische Klassifizierungen ein.

In den 70er und 80er Jahren wurden mehrere Arbeiten über eine mögliche medikamentöse Therapie des „latenten Diabetes" publiziert. Dafür wurden Personen mit einem pathologischen Glukosetoleranztest Medikamente verabreicht, und aus der Wiederholung des Tests nach Therapieeinleitung sollte die Wirksamkeit der Medikamente belegt werden. Um zu demonstrieren, welcher Trugschluss einer solchen Beobachtung zugrunde liegen kann, haben wir aus den Kollektiv unserer Probanden einige mit besonders schlechten oralen Glukosetoleranztests bei der Erstuntersuchung herausgegriffen. Die schlechten Werte der Erstuntersuchung wurden denen der Zweituntersuchung gegenübergestellt. In allen Fällen war das Ergebnis des zweiten Tests deutlich besser ausgefallen, als das des ersten, obwohl wir keinerlei Therapiemaßnahmen eingeleitet hatten. Die „Besserung" durch unsere „Nichttherapie" lag in ähnlichem Bereich wie die Besserung nach verschiedenen vorgeschlagenen Therapiemaßnahmen. Dieser Beobachtung liegt das Prinzip der „*regression to the mean"* zugrunde. Wenn bei stark streuenden Ergebnissen ein erster Test besonders schlecht ausfällt, ist die Wahrscheinlichkeit sehr hoch, dass er bei einer Wiederholung besser wird. Bei einem primär guten Testergebnis ist dagegen bei einer Testwiederholung eher eine Verschlechterung zu erwarten. Die fehlerhafte Interpretation von Ergebnissen durch Nichtbeachtung des Phänomens der *"regression to the mean"* tritt häufig auf, wenn eine „Krankheit" allein über einen Laborbefund definiert wird, wenn also für die Definition der Erkrankung und für die Bestimmung des Schweregrades der gleiche Messparameter herangezogen wird, z. B. der Cholesterinwert für die „Krankheit" Hyperlipoproteinämie.

Die „Besserung" von pathologischen Laborwerten durch eine Placebo-Therapie kann manchmal allein durch das Phänomen der *„regression to the mean"* erklärt werden. Wenn bei stark streuenden Ergebnissen ein erster Test besonders schlecht ausfällt, ist die Wahrscheinlichkeit hoch, dass er auch ohne äußere Einwirkungen bei einer Wiederholung besser wird.

Es gehört zur Wissenschaft sich auch mit Fragen der Statistik und damit zusammenhängenden Täuschungsmöglichkeiten zu befassen Das Problem eines solchen „Tests" und die Klassifizierung von Krankheiten nach einem Laborwert bleibt ein ungelöstes Problem. Es handelt sich nämlich immer um ein kontinuierlich verteiltes Kollektiv, das in willkürlicher Weise in normal und pathologisch unterschieden wird. Immer wieder wurde vorgeschlagen, dass es gewissermaßen biologisch determinierte Schwellenwerte für einen normalen Blutzucker gäbe. Zum Beleg wurden Kurven mit einer optischen „Abknickung" demonstriert, die mich aber nie überzeugen konnten. Sehr häufig habe ich dieses Problem mit dem Biometriker Jürgen Windeler diskutiert. Ende der 90er Jahre hat Windeler auf dem Deutschen Diabeteskongress einen Vortrag zur Konstruktion solcher Schwellenwerte gehalten. Er kam zu dem klaren Ergebnis, dass sich bei den Blutzuckerwerten aus den Verteilungen keinerlei biologisch plausible Schwellen ableiten lassen. Grundsätzlich ist eine große Skepsis angesagt, wenn eine „Krankheit" nur über bestimmte Laborwerte definiert wird.

So interessant unsere Untersuchungen zum oralen Glukosetoleranztest waren, muss doch festgestellt werden, dass diese kaum einen Beitrag für die genetischen Analysen geliefert haben.

Die frühen Untersuchungen über den oralen Glukosetoleranztest waren Anlass für mehrere Folgestudien über diagnostische Probleme des Diabetes mellitus und seiner Frühphasen oder Vorstufen. Vielfach wurde ich zu Übersichtsreferaten auf Kongressen oder Symposien eingeladen, und ich habe einige Originalarbeiten und Übersichten zu diesem Themenkomplex publiziert [69–81].

5.3 Zur Genetik des Diabetes

In den 60er Jahren wurde im Zusammenhang mit dem Diabetes mellitus sehr häufig der Begriff der multifaktoriellen Vererbung verwandt. Hiermit wurde aber im Grunde nicht mehr ausgedrückt, als dass ein monogener Erbgang nicht vorzuliegen scheint. Zweifellos besteht eine erbliche Veranlagung für die Entstehung eines Diabetes, andererseits sind aber auch verschiedene exogene Einflüsse unübersehbar, wie z. B. ein Übergewicht als prädisponierender Faktor.

Da der primär insulinbedürftige sog. juvenile Diabetes, heute Typ 1-Diabetes genannt, in der Regel schon bei jüngeren Personen auftritt und nicht mit einem Übergewicht assoziiert ist, wurde vermutet, dass es sich hierbei um einen stark genetisch determinierten Diabetestyp handele, während der primär nicht insulinabhängige sog. Altersdiabetes, der bekanntlich stark mit einer Adipositas assoziiert ist, stärker durch Umwelteinflüsse determiniert werde. Dies galt bis Ende der 60er Jahre als feste Lehrmeinung. So hieß es z. B. in einer Publikation der englischen Vereinigung der Allgemeinärzte mit dem Titel „*The family history of diabetes*", erstellt von einer Working-Party von 18 Diabetologen, zusammenfassend: „*The results suggest that only diabetes of early onset has a strong genetic background*".

Bei unseren eigenen Untersuchungen haben wir Familienbefragungen sowohl bei juvenilen Diabetikerinnen und Diabetikern als auch bei solchen im fortgeschrittenen Alter vorgenommen, um eine genetische „Belastung" zu ermitteln. Da die Häufigkeit von Diabetes unter den Verwandten stark vom Lebensalter abhängt, mussten wir eine Alterskorrektur vornehmen, um die Prävalenz des Diabetes unter den Verwandten ersten Grades vergleichbar zu machen. Wir hatten uns seinerzeit für die Sjögren-Methode entschieden [7], die aber in späteren Jahren durch die sehr viel einfacher durchzuführende Life-Table-Methode ersetzt werden konnte.

Die von uns verwandte Sjögren-Methode hatte den Vorteil, dass für die Berechnung der Alterskorrektur die Daten der Studienpopulation selbst herangezogen werden konnten, so dass auf Kontrollgruppen verzichtet werden konnte. Mit einer klaren Altersgrenze hatten wir für unsere Studien den Diabetestyp, der im Alter von 0–29 Jahren auftritt, von dem Typ, der jenseits des 30. Lebensjahres beginnt, abgegrenzt. Dabei stellte sich sehr schnell heraus, dass die genetische Belastung bei Verwandten ersten Grades in diesen beiden Gruppen sehr unterschiedlich ist. Bei den Diabetikern mit höherem Manifestationsalter ergab sich, hochgerechnet bis zum Erreichen des 85. Lebensjahres, eine überraschend große Geschwisterbelastung von über 25 %. Für Eltern dieser Diabetikergruppe war die Belastung sogar noch höher.

Zu unserer Überraschung stellte sich dagegen heraus, dass selbst unter Verwendung von Alterskorrekturen viel weniger Diabetikerinnen und Diabetiker unter den Verwandten ersten Grades der juvenilen Diabetiker zu finden waren als unter den Verwandten der Altersdiabetiker. Ein juveniler Diabetes war bei den älteren Diabetikern in der Verwandtschaft kaum häufiger zu finden als in der allgemeinen Bevölkerung. Wir hatten damals den Schluss gezogen, dass es sich um unterschiedliche Typen mit unterschiedlicher genetischer Grundlage handeln müsse. Überraschend war dabei, dass nach unseren Daten die Erblichkeit beim Altersdiabetiker deutlich höher zu sein schien, als beim juvenilen Diabetiker. Nur sehr vorsichtig haben wir diese Beobachtung, die der damaligen Lehrmeinung diametral widersprach, in einer frühen Publikation aus dem Jahre 1969 [7] erwähnt.

5.4 The „minority of two"

Etwa gleichzeitig mit unseren Familienuntersuchungen hatte sich eine Londoner Arbeitsgruppe um die Klärung der Genetik des Diabetes mellitus bemüht, indem eineiige Zwillingspaare gesammelt und bezüglich eines diskordanten oder konkordanten Auftretens des Diabetes untersucht wurden. Auch dort wurden bei nichtdiabetischen Zwillingspaaren Glukosetoleranztests durchgeführt.

Im Jahre 1970 habe ich an den Leiter der Londoner Gruppe, David Pyke, geschrieben und ihn darauf aufmerksam gemacht, dass bei seinen Zwillingspaaren in höherem Lebensalter fast regelmäßig eine Konkordanz zu beobachten ist, während bei den jüngeren Patienten häufig diskordante Zwillingspaare gefunden werden. Dies decke sich mit unseren Feststellungen, dass insbesondere bei jüngeren Patienten ein nicht genetisch determinierter Diabetes vorliegt. Pyke hat mir in einem Brief meine Deutung seiner eigenen Daten bestätigt und mitgeteilt, dass bei einer weiteren Analyse zusätzlicher Zwillingspaare diese Tendenz sogar noch deutlicher zu Tage getreten sei.

Zwei Jahre später nahm ein Mitarbeiter von Pyke, Robert Tattersall, mit mir Kontakt auf und berichtete, dass bei genauer Analyse kein Zwillingspaar im höheren Lebensalter gefunden wurde, bei dem nicht beide Zwillinge betroffen waren. Er schrieb jetzt, dass er inzwischen auch zu der Überzeugung gekommen sei, dass gerade der Altersdiabetes, im Englischen „maturity onset diabetes", genetisch determiniert sei. Damit waren wir auf sehr unterschiedlichen Wegen zu praktisch gleichen Ergebnissen gelangt. Tattersalls Brief endete mit folgendem bemerkenswerten Satz: „I think that in holding this opinion we are in the minority of two".

> Die Wissenschaft ist nicht auf Mehrheiten angewiesen. Ein Londoner Kollege und unsere Arbeitsgruppe hatten die gleiche Beobachtung über die Genetik des Diabetes gemacht. Weil sie der damaligen Lehrmeinung diametral widersprach, schrieb er: „I think in holding this view we are in the minority of two". Unsere damalige Minderheitsmeinung ist heute wissenschaftlich unumstritten.

Besser konnte er nicht ausdrücken, dass die Ergebnisse beider Arbeitsgruppen, die mit ganz unterschiedlichen Methoden der genetischen Analyse erlangt worden waren, eine Revision der bis dahin gültigen Lehrmeinungen über die Genetik des Diabetes erforderlich machten.

Es hat dann nicht mehr lange gedauert, bis die neuen Erkenntnisse allgemein anerkannt wurden. Inzwischen kann kein Zweifel mehr bestehen, dass der Altersdiabetes in erster Linie genetisch determiniert ist, wenngleich der zusätzliche Manifestationsfaktor Übergewicht nicht übersehen werden darf. Bei den primär insulinabhängigen juvenilen Diabetikern ist das Erkrankungsrisiko für Geschwister und Kinder dagegen vergleichsweise niedrig, bei Kindern nur etwa 2,5 % bis zum Alter von 25 Jahren [82]. Nach diesen Erkenntnissen musste auch die häufig noch von Ärzten ausgesprochene Empfehlung revidiert werden, dass Frauen mit einem jugendlichen Diabetes mellitus mit Rücksicht auf das genetische Risiko auf Kinder verzichten sollten [83].

Durch Befragung einer weiteren größeren Zahl von Diabetikern konnte mein Mitarbeiter Hartmut Tillil unsere Beobachtung zur Genetik des Diabetes mellitus eindeutig bestätigen. Er hat auf der Basis dieser Daten seine Dissertation verfasst [84] und sich später mit erweiterten Studien auch an der Universität Düsseldorf habilitiert. In einer großen Zahl von Publikationen und Vorträgen haben wir uns in den folgenden Jahren zu Fragen der Genetik des Diabetes mellitus geäußert [85–108]. Wie bereits im Kapitel Humangenetik erwähnt, haben wir in Göttingen, Freiburg und Wuppertal drei internationale Kongresse organisiert, die dem Thema der Genetik des Diabetes mellitus gewidmet waren.

5.5 Zur Heterogenie innerhalb des Altersdiabetes

Unter der Vorstellung, dass für die Manifestation des Diabetes neben der genetischen Belastung auch exogene Faktoren wie Übergewicht oder vorangehende Schwangerschaften eine Rolle spielen, hatten wir die Hypothese entwickelt, dass übergewichtige Diabetiker vermutlich eine geringere Geschwisterbelastung aufweisen müssten, weil bei ihnen ja der Anteil der Genetik an der Entstehung des Diabetes vergleichsweise geringer sei. Genau dies konnte beobachtet werden [108]. Überraschend war, dass ein solcher Zusammenhang ausschließlich für nicht insulinabhängige Diabetiker gilt. Diabetiker gleicher Altersklassen, die aber insulinbedürftig sind, weisen einen solchen Zusammenhang dagegen nicht auf.

Diese Unterschiede sowohl zwischen den jüngeren und älteren Diabetikerinnen und Diabetikern als auch zwischen solchen mit und ohne Insulintherapie oder solchen mit und ohne Übergewicht bzw. vorangehenden Schwangerschaften führten dazu, dass wir für die Genetik des Diabetes den Begriff der Heterogenität verwendet haben. Die Suche nach Heterogenitäten schien wesentlich erfolgversprechender als die Betonung der multifaktoriellen Vererbung des Diabetes.

Je mehr jedoch die „modernen" Forschungsmethoden die einfachen Familienuntersuchungen ersetzten, umso mehr geriet auch in Vergessenheit, dass die heute als selbstverständlich geltenden Auffassungen über den wenig genetisch determinierten juvenilen Diabetes und den stark genetisch determinierten Erwachsenendia-

betes auf der Basis von reinen Familien- und Zwillings-Beobachtungen entwickelt
wurden. Auch wenn bis heute sehr viel über die Genetik des Diabetes anhand von
molekulargenetischen Daten publiziert wird, bleiben bezüglich der genetischen
Grundlagen viele Fragen offen.

5.6 Frühe Erfahrungen in der Datenverarbeitung

Die Auswertung der umfangreichen Datensätze der Familienbefragungen und der
Glukosetoleranztests führte zu Erfahrungen gänzlich anderer Art. In der Erkenntnis,
dass eine „händische" Auswertung und eine Bearbeitung der vielen unterschiedlichen Fragestellungen kaum möglich sind, hatte ich mich nach Hilfsmitteln umge-
sehen. Dabei konnte ich in Erfahrung bringen, dass am Max-Planck Institut für bio-
physikalische Chemie in Göttingen ein Computer existiert, der auch Forschern der
Universität zur Verfügung stehen sollte. In den 60er Jahren hatte aber niemand in
der Medizinischen Fakultät je mit einem Computer gearbeitet, und ich hatte keine
Vorstellung davon, wie so etwas abläuft. Zur Einarbeitung habe ich in der mathematischen Fakultät eine Vorlesung über die Computersprache ALGOL besucht.

Zunächst musste ich alle unsere Daten im Max-Planck Institut in Lochkarten
stanzen. In ähnlicher Weise wurden die einzelnen Programmschritte aus dem selbst
entworfenen ALGOL-Programm zur Auswertung in Lochkarten gestanzt, die gemeinsam zur Auswertung im Rechenzentrum abgegeben wurden. Am Folgetag konnte
man dann das Ergebnis abholen. Dabei habe ich eine erhebliche Frustrationstoleranz
bei EDV-Anwendungen entwickeln müssen. In aller Regel bekam man nämlich zunächst einen Auswertungsbogen zurück, in dem Semantikfehler bei der Anwendung
der Computersprache aufgelistet waren. Nach Korrektur solcher Semantikfehler ging
die gleiche Prozedur am nächsten Tag erneut los, bis nach einigen Durchgängen
schließlich Ergebnisse präsentiert werden konnten.

Sehr bald wurde die Computersprache ALGOL durch FORTRAN ersetzt, und erneut musste die Sprache erlernt werden. Mit dieser deutlich komfortableren Computersprache gelang es mir immerhin schon erste graphische Darstellungen zu entwickeln. Aber auch bei diesem „fortschrittlichen" System musste wegen der sehr begrenzten Speicherkapazitäten noch bei der Dateneingabe und bei vielen Auswertungen vorab die Menge der erwarteten Ziffern mit Nachkommastellen definiert werden,
und es mussten die Bereiche für Tabellen und Matrizes vorab festgelegt werden.

Unverhofft wurde ich durch diese Aktivitäten zum „Computerspezialisten" der
medizinischen Fakultät. Schon im Jahre 1968 hatte die Firma Siemens in Berlin eine
Konferenz über die Zukunft der EDV-Anwendungen in Kliniken organisiert, zu der
mich, damals noch ein ganz junger Assistent, die medizinische Fakultät delegiert
hatte. Immer wenn in den Folgejahren Themen der EDV in den Kliniken anstanden,
war ich als „Spezialist" gefragt. Bei der Lehrstuhlbesetzung für medizinische Daten-

verarbeitung und erneut bei der zwei Jahre später erfolgten Lehrstuhlbesetzung für Biometrie wurde ich als „Fachmann" in den Berufungsausschuss gewählt.

Mitte der 70er Jahre wurde in der Strahlentherapie der Universitäts-Frauenklinik ein Computer installiert, den ich dann sehr viel bequemer für die Datenanalyse in Anspruch nehmen konnte. Ende der 70er Jahre erhielten wir den ersten Tischcomputer für unser Hormonlabor. Die Primärdaten aus den Messgeräten mussten dazu über Lochstreifen erfasst und offline in den Computer eingegeben werden. Für die Auswertung der Daten musste ich selbst ein Programm schreiben. Ein dabei erforderlicher Rechenvorgang, eine sog. nichtlineare Regression, überschritt meine mathematischen Kenntnisse, aber ein Kollege aus einem andren Institut, Thomas Mansky, konnte mir helfen. Mansky wurde später ein Pionier bei Versuchen, die medizinische Qualität aus Routinedaten abzulesen. Er leitet heute das Fachgebiet Strukturentwicklung und Qualitätsmanagement im Gesundheitswesen an der Technischen Universität, Berlin.

Dies war dann für lange Jahre die letzte eigene Beschäftigung mit der elektronischen Datenverarbeitung. Die in diesen zehn Jahren gesammelten Erkenntnisse und Erfahrungen möchte ich nicht missen. Die exakte Anwendung der Computersprache und die Umsetzung der eigenen Fragestellungen in elektronisch zu bearbeitende Aufgaben stellen eine intellektuelle Herausforderung dar, die zu bewältigen nicht nur ein hohes Maß an Befriedigung mit sich bringt, sondern die auch Erfahrungen und Fertigkeiten entwickeln lässt, die in vielen anderen Bereichen, ganz besonders in der Wissenschaft, hilfreich sein können.

Heute geht es mir so wie vielen älteren Menschen, dass ich nämlich für Fragen am heimischen PC meine Kinder oder manchmal auch meine Enkel zu Rate ziehen muss. Bedauerlicherweise beherrschen die jungen Leute ihrerseits aber kaum noch die grundlegenden Kenntnisse des Programmierens, nachdem für fast alle Anwendungen Hilfsprogramme auf dem Markt sind. Sie können sich vermutlich kaum vorstellen, dass wir damals sogar für die einfachsten statistischen Tests die Auswertungsprogramme selbst schreiben mussten.

5.7 Die Aufnahme unserer Arbeiten in der wissenschaftlichen Welt

Für viele Jahre, etwa bis Ende der 80er Jahre, galt unsere Göttinger Arbeitsgruppe innerhalb der Deutschen Diabetologie als die Referenzgruppe für Fragen zur Genetik. Es folgten vielfältige Einladungen zu Vorträgen auf Kongressen, Fortbildungsvorträgen oder zu Übersichtsarbeiten in Zeitschriften. Mit den internationalen Kongressen zur Genetik des Diabetes im Jahre 1975 in Göttingen [9] und 1981 [10] in Freiburg, wurden unsere Ergebnisse auch international zunehmend zur Kenntnis genommen. Dies führte zu einer Vielzahl von Einladungen bei europäischen oder außereuropäischen Kongressen.

Im Jahre 1976 wurde ich offiziell in die Vereinigten Staaten eingeladen, um in einer Arbeitsgruppe über die Genetik des Diabetes mitzuarbeiten, deren Ergebnisse Teil eines Berichtes für den Kongress der Vereinigten Staaten über die gesundheitspolitische Bedeutung des Diabetes wurden [109].

Schließlich erfolgte im Jahr 1981 eine Einladung der japanischen Diabetesgesellschaft zu einem Vortrag über die Genetik des Diabetes mellitus auf deren Jahresversammlung. Auf dieser Reise hat mich meine Frau Gertrud Köbberling begleitet, und wir hatten neben den wissenschaftlichen Begegnungen die Gelegenheit, ein wenig von Land und Leuten kennen zu lernen, wobei wir die fürsorgliche Betreuung über insgesamt vier Tage sehr geschätzt haben. Den zweiten Vortrag durfte ich kurz vor der Rückreise bei einer lokalen Veranstaltung in Kyoto halten. Diese Kontakte nach Japan führten dazu, dass ich im Jahre 1982 aufgefordert wurde, mich an der Vorbereitung eines Kongresses über *„Clinico-genetic Genesis of Diabetes mellitus"* in Kobe, Japan, sowie an der Publikation der Kongressergebnisse zu beteiligen [110]. Mein eigener Vortrag auf diesem Kongress [111] bezog sich auf die Schwierigkeit der genetischen Beratung bei Menschen mit Diabetes. Diese Schwierigkeiten gründen darauf, dass der Typ des Diabetes, bei dem eine besonders hohe genetische Belastung vorliegt, sich meist erst in einem Alter manifestiert, in dem die Familienplanung abgeschlossen ist.

Im Jahr 1979 wurde mir der Ferdinand-Bertram-Preis der Deutschen Diabetes Gesellschaft zuerkannt, mit dem jährlich ein Forscher für besonders herausragende wissenschaftliche Arbeiten auf dem Gebiet der Diabetesforschung geehrt wird. Der Preis wurde auf der Jahrestagung der Gesellschaft in Freiburg feierlich überreicht.

In dem im Jahr 1993 im Bertelsmann Verlag erschienenen sog. „Focus-Ratgeber Medizin – Die 1000 besten Ärzte", der nach Aktivitäten in der Fortbildung, wissenschaftlichen Vorträgen und wichtigen Publikationen zusammengestellt wurde, erhielt ich schließlich gemeinsam mit Michael Berger aus Düsseldorf den Spitzenplatz unter den genannten 15 Diabetologen. So problematisch derartige Rankings sind, weist diese Nennung doch auf eine breite Wahrnehmung unserer Bemühungen hin. Bemerkenswert ist, dass ich in diesem Band gleich für zwei Fachgebiete, neben der Diabetologie auch für die Schilddrüsenerkrankungen, mit einer Spitzenposition genannt wurde.

5.8 Die klinische Diabetikerbetreuung

Die Medizinische Klinik des Ferdinand-Sauerbruch-Klinikums, deren Leitung ich im Februar 1986 übernommen hatte, war zwar eine Klinik für die gesamte Innere Medizin, aber trotzdem schon unter meinem Vorgänger, Karl Jahnke, schwerpunktmäßig auf die Betreuung von Patienten mit Diabetes ausgerichtet. Allein die große Diabetes-Station war mit fast 50 Betten ausgestattet, übrigens noch in Form von „Sälen" mit z. T. acht oder zehn Patienten. Damals war es noch sehr verbreitet, Patienten ausschließlich zum Zweck ihrer „Diabeteseinstellung" stationär aufzunehmen. Neben den Ärzten und speziell eingearbeiteten Schwestern waren zwei hauptamtlich tätige Diabetesberaterinnen und zwei Lehrkräfte der angeschlossenen Diätschule mit ihren Praktikantinnen an der Betreuung der Patients beteiligt. Auf die spezifische Diabetes-Diät, die heute bekanntlich praktisch keine Rolle mehr spielt, wurde damals noch sehr großer Wert gelegt. Die große Zahl von Patienten war für unsere wissenschaftlichen Arbeiten zur Epidemiologie und Genetik des Diabetes von unschätzbarem Wert. Nur so konnte mein Mitarbeiter Hartmut Tillil seine in Göttingen begonnenen Arbeiten fortsetzen und sich schließlich extern an der Universität Düsseldorf habilitieren.

Sehr bald wurden die Krankensäle umgebaut, und die Bettenzahl wurde in diesem Zusammenhang verringert. Die durchschnittliche Aufenthaltsdauer der Diabetikerinnen und Diabetiker ging von 10 bis 14 Tagen auf weniger als 8 Tage zurück. Aber schon wenige Jahre später war auch dies überholt. Nachdem zunehmend niedergelassene Ärzte sich in die Diabetologie eingearbeitet hatten, wurde die reine „Einstellung" von Patienten auf die richtige Insulindosis oder auf geeignete Medikamente nicht mehr als Aufgabe der stationären Betreuung aufgefasst. Nur besonders schwierig zu behandelnde Diabetes-Patienten oder solche mit Komplikationen wurden noch stationär behandelt. Da andererseits auch die Diabetes-Ambulanz der Klinik, zumindest soweit sie Kassenpatienten betraf, drastisch beschnitten wurde, konnte eine praxisnahe Weiterbildung unserer Assistenten in Diabetologie kaum noch angemessen erfolgen.

In die frühe Zeit in Wuppertal fiel die nachlassende Bedeutung der Urinzucker-Bestimmung, vor allem durch die Entwicklung von Blutzuckermessgeräten, die zeitnahe Ergebnisse ermöglichten. Damit verbunden war die neue Tendenz, Patienten selbst in die Behandlung Ihres Diabetes einzubeziehen, nachdem sie ausführlich geschult und in die Selbstmessung der Glukose eingeführt wurden. Aufbauend auf den eingefahrenen Schulungsaktivitäten für die stationären Diabetes-Patienten hatten wir Diabetes-Schulungskurse auch für ambulante Patienten entwickelt. Auch diese Bemühungen mussten wir bald einstellen, nachdem die niedergelassenen Diabetologen selbst ähnliche Schulungskurse anboten und uns unsere Tätigkeit auf diesem Feld der ambulanten Medizin untersagten.

Zu Beginn meiner Tätigkeit in Wuppertal spielte die spezifische Diät für Diabetiker noch eine große Rolle. An der Klinik existierte eine Diätschule, die schon in den zwanziger Jahren von einem meiner Vorgänger, Philipp Klee, gegründet worden war. Mit dem Amt des Klinikchefs war die Direktion der Diätschule verbunden. Ich habe regelmäßig dort unterrichtet und Prüfungen abgenommen. Mein Vorgänger bekam noch jeden Mittag eine von den Schülern bereitete Mahlzeit geliefert, die er schriftlich bewerten musste. Diese Tradition habe ich nur wenige Wochen fortgesetzt, ehrlich gesagt, weil mir kaum noch kluge Formulierungen für die Bewertung einfielen. Die Bedeutung der spezifischen Ernährung bei der Behandlung von Patienten mit

Diabetes ging in diesen Jahren immer weiter zurück. Heute spielt der Begriff „Diabetesdiät" praktisch keine Rolle mehr.

In der Zeit am Ferdinand-Sauerbruch-Klinikum sind aus unserer Gruppe noch einige Arbeiten zur klinischen Diabetologie erschienen [112–114]. Mehrere Doktorarbeiten zu Themen aus dem Bereich des Diabetes mellitus wurden vergeben, aus denen zum Teil auch Publikationen hervorgingen [115]. Ich selbst habe einen umfangreichen Handbucharctikel zur nicht-pharmakologischen Behandlung von Patient mit Typ 2-Diabetes Diabetes verfasst [116].

Mit meinem Wechsel von den Städtischen Kliniken zu den Antonius-Kliniken in Wuppertal zum Jahresbeginn 2000 ging meine schwerpunktmäßige Teilnahme an der praktischen Diabetologie endgültig zu Ende.

5.9 Diabetes und Geriatrie

Bei den Kliniken St. Antonius, in denen ich ab 2000 als Leiter des Zentrums für Innere Medizin beschäftigt war, gab es eine große geriatrische Klinik, die unter dem Leiter Ingo Füsgen, Lehrstuhlinhaber an der privaten Universität Witten Herdecke, auch akademisch ausgerichtet war. Der ehemalige Mitarbeiter aus der Inneren Medizin des Ferdinand Sauerbruch Klinikums, Claus Hader, war dort als Oberarzt beschäftigt. Mit ihm zusammen habe ich einige Arbeiten zu Besonderheiten des Diabetes bei betagten Patienten publiziert [117–118]. Auf der Basis dieser Arbeiten wurden wir aufgefordert, das Kapitel „Diabetes und Alter" für die Serie von Leitlinien der Deutschen Diabetes Gesellschaft zu verfassen. Alterskrankheiten, die auch im Rahmen meiner wissenschaftlichen Beschäftigung mit Schilddrüsenerkrankungen eine große Rolle spielten, gerieten immer mehr in den Fokus unserer klinisch wissenschaftlichen Untersuchungen.

Immer wieder ergab sich die Frage nach den Besonderheiten der Geriatrie und nach der Abgrenzung von der Inneren Medizin. Lange Zeit haben einflussreiche Internisten eine Sonderstellung der Geriatrie bestritten und sich gegen eine Anerkennung dieses Faches als eigenständiges Gebiet oder als Schwerpunkt im Sinne der Weiterbildungsordnung gewandt. Auch ich habe erst durch die Zusammenarbeit mit den Kollegen um Ingo Füsgen den spezifischen Ansatz dieses Faches, Konzentration auf die Funktionserhaltung unter weitgehender Zurückstellung pathophysiologischer Überlegungen, kennengelernt.

Im Jahr 2003 habe ich gemeinsam mit dem Bochumer Geriater Ludger Pientka und dem Kölner Internisten Manfred Weber ein Symposium organisiert, das sich unter dem Titel „Innere Medizin und Geriatrie – Grenzen, Ergänzungen, Überschneidungen" genau dieser Frage widmete. In einem ausführlichen Bericht über diese Tagung [119] wurden die verschiedenen Beiträge zusammengefasst. Eine durchgehende Tendenz bei allen Teilnehmern war ein Bekenntnis zur Geriatrie als Teilaspekt der Inneren Medizin.

5.10 Zunehmende Entfremdung von der Deutschen Diabetes-Gesellschaft

Seit der Gründung der Deutschen Diabetes-Gesellschaft im Jahr 1967 war ich regelmäßig Teilnehmer an den wissenschaftlichen Jahrestagungen der Gesellschaft und meist mit einem eigenen Referat vertreten. Mit fast allen führenden deutschen Diabetologen verband mich eine persönliche Freundschaft.

Ende der 80er Jahre begann jedoch eine Tendenz, die es mir zunehmend schwer machte, mich zu dieser Gesellschaft zu bekennen. Der Charakter einer wissenschaftlichen Gesellschaft trat immer weiter in den Hintergrund. Die Gesellschaft wurde zeitweise stark von niedergelassenen Diabetesärzten beherrscht, die kaum Verbindung zur Wissenschaft hatten. Hinzu kam, dass eine große Zahl von Diabetesassistentinnen oder Diabetesberaterinnen und schließlich sogar Funktionäre der Selbsthilfegruppen an dem Kongress teilnahmen. So wurden die Jahrestagungen immer mehr zu Massenveranstaltungen von Menschen, die auf unterschiedliche Weise dem Thema Diabetes verbunden waren. Dies war natürlich für die Industrie, die Diabetesbezogene Medikamente herstellen oder Diagnostika vertreiben, ein optimales Feld für ihr „Sponsoring". Viele Kollegen hatten bezüglich der Annahme von Zuwendungen aus der Industrie alle Maßstäbe verloren. Die Verpflichtung zur Wissenschaft trat mehr und mehr in den Hintergrund.

Inzwischen können die Mammut-Kongresse der Deutschen Diabetes-Gesellschaft nur noch in Städten mit sehr großen Kongress-Zentren durchgeführt werden. Dass hier kaum noch Raum für einen ernsthaften wissenschaftlichen Austausch verbleibt, liegt auf der Hand. Konsequenterweise wurde die wissenschaftliche Gesellschaft inzwischen auch mit stärker berufsbezogenen ärztlichen Organisationen und mit verschiedenen Laiengruppierungen zu einem mehrere tausend Mitgliedern umfassenden Verband zusammengeschlossen. In diesem Umfeld fühle ich mich nicht mehr wohl und so bleibe ich den Kongressen fern.

6 Das Köbberling Syndrom

Man soll öfter dasjenige untersuchen, was von den Menschen meist vergessen wird, wo sie nicht hinsehen und was so sehr als bekannt angenommen wird, dass es keiner Untersuchung mehr wert geachtet wird.
Georg Christoph Lichtenberg

6.1 Die Erstbeschreibung des Syndroms

Im Jahre 1971 wurde in der Medizinischen Universitätsklinik in Göttingen, in der ich seit dem Herbst 1968 als Assistenzarzt tätig war, eine 24-jährige Patientin aufgenommen, die mehrere Besonderheiten aufwies. Ihr Diabetes mellitus, der im jugendlichen Alter aufgetreten war, konnte nur mit sehr hohen Insulindosen und nur sehr unbefriedigend behandelt werden, ein Hinweis auf eine Insulinresistenz. Daneben bestand eine schwere Fettstoffwechselstörung, die nach den üblichen Klassifikationsschemata nicht eindeutig zugeordnet werden konnte. Bei der klinischen Untersuchung fiel eine normale Entwicklung des Unterhautfettgewebes im Gesicht und am Hals auf, auch ein normales und gut entwickeltes subkutanes Fettgewebe im Bereich des Stammes. An den oberen und unteren Extremitäten war dagegen keinerlei subkutanes Fett erkennbar, die Muskeln wirkten dadurch hypertroph. Außerdem wies die Patientin eine Akanthosis nigricans auf, eine leichte bräunliche Verfärbung der Haut in den Achselhöhlen, wie sie bei verschiedenen Syndromen mit Insulinresistenz vorkommt. Schon bei dieser ersten Untersuchung äußerte der Klinikchef Werner Creutzfeldt den Verdacht, dass es sich um eine bis dahin unbeschriebene Krankheitsentität handeln könnte. Er schlug vor, dass ich mich intensiv mit der Frage der möglichen Einordnung des Syndrome befassen solle. Auf einem Diabeteskongress haben wir schon im Jahr 1971 über diesen Fall vorgetragen [120].

Nach meiner vorangegangenen Tätigkeit in der Humangenetik lag es nahe, sich mit der Frage der Familiarität bzw. der möglichen Erblichkeit dieser Störung zu befassen. Bei der Erhebung der Familienanamnese ergab sich, dass die Mutter und eine von zwei Schwestern das gleiche körperliche Erscheinungsbild aufwiesen. Nur die Mutter hatte einen Diabetes, daneben aber keine anderen Stoffwechselstörungen. Unter der Annahme, dass es sich bei dem auffallenden Phänotyp um eine dominant erbliche Störung handeln könnte, haben wir über diese Familie im Jahre 1975 in der Zeitschrift Humangenetik berichtet [121].

Ausgehend von dieser Fallbeobachtung habe ich mich daraufhin intensiv in die Literatur zu Lipodystrophie-Syndromen eingearbeitet und versucht, eine nosologische Ordnung zu erkennen. Zufällig konnten wir an der Göttinger Universitätsklinik in dieser Zeit einen Fall einer partiellen Lipodystrophie vom nicht-genetischen Typ beobachten [122]. Noch vor dem Erscheinen der Publikation zu diesem Fall ist der Erstautor, Willi Reichel, während eines Urlaubs tragisch ums Leben gekommen.

https://doi.org/10.1515/9783110676594-006

Seine Tochter war am Atlantik von einer hohen Welle erwischt worden, und bei der Rettungsaktion für seine Tochter ist der Vater ertrunken.

Auf dem von mir organisierten internationalen Kongress zur Genetik des Diabetes in Göttingen habe ich ein Übersichtsreferat über die entsprechenden Syndrome gehalten, das in dem Kongressband abgedruckt ist [123]. Eindeutig war unsere Familie weder dem erblichen Berardinelli-Seip-Syndrom noch dem nicht erblichen Lawrence-Syndrom zuzuordnen, die beide mit einer generalisierten Lipodystrophie einhergehen. Auch die nicht erbliche progressive Lipodystrophie vom Typ Barraquer-Simon war auszuschließen. Eine phänotypische Verwandtschaft ergab sich aber zu den im Vorjahr beschriebenen Familien von Dunnigan, bei denen ebenfalls eine partielle Lipodystrophie der Extremitäten vorliegt, allerdings im Gegensatz zu der Göttinger Patientin zusätzlich mit fehlendem subkutanem Fettgewebe am Stamm.

Die junge Patientin aus der Göttinger Klinik wurde von uns in bestimmten Abständen weiter betreut, ohne dass wir mit irgendeinem der verschiedenen Therapieversuche einen wesentlichen Erfolg erzielen konnten. Sie ist leider einige Jahre später an den Folgen ihres Diabetes verstorben.

Im Jahre 1980 erhielt ich von der Laborleiterin der Universitätsfrauenklinik Göttingen, Annemarie König, einen Anruf, dass dort ein hochgradig lipämisches Serum zur Untersuchung gelangt sei, das von einer Patientin mit, wie sie sich ausdrückte, „Ihrem Syndrom" stammen solle. Erst durch diesen Zufall erfuhr ich, dass in dem Standardwerk von Bondy und Rosenberg „*Metabolic Control and Disease*" unter den Lipodystrophie-Syndromen das „Köbberling-Dunnigan-Syndrome" mit der Bezeichnung „*Familial Lipodystrophy of Limbs and Trunc*" eingeordnet war.

Die neu über die Frauenklinik in Göttingen erfasste Patientin hatte eine extreme Fettakkumulation im Gesicht, am Nacken und im Bereich der Vulva bei sonst vollständig fehlendem subkutanem Fettgewebe. Auch sie hatte einen leichten Diabetes, eine schwere Hyperlipoproteinämie und zusätzlich eine Hyperandrogenämie mit deutlich verstärkter Behaarung und Zyklusstörungen. Mit keinerlei Medikamenten oder diätetischen Maßnahmen ließen sich die Störungen des Fettstoffwechsels und des Hormonhaushaltes beeinflussen. Nach einigen Monaten kam es aber auf völlig unerklärliche Weise zu einer spontanen Besserung sowohl der Hyperlipoproteinämie als auch der Hyperandrogenämie und zum vorübergehenden Wiedereinsetzen eines Zyklus. Dieser Fall erinnerte insgesamt mehr an die von Dunnigan beschriebenen Patientinnen als an unsere anderen Göttinger Fälle [124].

Ich habe daraufhin noch im Jahr 1980 Matthew Dunnigan in Glasgow besucht und bei dieser Gelegenheit einige seiner Patienten persönlich untersuchen können. Dabei erfuhr ich, dass auch bei diesen schottischen Patientinnen ähnliche Phasen mit spontaner Remission vorgekommen sind.

Unsere neue Göttinger Patientin vom Typ Dunnigan berichtete, dass ihre Mutter ein ähnliches körperliches Erscheinungsbild aufwies wie sie selbst und im Alter von 40 Jahren an einem plötzlichen Herztod verstorben ist. Nach einer vorgelegten Fotografie hatte die verstorbene Mutter tatsächlich eine auffallende Ähnlichkeit mit ihrer

Tochter. Erkennbar war auf dem Foto eine ausgeprägte Fettentwicklung im Bereich des Kopfes bei völlig fehlendem Fett an den Extremitäten. Auch in diesem Fall muss also eine dominante Vererbung angenommen werden.

Die Patientin wies sehr auffallende EKG-Veränderungen auf, die im Zusammenhang mit der schweren Hyperlipidämie den Verdacht auf eine koronare Herzkrankheit aufkommen ließen. Wir haben deshalb eine Herzkatheteruntersuchung durchführen lassen, wobei zu unserer Überraschung völlig unauffällige Koronargefäße gefunden wurden. Kurze Zeit später entwickelte die Patientin Zeichen einer progressiven dilatativen Kardiomyopathie mit Störung im Reizleitungssystem. Im Alter von 40 Jahren, genau wie ihre Mutter, verstarb sie an einem plötzlichen Herztod. Bei der Autopsie wurde als Ursache eine schwere Kardiomyopathie verifiziert. Bedauerlicherweise war die Patientin in Berlin verstorben, und wir haben erst einige Zeit später von dem Ereignis gehört.

In den folgenden Jahren haben wir in Göttingen noch zwei weitere Familien mit familiärer partieller Lipodystrophie beobachtet. Auch in der Literatur konnten mehrere Familien mit Köbberling-Dunnigan-Syndrom ausfindig gemacht werden. Im Jahre 1986 habe ich dann noch einmal zusammen mit Dunnigan eine Übersichtsarbeit über die partielle familiäre Lipodystrophie verfasst [125]. Wir hatten in allen von uns beobachteten und in der Literatur beschriebenen Familien lediglich weibliche Betroffene gefunden und daher den Verdacht geäußert, dass es sich um ein X-chromosomales Syndrom mit Letalfaktor im hemizygoten Zustand handeln könnte. Diese Annahme war falsch, inzwischen ist eindeutig klar, dass es sich um ein autosomal dominant erbliches Syndrom handelt.

Die familiäre partielle Lipodystrophie mit dominantem Erbgang hatte unter ihrem ursprünglichen Eponym „Köbberling-Dunnigan Syndrom" zunehmend Eingang in die wissenschaftliche Literatur gefunden und ist auch in dem deutschen Standardwerk von Leiber über „Die klinischen Syndrome" sowie in analogen englischsprachigen Textbüchern gelistet.

6.2 Die genetische Analyse

Ende der 90er Jahre wurde bei Patienten mit familiärer partieller Lipodystrophie das zugrunde liegende Gen identifiziert. Es befindet sich auf dem Chromosom 1 (1q21). An dieser Stelle wird das sog. LMNA (Lamin A/C) Gen kodiert. Bei dem Lamin handelt es sich um ein Kernmantelprotein, dessen Funktion noch nicht eindeutig geklärt ist. Völlig unklar bleibt aber vor allem, wie der Zusammenhang zwischen der Laminopathie und der Lipodystrophie zu erklären ist.

Im Jahre 2000 hat Shackelton 14 Familien mit partieller Lipodystrophie publiziert, bei denen er im Exon 8 des Lamin-Gens unterschiedliche Punktmutationen gefunden hat. Interessant ist, dass andere Punktmutationen desselben Exons bei Familien mit dilatativer Kardiomyopathie beschrieben wurden. Ein gemeinsames Auftreten beider auf LMNA-Mutanten beruhenden Störungen, dilatative Kardiomyopathie und partielle Lipodystrophie, wie es bei unserer Patientin vorkam, wurde sonst bisher nicht beschrieben. Wir hatten großes Interesse, dieses offenbar pleiotrope Gen zu identifizieren. Hartmut Schmidt von der Charité Berlin (jetzt Universität Münster) hat sich große Mühe gegeben, aus den Paraphinblöcken, die im Rahmen der Obduktion sichergestellt waren, noch eine Analyse vorzunehmen, leider ohne Erfolg. Weiteres genetisches Material konnte auch nach intensiver Suche nicht mehr gefunden werden.

Die interessante Frage, welche molekularen Zusammenhänge zwischen Lamin A/C und cytoplasmatischen Proteinen in Fettzellen bestehen, konnte bisher nicht geklärt werden. Wir wissen noch nicht einmal, welche speziellen Funktionen der Adipozyten zu untersuchen sind. Der pathophysiologische Defekt bei der partiellen Lipodystrophie könnte die Proliferation von Präadipozyten betreffen, die Adipozytendifferenzierung, die Regulation eines programmierten Zelltodes oder irgendwelche anderen metabolischen Veränderungen. Geklärt werden muss auch noch, warum sich diese Veränderungen jeweils nur auf bestimmte Körperregionen beziehen und wie der regionale Adipozytenverlust mit Insulinresistenz und der Hyperandrogenämie zusammenhängt. Ungeklärt ist ferner, wie die spontane Variation der therapeutisch wenig zu beeinflussenden Stoffwechselveränderung zu erklären ist. Hier besteht noch reichlich Forschungsbedarf, wobei die berechtigte Hoffnung besteht, dass Forschungsergebnisse auf diesem Gebiet auch zum Erkenntnisgewinn über andere Fettstoffwechselerkrankungen beitragen können.

Hartmut Schmidt hat mehrfach Kleinkonferenzen zum Thema der familiären partiellen Lipodystrophie mit internationaler Beteiligung zusammengerufen, bei denen ich auch unsere Fälle präsentieren konnte. Ein solches Symposium fand auch anlässlich des von mir selbst organisierten vierten Kongresses der Europäischen Gesellschaft für Innere Medizin im Jahr 2003 in Berlin statt.

Schon seit längerer Zeit wurde diskutiert, ob es sich bei den ursprünglich von Dunnigan und den von uns beschriebenen Fällen um das gleiche Syndrom in unterschiedlicher Ausprägung oder um zwei ähnliche, aber zu unterscheidende Syndrome handelt. Diese Frage scheint nun auf der Basis der genetischen Analysen geklärt zu sein, denn in den Fällen mit nur auf die Extremitäten beschränktem Fehlen von subkutanem Fett wurden die Mutationen am LMNA-Gen nicht gefunden.

In der großen medizinischen Datenbank mit Namen UptoDate wird jetzt das „Kobberling syndrome" unter der Bezeichnung „familial partial lipodystrophy type 1" geführt. In einer Arbeit mit dem Titel „Köbberling type of familial partial lipodystrophy: an underrecognized syndrome" werden 13 Betroffene mit der charakteristischen phänotypischen Variante beschrieben, ausschließlich Frauen, die auch die typischen metabolischen Veränderungen aufwiesen. In keinem Fall fand sich eine Mutation im LMNA-Gen. Die neue Bezeichnungsweise findet sich inzwischen regelmäßig in wissenschaftlichen Publikationen wieder, z. B. in einer Arbeit von Felix Aberer und Mitarbeitern aus dem Jahr 2019 über „Seltene Formen einer Insulinresistenz: Das Köbberling-Syndrom".

Unter der Bezeichnung familiäre partielle Lipodystrophie befinden sich also zwei genetisch unterschiedliche Entitäten. Die gültige Bezeichnungsweise lautet heute „Familiäre partielle Lipodystrophie Typ 1, Köbberling Syndrom", kurz FPLD1. Entsprechend werden die Fälle mit dem beschriebenen Defekt am LMNA-Gen als „Familiäre partielle Lipodystrophie Typ 2, Dunnigan Syndrom" (FPLD2), bezeichnet.

So schön es ist, ein mit dem eigenen Namen versehenes Syndrom in die Welt gesetzt zu haben, und so sehr man sich jedes Mal freut, wenn das Syndrom in Publikationen oder Vorträgen erwähnt wird, fragt man sich doch immer wieder, welches „Verdienst" dieser Ehrung zugrunde liegt. Der eigene wissenschaftliche Beitrag lag in diesem Fall in der kritischen Analyse der Literatur und der nosologischen Bearbeitung der verschiedenen Lipodystrophie-Syndrome. Wichtig war dabei, sich nicht mit der Beobachtung einer auffallenden Erscheinung, die sich nicht auf Anhieb in ein bekanntes Muster einordnen ließ, zufrieden zu geben, sondern solange suchend in die Tiefe zu gehen, bis klar wurde, dass tatsächlich dieses Erscheinungsbild in der Literatur nicht bekannt war. Dass dabei eine bisher nicht als Krankheitseinheit beschriebene Entität gefunden wurde, muss als ein Glücksfall bezeichnet werden.

Die wissenschaftliche Leistung, die zur Namensgebung „Köbberling Syndrom" geführt hat, bestand nicht in Analysen zur Pathophysiologie, sondern allein in einer ausführlichen Erstbeschreibung des Symtomkomplexes und der nosologischen Einordnung unter die verschiedenen Lipodystrophiesyndrome.

Viele Kollegen haben sich später mit hohem wissenschaftlichen Aufwand an der Erforschung dieser Störung beteiligt, ohne an der Ehre der Namensgebung teilhaben zu können. Dies mag man als Ungerechtigkeit empfinden, unterliegt aber den Regeln des „Spiels". Die Rezeption einer Erstbeschreibung in der wissenschaftlichen Welt und die entsprechende Namensgebung sind nicht steuerbar. Selbst würde man nicht auf die Idee kommen, eine Krankheitseinheit, auch wenn sie bisher nicht beschrieben war, nach sich selbst zu benennen. Man wird aber auch nicht gefragt, wenn jemand anderes bei der systematischen Auflistung von Krankheiten den Namen verwenden möchte. Es ist schließlich auch nicht vorhersehbar, ob sich der Name langfristig in der wissenschaftlichen Welt durchsetzen wird. Häufig ist später nicht mehr zu rekonstruieren, wann die Bezeichnung erstmals aufgetaucht ist. Ich selbst habe ja erst durch einen Zufall von der Bezeichnung „Köbberling-Dunnigan-Syndrom" erfahren, als diese bereits in ein sehr verbreitetes Standardwerk über Stoffwechselerkrankungen Eingang gefunden hatte.

Es hat mich sehr unangenehm berührt, als Werner Creutzfeldt in einer Laudatio über mich anlässlich des von mir organisierten Internistenkongresses im Jahr 1997 öffentlich sein Bedauern darüber geäußert hat, dass in der Bezeichnung des Syndroms nicht auch sein Name auftaucht. Seinen Anteil am Zusammenkommen der

Erstbeschreibung des Syndroms habe ich nie verschwiegen, aber ich hätte zu keinem Zeitpunkt die Möglichkeit gehabt, Einfluss auf die Namensgebung zu nehmen.

6.3 Begegnungen mit Namensgebern anderer Syndrome

Mehrfach bin ich im Laufe der Jahre Namensgebern berühmter Syndrome in der Endokrinologie begegnet, jeweils zu einem Zeitpunkt, als der Name des Syndroms sich bereits fest etabliert und gewissermaßen verselbstständigt hatte. Bei der Nennung eines solchen Syndroms wird kaum je an eine dahinterstehende Person gedacht.

Sheehan

Im Jahre 1979 war ich zu einem internationalen Kongress über *„Diabetes and Obesity"* in Marseille eingeladen, um einen Vortrag über den Zusammenhang von Fettsucht und Erblichkeit bei der Entstehung des Diabetes mellitus zu halten [126]. Bei einer festlichen Abendveranstaltung während des Kongresses saß ein älterer Herr bei uns am Tisch, der sich mit dem Namen Sheehan vorstellte. Auf meine Frage, ob er irgendetwas mit dem Namensgeber des bekannten Sheehan-Syndroms zu tun habe, gab er zu erkennen, dass er selbst dieser H. L. Sheehan sei. Das Sheehan-Syndrom ist jedem Mediziner so bekannt, dass unweigerlich auf eine Erstbeschreibung in grauer Vorzeit, vermutlich im 19. Jahrhundert geschlossen wird. Bei vielen solchen gängigen Syndrombezeichnungen verschmelzen Name und Krankheit zu einer Einheit, und die dahinterstehende Person, meist der Autor der Erstbeschreibung, gerät in Vergessenheit.

Das Sheehan-Syndrom war aber tatsächlich erst im Jahre 1937 von jenem Harold L. Sheehan beschrieben worden, mit dem wir einen netten Abend in fröhlicher Runde verbracht haben. Der Titel seiner Originalarbeit lautete *„Post-partum necrosis of the anterior pituitary"*.

Im Jahre 1982 wurde Annemarie König, Leiterin der Abteilung für klinische und experimentelle Endokrinologie der Universitätsfrauenklinik Göttingen, pensioniert. Für eine Abschiedsfeier dieser mir wissenschaftlich nahestehenden Kollegin konnte ich Sheehan aus Liverpool zu einem Festvortrag über *„Some aspects of hypopituitarismen"* gewinnen. Auf dem Plakat für diese Veranstaltung haben wir die genannte Originalarbeit über das Sheehan-Syndrom zitiert und neben den zwölf Einzelabbildungen der von Sheehan beschriebenen Hypophysen die Zusammenfassung der Arbeit nachgedruckt. Als ich Sheehan in Göttingen bat, mir dieses Plakat zu signieren, bestand er darauf, zunächst eine Korrektur vornehmen zu dürfen. Anhand der zwölf Fälle war von dem Pathologen Sheehan die Nekrose im Hypophysenvorderlappen beschrieben worden, die offenbar nicht selten bei Frauen beobachtet wird, die unter oder bald nach der Geburt verstorben sind. Er beschrieb, dass die Frauen in der Regel einen Kollaps nach starker Blutung erlitten hatten. Häufig sei auch eine Sepsis aufgetreten, die aber wohl nicht ätiologisch von Bedeutung sei. Sheehan hatte dann in der Zusammenfassung geschrieben, dass die Nekrose im Hypophysenvorderlappen nicht Folge einer Embolie sei, woraus er gefolgert hat, dass eine Thrombose der Hypophysengefäße vorliegen müsse. Diese indirekte Beweisführung, keine Embolie – deshalb Thrombose, war offenbar, wie Sheehan später feststellte, voreilig.

Sheehan fühlte sich so sehr der Wissenschaft verpflichtet, dass er auch 45 Jahre nach seiner Erstbeschreibung das Plakat erst signieren wollte, nachdem er eigenhändig das Wort Thrombose durchgestrichen hatte. Dieses Plakat mit der handschriftlichen Korrektur und der Signatur von H. L. Sheehan hängt bis heute über meinem Schreibtisch. Es ist ein Beispiel für die Größe eines Wissenschaftlers, der offen zu erkennen gibt, dass auch in einer so bahnbrechenden Arbeit wie der Erstbeschreibung des Sheehan-Syndroms Fehler vorkommen können, die offengelegt werden müssen.

Ein Jahr später hatte mich Sheehan nach Liverpool eingeladen, um in der dortigen medizinischen Gesellschaft einen Vortrag über die Genetik des Diabetes zu halten. Ich durfte in seinem Privathaus wohnen, einer weitläufig angelegten Villa mit großen Räumen und sehr altertümlicher Einrichtung.

Unvergesslich ist mir der humorvolle Ausspruch von Sheehan, dass er ja ein sehr schönes Syndrom beschrieben habe, dass die Gynäkologen dies aber dadurch torpedierten, dass sie einfach zu gut geworden seien. Tatsächlich bekommen wir heute kaum noch Hypophyseninsuffizienzen als Folge von Geburtskomplikationen zu sehen.

Conn

Jedem Mediziner ist das Conn-Syndrom, ein gutartiger Tumor der Nebennierenrinde mit erhöhter Aldosteron-Produktion, als eine der speziellen Ursachen des Bluthochdrucks bekannt. Auch hier ist die Bezeichnung so geläufig, dass kaum nach einer Person hinter diesem Namen gefragt wird, schon gar nicht nach einer noch lebenden Person. Umso überraschter war ich, als ich 1973 nach meinem Eintreffen als Research Fellow in der Universitätsklinik Ann Arbor, Michigan, gefragt wurde, ob ich gleich Herrn Conn vorgestellt werden möchte. Erst auf Rückfrage erfuhr ich, dass es sich tatsächlich um den berühmten Jerome Conn, den Erstbeschreiber des Syndroms, handelte.

Die kurze Begegnung war nicht sehr beeindruckend. Mir fiel aber ein für amerikanische Verhältnisse ganz ungewöhnliches hierarchisches Gehabe auf. Sogar Stefan Fajans, der mich nach Ann Arbor eingeladen hatte, und der selbst schon damals ein international bekannter Forscher war, verging in Ehrfurcht, wenn von Conn die Rede war, allerdings in durchaus kritischer Ehrfurcht. Conn war zu diesem Zeitpunkt offiziell schon emeritiert und verbrachte die Hälfte seiner Zeit in Florida, übte aber weiterhin wie selbstverständlich die Rolle des großen Klinikchefs aus.

Laron

Nicht ganz so bekannt wie das Sheehan-Syndrom oder das Conn-Syndrom sind die sogenannten Laron-Zwerge. Diese sehr kleinwüchsigen Menschen sehen aus wie die viel häufigeren Wachstumshormonmangel-Zwerge, haben aber normale, meist sogar hohe Wachstumshormonwerte. Der Krankheit liegt ein genetischer Rezeptordefekt für dieses Hormon zu Grunde. Unter pathophysiologischen Gesichtspunkten ist dieses Syndrom, das von Zvi Laron, einem israelischen Endokrinologen, erstmals beschrieben wurde, äußerst interessant.

Erneut war es überraschend, was für ein „normaler" Mensch hinter dieser bedeutenden Entdeckung steht. Auf einem Diabetes-Kongress in Jerusalem im Jahre 1974 haben meine Frau Gertrud und ich Zvi Laron kennengelernt. Gemeinsam mit dem Berliner Ehepaar Gutsche, das Herrn Laron schon von früheren Gelegenheiten her kannte, haben wir unter der sachkundigen Führung von Laron einen ganzen Tag lang Jerusalem mit den wichtigsten Attraktionen besichtigt, auch solche Stätten, die normalerweise von Touristen nicht aufgesucht werden. Laron war dabei von einer geradezu umwerfenden Liebenswürdigkeit. Auch bei einem späteren Kongress haben wir Laron noch einmal getroffen und einige Zeit mit ihm verbracht. Leider ist der persönliche Kontakt danach abgebrochen.

Becker

Wie im Kapitel „Humangenetik" beschrieben, habe ich mehrere Jahre lang eng mit Emil Becker zusammengearbeitet, dem Erstbeschreiber und Namensgeber der Muskeldystrophie Typ Becker. Er war in mancher Hinsicht prägend für meinen wissenschaftlichen Werdegang.

7 Diagnoseevaluierung

Zweifel muss nichts anderes sein als Wachsamkeit
Georg Christoph Lichtenberg

7.1 Die Bedeutung der „Blindheit"

Zu Beginn meiner wissenschaftlichen Tätigkeit war mir die Bedeutung des Gebots der „Blindheit" bei Studien oder bei der Bewertung von Diagnoseverfahren noch nicht geläufig, und ich habe, zumindest unterschwellig, einmal dagegen verstoßen. Meine Doktorarbeit bei Klaus Hinrichsen bezog sich auf die Frage, ob die sogenannten Drumsticks, die sich als geschlechtsspezifisches Merkmal an den neutrophilen Granulozyten von Frauen befinden, eine homologe Struktur zu sonstigen intranukleären Chromatinverdichtungen darstellen, die als Sex-Chromatin bezeichnet werden und aus kondensiertem Material des X-Chromosoms bestehen. Dabei tauchte die Frage auf, ob sich in den neutrophilen Granulozyten unter den dort mehrfach auftretenden Chromatinverdichtungen ein solches Sex-Chromatin befindet. Wenn diese Hypothese richtig ist, müssten Frauen durchschnittlich mehr solcher Chromatinverdichtungen in den neutrophilen Granulozyten aufweisen als Männer. Ich hatte hierfür eine Technik entwickelt, bei der die Blutzellen nicht ausgestrichen werden, so dass die Ausstülpungen im Sinne eines Drumstick nicht entstehen. In mehreren Blutbildern von Männern und Frauen sollten nun die intranukleären Chromatinverdichtungen ausgezählt werden. Die ersten Auszählungen von Blutausstrichen männlicher und weiblicher Probanden wurden offen durchgeführt und erbrachten eindeutige Ergebnisse. In den Leukozyten Weiblicher Personen fanden sich statisch deutlich mehr Chromatinkörper als bei männlichen Personen. Damals war das Gebot der Blindheit bei wissenschaftlichen Untersuchungen noch kaum verbreitet, und die Auszählungen wären üblicherweise offen erfolgt. Wir hatten aber trotzdem für eine weitere Auszählung eine Art „Verblindung" vorgenommen, indem die Identifizierungen der einzelnen Objektträger mit einem Tesafilmstreifen überklebt wurden. So ganz sicher war diese Verblindung aber nicht, denn bei sorgfältigem Hinschauen waren die Nummern und damit die Zuordnungen zum männlichen oder weiblichen Geschlecht zumindest zum Teil erkennbar.

Ich habe dann die Zählungen nach bestem Wissen und Gewissen vorgenommen, „sicherheitshalber" aber doch ab und zu nachgeschaut, ob es sich um Blutausstriche von Männern oder Frauen handelte. Das Ergebnis der Auszählungen passte zu den Erwartungen, und ich bin eigentlich sicher, dass die Auswertung korrekt war. Es ist aber prinzipiell nicht nachträglich feststellbar, ob ich möglicherweise einem kleinen Bias aufgesessen war, denn es unterliegt einer gewissen Ermessensentscheidung, welche Chromatinkörper im Sinne dieser Untersuchungen als typisch anzusehen sind. Auch wenn ich nicht an der Richtigkeit der damaligen Ergebnissen zweifeln

https://doi.org/10.1515/9783110676594-007

möchte, habe ich mich doch um das „Vergnügen" gebracht, ein wissenschaftliches Ergebnis unter Ausschluss aller denkbaren Bias-Möglichkeiten zu gewinnen.

Zu den grundlegenden Anforderungen an wissenschaftlich korrekte diagnostische oder therapeutischen Studien gehört die Verblindung. Bei einer Verletzung des Gebotes der „Blindheit" lässt sich nicht nachträglich feststellen, ob und in welchem Ausmaß Verfälschungen der Ergebnisse eingetreten sind.

Sehr oft habe ich später an diese kleine „Mogelei" gedacht, und ich würde nachträglich zu gerne wissen, wie groß der Bias damals wirklich war.

7.2 Der Chlorpropamid-Alkohol-Flush-Test

Welches Ausmaß Verfälschungen durch eine nicht blinde Auswertung von Versuchsergebnissen verursachen können, insbesondere wenn dem Versuch ein „Konzept" mit einer Erwartung zugrunde liegt, wurde sehr deutlich anhand eigener Erfahrungen mit dem „Chlorpropamid-Alkohol-Flush-Test".

Mitte der 70er Jahre tauchte ein etwas merkwürdiger Test in der Diabetologie auf, der sogenannte Chlorpropamid-Alkohol-Flush-Test. David Pyke aus London hatte beobachtet, dass viele mit Chlorpropamid (ein vorwiegend in England benutztes Sulfonyl-Harnstoff-Präparat zur Blutzuckersenkung) behandelte Diabetiker schon auf kleine Dosen von Alkohol, etwa ein Glas Sherry, eine spürbare Wärme und sichtbare Rötung im Gesicht entwickelten, die als Flush-Reaktion bezeichnet wurde. Immer wieder schien sich zu bestätigen, dass ein solcher Flush fast nur bei Typ-2-Diabetikern auftritt. Dabei sollte die Flush-Reaktion mit einem Diabetes mit guter Prognose bezüglich der Entwicklung von Spätkomplikationen assoziiert sein. Typ 1-Diabetiker sollten in aller Regel Flush-negativ sein, so dass sich dies als Test zur Differenzierung zwischen den beiden Diabetes-Formen eignen könnte. Bei vielen Kollegen, unsere eigene Arbeitsgruppe eingeschlossen, fand sich immer wieder eine Bestätigung der Beobachtungen von Pyke.

Im September 1979 hat Pyke die Claude-Bernard-Medaille der Europäischen Diabetes-Gesellschaft erhalten und in Wien zu diesem Thema einen brillanten Vortrag gehalten, der auch in einer der renommiertesten diabetologischen Zeitschriften abgedruckt wurde. Dieser rhetorisch hervorragende Vortrag wurde mit langanhaltenden stehenden Ovationen bedacht. Pyke war es gelungen, über die Flush-Reaktion, die über Enkephaline mediiert sein sollte, eine große Brücke zu Claude Bernard zu schlagen und hieraus bestechende Hypothesen zur Pathogenese des Typ-2-Diabetes abzuleiten. Alles war sehr überzeugend und schien gut belegt zu sein.

Wenig später kamen bei uns in Göttingen aber trotzdem gewisse Zweifel auf, und wir fingen an, den Test doppelblind durchzuführen. Wichtig war dabei vor allem, dass der Untersucher nicht wusste, um welchen Typ des Diabetes es sich bei den Probanden handelte. Plötzlich wurden keinerlei Assoziationen mehr beobachtet [127,128]. Ich entsinne mich noch deutlich, wie wir uns damals immer wieder fragten, ob wir es angesichts der inzwischen erschienenen immensen Primär- und Sekundärliteratur zu diesem Thema überhaupt wagen könnten, derartige Ergebnisse zu publizieren. Unvergessen ist auch, welcher Unwille, ja welche geradezu ärgerliche Reaktion ausgelöst wurde, als wir zum ersten Mal im klinikinternen Kolloquium über die negativen Ergebnisse berichteten. Noch ganz unter dem Eindruck des erst wenige Wochen alten epochalen Festvortrages aus Wien wurde uns von Werner Creutzfeldt eine unangemessene jugendliche Lust am Widerspruch unterstellt. Wir lagen aber richtig. Inzwischen spricht niemand mehr vom Flush-Test, der allenfalls noch als kurioses Ereignis in der Geschichte der Diabetologie bekannt ist.

Seit dem überraschenden Ergebnis mit dem Chlorpropamid-Alkohol-Flush-Test habe ich mich oft gefragt, wie solche Täuschungen, die ja nichts mit Betrug zu tun haben, zustande kommen können. Bei der Testbewertung gab es zwei Zuordnungen, Typ 1- oder Typ 2-Diabetes bzw. Flush-positiv oder Flush-negativ, die beide einen gewissen Ermessensspielraum zuließen. Minimale, vom Versuchsleiter kaum wahrgenommene, Verschiebungen sind bei so etwas nie auszuschließen, etwa ein Flush-positiver Typ 1-Diabetiker wird als Typ 2 gewertet, ein Flush-negativer fälschlich als Typ 1, ein Flush bei einem Typ 1-Diabetiker als Nicht-Flush oder ein Nicht-Flush bei einem Typ 2 als Flush. Solche kleinen unbewussten Verschiebungen in Richtung auf das zu erwartende Ergebnis können sich leicht aufaddieren und dadurch, selbst wenn sie einzeln betrachtet kaum von Bedeutung sind, ein Ergebnis auf den Kopf stellen. Weil man selbst diese unbewusst vorgenommenen Verschiebungen in der Regel nicht bemerkt, muss eben uneingeschränkt gefordert werden, dass die Testbeurteilung blind zu erfolgen hat. Wer sich der Wissenschaft verpflichtet fühlt, kann deshalb bei der Evaluierung und der Durchführung von Tests nicht auf eine blinde Auswertung verzichten.

7.3 Das Bayes'sche Theorem

Schon während der Auswertungen des umfangreichen Materials zur Genetik des Diabetes hatte ich mich mit intensiv Fragen der Methodik der klinischen Forschung befasst. Hierzu zählen nicht nur die klassischen statistischen Auswertmethoden, sondern auch verschiedene Phänomene, die bei Nicht-Beachtung zu Verfälschungen, Bias genannt, führen können.

Anfang der 80er Jahre stieß ich auf das Buch von Galen und Gambino über „Norm und Normabweichungen klinischer Daten – Der prädiktive Wert und die Effizienz von medizinischen Diagnosen", das später für einige Jahre ein viel zitierter Klassiker wurde. Es kam mir fast wie eine „Erleuchtung" vor, als ich zum ersten Mal vom Bayes'schen Theorem hörte und begriff, wie sehr der prädiktive Wert von Laboruntersuchungen bzw., allgemein ausgedrückt, von klinischen Tests von der Prävalenz abhängt. Das bedeutet, dass Sensitivität und Spezifität allein für den klinischen Wert von diagnostischen Untersuchungen wenig aussagen. Außerdem habe ich zu meinem Entsetzen festgestellt, dass ich in einer kurz zuvor publizierten Arbeit über die Wertigkeit des oralen Glukosetoleranztests [67] die Spezifität mit dem prädiktiven Wert verwechselt hatte. Weder den Referenten noch irgendeinem der Leser der Zeitschrift war aber der Fehler aufgefallen.

Ich habe dann im Jahre 1982 eine Arbeit zum prädiktiven Wert diagnostischer Maßnahmen verfasst, in der ich anhand von fünf plausiblen Beispielen aus der praktischen Medizin die Zusammenhänge zwischen Prävalenz, Sensitivität, Spezifität und prädiktivem Wert erläutert habe. Statt der umfangreichen Tabellen, die Galen und Gambino in ihrem Buch veröffentlicht hatten, habe ich die Zusammenhänge graphisch dargestellt. Diese kleine Übersicht wurde in der Deutschen Medizinischen Wochenschrift publiziert [129], und ich wurde viele lange Jahre lang sehr häufig auf diese Arbeit angesprochen, die offensichtlich bei vielen anderen Kollegen erstmals dazu geführt hatte, die zugrunde liegenden Zusammenhänge zu verstehen. Dies stellte allerdings keine wissenschaftliche Originalarbeit im engeren Sinne dar, so dass sich damit auch kaum wissenschaftliche Meriten gewinnen ließen. Ich weiß noch genau, wie Heinrich Kreuzer, unser damaliger kardiologischer Ordinarius an der Göttinger Klinik, etwas herablassend zu mir sagte, „solche Arbeiten schreibt man eigentlich nur im Alter".

Schon in dieser ersten Arbeit habe ich deutlich gemacht, wie gering die Eignung auch sehr guter Testverfahren bei einem Einsatz für ein Massenscreening bei Gesunden sein kann. Der Test auf Phenylketonurie bei Neugeborenen hat eine Sensitivität von praktisch 100 % und eine Spezifität von 99,95 %, insgesamt also unüberbietbar gute Testparameter. Trotzdem beträgt der prädiktive Wert eines positiven Tests nur ca. 17 %, d. h., dass fünf bis sechs Mal so viele falsch positive wie richtig positive Tests zu erwarten sind.

Später habe ich einmal in einem Laienvortrag im Wuppertaler Rotary-Club versucht, die Denkweise von den bedingten Wahrscheinlichkeiten zu erläutern, die auf den englischen Mathematiker und Pfarrer Thomas Bayes zurückzuführen ist. Dazu habe ich ein zu Wuppertal passendes Beispiel ersonnen. Kurz zusammengefasst, lautete die Botschaft folgendermaßen:

„Wenn wir einmal annehmen, dass in Deutschland 80 % aller Frauen aber nur 20 % aller Männer ein Parfüm benutzen, dann können wir die Ausstrahlung von Parfümgeruch als einen mäßig zuverlässigen Test für weibliches Geschlecht auffassen. Wenn ich mich nun mit geschlossenen Augen in die Schwebebahn setze und neben mir jemand nach Parfüm riecht, dann handelt es sich mit einer Wahrscheinlichkeit von 80 % um eine Frau. Dies lässt sich aber nur deshalb annehmen, weil etwa gleich viele Männer und Frauen mit der Schwebebahn fahren. Aus der Prätest-Wahrscheinlichkeit von 50 % wird eine Posttest-Wahrscheinlichkeit von 80 %. Wenn ich, wiederum mit geschlossenen Augen, bei einer Rotary-Sitzung Platz nehme und feststelle, dass jemand neben mir nach Parfüm riecht, würde ich dagegen kaum mit einer derartigen Wahrscheinlichkeit annehmen, dass hier eine Frau sitzt, – jedenfalls sicher nicht in dem traditionsbewussten Wuppertaler Club ohne weibliche Mitglieder, in dem nur gelegentlich eine Frau als

Gast auftaucht. Die Nase als Testmethode für die Nähe eines weiblichen Wesens mag also in der Schwebebahn zu akzeptablen Wahrscheinlichkeiten führen, vier richtig positiven Testergebnissen steht nur ein falsch positives Ergebnis gegenüber. Die gleiche Methode muss dagegen beim Rotary-Treffen vollständig versagen. Der Grund hierfür liegt in der sehr viel geringeren Prätest-Wahrscheinlichkeit. Wenn unter 40 Rotariern pro Sitzung durchschnittlich viermal im Jahr eine Frau als Gast erscheint, dann beträgt die Prätest-Wahrscheinlichkeit 0,2 %. Mit der Bayes'schen Formel lässt sich errechnen, dass die Posttest-Wahrscheinlichkeit bei positivem Test, also bei Parfümgeruch, dann nur knapp 1 % beträgt. Jedem richtig positiven Testergebnis stehen also etwa 99 falsch positive Testergebnisse gegenüber. Bei Nichtbeachtung der Bayes'schen Erkenntnisse über die bedingten Häufigkeiten würden wir also zu gravierenden Fehleinschätzungen kommen, wenn wir die Erfahrungen aus der Schwebebahn einfach auf die Rotary-Sitzung übertragen."

Aus diesen Erörterungen wird sofort klar, dass bei sehr niedrigen Ausgangswahrscheinlichkeiten auch hervorragende Tests häufig nur mäßig zuverlässige Posttest-Wahrscheinlichkeiten ergeben, d. h., dass das Verhältnis von richtig positiven zu falsch positiven Testergebnissen sehr ungünstig wird. Dies ist genau die Situation bei Screening-Untersuchungen. Screening bedeutet ja Anwendung diagnostischer Tests bei Gesunden, z. B. um zu prüfen, ob vielleicht doch eine unerkannte Erkrankung vorliegt. Fast immer ist in solchen Fällen die Ausgangswahrscheinlichkeit für das Vorliegen der gesuchten Erkrankung sehr niedrig und auch bei positivem Testergebnis wird daher nur mit relativ niedriger Wahrscheinlichkeit die Erkrankung tatsächlich vorliegen. Die Häufigkeit falsch positiver Tests nimmt mit abnehmender Ausgangswahrscheinlichkeit drastisch zu.

Screening-Untersuchungen führen deshalb nur bei Tests mit extrem guten Diskriminierungseigenschaften (Sensitivität und Spezifität) zu brauchbaren Ergebnissen. Wenn 99 % aller Frauen, aber nur 1 % aller Männer Parfüm verwenden würden, wären die Testparameter unseres Riechtests extrem günstig, viel günstiger als bei den meisten Tests in der Medizin. Trotzdem würde die Anwendung des Tests bei einem Rotary-Treffen noch zu wesentlich mehr falsch positiven als richtig positiven Ergebnissen führen.

Bis heute muss in der Medizin immer wieder die Erfahrung gemacht werden, dass Tests, die sich in der klinischen Anwendung als brauchbar erwiesen hatten und die dann später für Screening-Verfahren umfunktioniert wurden, sich für diese Situation als völlig unbrauchbar erweisen, weil durch eine unangemessen hohe Rate falsch positiver Testergebnisse der diagnostische Wert sehr gering wird.

Für alle diagnostischen Maßnahmen gilt, dass sich ohne Beachtung der Grundsätze des Bayes' schen Theorems (Berücksichtigung der a priori Wahrscheinlichkeit) im Einzelfall keine brauchbaren diagnostischen Aussagen treffen lassen. Dies gilt auch für gut untersuchte Tests mit hoher Trennschärfe.

7.4 Der Hämoccult-Test

In den 80er und 90er Jahren habe ich mehrere Doktorarbeiten vergeben, die sich mit der Evaluation diagnostischer Maßnahmen befassten. Ein herausragender Doktorand war Jürgen Windeler, der die Aufgabe hatte, den diagnostischen Wert des Hämoccult-Tests anhand der publizierten Literatur und unter kritischer Würdigung von Prävalenz und prädiktiven Werten zu analysieren. Kurz zusammengefasst hatte Windeler ermittelt, dass die Sensitivität des Tests bei etwa 50 % liegt, der prädiktive Wert bei etwa 5 %. Die Ergebnisse seiner Doktorarbeit sind in Form einer Monographie im Thieme Verlag erschienen [130] und waren Grundlage für mehrere Nachfolgerarbeiten gemeinsam mit Windeler [131–136]. Unsere Ergebnisse haben schließlich auch Eingang in ein Handbuch über Labordiagnostik gefunden [137].

Jürgen Windeler, der nicht nur ein kluger analytischer Geist, sondern auch ein hervorragender Kliniker ist, hat nach seinem Examen noch einige Jahre in unserer Klinik gearbeitet, bevor er sich dann ganz der Biometrie zugewandt hat. Er hat sich in Bochum habilitiert, war dann Oberassistent in Heidelberg und ist schließlich stellvertretender Geschäftsführer und Leiter der medizinischen Abteilung beim Spitzenverband der Krankenkassen geworden. Bis heute ist er unter den Biometrikern eine anerkannte Instanz, wenn es um die Beurteilung der Methodik klinischer Forschung geht. Seit 2010 bekleidet er eines der wichtigsten Ämter der Gesundheitspolitik, die Leitung des Instituts für Qualität und Wirtschaftlichkeit im Gesundheitswesen (IQWiG).

In der deutschsprachigen Literatur gab es in den Folgejahren heftige Kritik an unseren Stellungnahmen zum Hämoccult-Test, aber in keiner Arbeit wurde uns ein Fehler bei der Literaturanalyse oder den darauf aufbauenden Berechnungen nachgewiesen [138]. Die Art der allein emotionalen und nicht von wissenschaftlichen Argumenten getragenen Argumentation hat uns sehr berührt und wir haben über die Argumentationsstrukturen schließlich sogar eine Analyse verfasst und publiziert [139].

Am stärksten berührten uns Vorwürfe im Sinne ethischer Verantwortungslosigkeit, da wir ja möglicherweise Patienten von einem angeblich lebensrettenden Test abhalten. Schließlich sei die Häufigkeit der Dickdarmkarzinome durch die Einführung des Hämoccult-Tests bereits deutlich zurückgegangen. Zu dieser Behauptung fiel uns eine einfache Gegenprobe ein. Wir ließen durch eine Doktorandin alle Akten von Patienten, die im vergangenen Jahr am Ferdinand Sauerbruch Klinikum in Wuppertal an einem Dickdarmkarzinom operiert worden waren, gründlich studieren. Unter den mehr als 80 Patienten war in keinem einzigen Fall die Diagnosestellung durch einen Hämoccult-Test bei Anwendung als Suchtest gestellt worden. Bei mehreren Patienten war der Test nach Diagnosestellung durchgeführt worden, mal mit positivem, häufig aber auch mit negativem Ergebnis. Bei einer Patientin war die Diagnosestellung deutlich verzögert worden, weil einige Zeit vorher bei einem Gynäkologen ein Hämoccult-Test falsch negativ war. Klarer hätte das Konzept „Testdurchführung bei Gesunden – frühzeitige Diagnosestellung – Lebensrettung" nicht widerlegt werden können.

Leider hat die Doktorandin die Ergebnisse ihrer schönen Untersuchungen nicht zu einer Dissertation zusammengefasst und sie selbst wurde nie promoviert. Jedes Mal, wenn eine Doktorarbeit nach Erhebung von Daten nicht abgeschlossen wurde, habe ich mich nicht nur persönlich enttäuscht gezeigt, ich habe auch deutlich zum Ausdruck gebracht, dass ein solches Verhalten unethisch ist. Schließlich werden Forschungsmittel verbraucht und in vielen Fällen werden Patienten belästigt oder gar gefährdet, was nur zu rechtfertigen ist, wenn dies mit einem wissenschaftlichen Erkenntnisgewinn verbunden ist.

7.5 Memorandum zur Evaluierung diagnostischer Verfahren

Unsere verschiedenen Publikationen zur Methodik der Diagnoseevaluierung wurden auch von Kollegen der Deutschen Gesellschaft für Medizinische Dokumentation, Informatik und Statistik (GMDS) zur Kenntnis genommen und wir haben gemeinsame Arbeiten zu diesem Themenkomplex publiziert [140]. Der damalige Assistent Hans-Joachim Trampisch aus dem Düsseldorfer Institut für Biometrie hatte sich an uns gewandt und wir haben zusammen eine Arbeitsgruppe für Diagnoseevaluierung innerhalb der Deutschen Fachgesellschaft gegründet. Als Leiter dieser Arbeitsgruppe war ich also auch mehrere Jahre Mitglied im erweiterten Vorstand der Deutschen Gesellschaft für medizinische Dokumentation, Informatik und Statistik.

Da wir schnell feststellten, dass es zumindest im deutschen Sprachraum keine umfassenden Anleitungen zur Evaluierung diagnostischer Tests gab, dass diese Frage auch kaum systematisch bearbeitet worden war, haben wir aus der genannten Arbeitsgruppe heraus versucht, eine entsprechende Systematik zu formulieren. Analog zu den vier Phasen der Bewertung von Arzneimitteln haben wir Phasen zur Evaluierung diagnostischer Tests formuliert.

– Phase 1: Vorklinische Evaluierung (Statistische Maßzahlen, Genauigkeit, Richtigkeit, Präzision, Evaluation von Geräten etc.)
– Phase 2: Anwendung des Tests an ausgewählten Probanden (Ermittlung von Sensitivität und Spezifität)
– Phase 3: Kontrollierte diagnostische Studie (Studienprotokoll, Strukturbeschreibung, Ein- und Ausschlusskriterien, Methode der Beobachtung, Feststellung der Diagnose, Einwilligung, Auswertung)
– Phase 4: Wirksamkeitsprüfung diagnostischer Tests und Schaden-Nutzen-Analyse

Alles dies haben wir, untermauert durch statistische Methodendarstellung und gefüttert durch verschiedene Beispiele, zu einer Monographie zusammengefasst, die im Jahre 1991 im Springer Verlag veröffentlicht wurde [141].

Parallel zu der Monographie haben wir ein kürzeres Memorandum zur Evaluierung diagnostischer Tests formuliert, das einstimmig von 35 Mitgliedern der Arbeitsgruppe „Methoden der Prognose- und Entscheidungsfindung" der Deutschen Gesellschaft für medizinische Dokumentation, Informatik und Statistik e. V. (GMDS) verabschiedet wurde. Dieses Memorandum, das mit Unterstützung der Deutschen Forschungsgemeinschaft erarbeitet wurde, ist schließlich als offizielles Papier der Gesellschaft im Schattauer Verlag publiziert worden [142].

Auch diagnostische Test müssen strukturiert überprüft werden. In Analogie zur Arzneimittelprüfung geschieht dies in unterschiedlichen Phasen: 1: Vorklinische Evaluierung, 2: Anwendung des Test an ausgewählten Probanden, 3: Kontrollierte diagnostische Studie, 4: Wirksamkeitsprüfung und Schaden-Nutzen-Analyse

Das Memorandum wurde in mehreren deutschen Zeitschriften nachgedruckt und ist auch ins Englische übersetzt worden. In der wissenschaftlichen Literatur hat es keinerlei Widerspruch gegeben, so dass unsere Vorschläge durchaus als Standard aufgefasst werden können [143]. An Hand verschiedener Beispiele haben wir in den Folgejahren die zu Grunde liegende Methodik der Diagnoseevaluierung erläutert [144–146]. Wir haben auch vorgeschlagen, statt der für Mediziner wenig eingängigen „odds ratio" eine einfachere Darstellungsform zu verwenden, die wir „predictive factor" nannten, aber dieser Vorschlag hat sich nicht durchgesetzt [147].

Als einige Jahre später der Bundesausschuss Ärzte und Krankenkassen, eine Vorläuferinstitution des heutigen gemeinsamen Bundesausschusses, Methoden zur Bewertung diagnostischer Verfahren nach den Prinzipien der evidenzbasierten Medizin festzulegen hatte, wurden unsere Vorschläge zur Grundlage genommen [148]. In mehreren Sitzungen einer Arbeitsgruppe, in der ich mitgewirkt habe, wurden entsprechende Richtlinien formuliert.

Für das Institut für Qualität und Wirtschaftlichkeit im Gesundheitswesen (IQWiG), das inzwischen zu den einflussreichsten Einrichtungen im Gesundheitswesen zählt, wurde bald nach der Gründung 2004 ein allgemeines Methodenpapier entwickelt, das jetzt in der fünften Version vorliegt. Auch in diesem Papier wird an mehreren Stellen auf unsere Methoden zur Diagnoseevaluierung Bezug genommen.

Mehr als 20 Jahre nach der Publikation des Memorandums, im Februar 2011, fand in Berlin ein Symposium von Gesundheitsforschungsrat und IQWiG statt. Dieses vierte Diskussionsforum zur Nutzenbewertung im Gesundheitswesen stand unter dem Thema „Diagnostische Studien im Fokus". Als Vorsitzender des Wissenschaftlichen Beirats am IQWiG hatte ich die Ehre, das Symposium zu moderieren. Einer der Hauptreferenten war Hans-Joachim Trampisch (jetzt Bochum), und unter den Diskutanten taten sich besonders Jürgen Windeler (jetzt Leiter des IQWiG) und sein Stellvertreter Stefan Lange (der, wie unten ausgeführt, ab Mitte der 90er Jahre zu unserer Arbeitsgruppe gehörte) hervor. Natürlich haben sich in den vergangenen 20 Jahren einige neue methodische Aspekte ergeben, aber die wesentlichen Grundlagen zu Methoden der Diagnoseevaluierung waren bereits in den damaligen Schriften formuliert worden. Es blieb nicht aus, dass während des Symposiums mehrfach hierauf verwiesen wurde, verbunden mit scherzhaften Anmerkungen über die „Viererbande", die über einen derart langen Zeitraum den wissenschaftlichen Diskurs beherrscht. Die insgesamt neun Vorträge des Symposiums wurden in einem Sonderheft der Zeitschrift für Evidenz, Fortbildung und Qualität im Gesundheitswesen publiziert [149].

7.6 Die Verantwortung zur Evaluierung von Diagnoseverfahren

Immer wieder wurde innerhalb unserer „Arbeitsgruppe Diagnoseevaluierung" die Frage aufgeworfen, wer eigentlich die Verantwortung für diagnostische Verfahren trägt, die ja, ganz ähnlich wie therapeutische Verfahren, immer mit Nutzen und Risiken verbunden sind. Vor der Zulassung von Medikamenten ist der Hersteller zur Durchführung sehr sorgfältiger Analysen über Nutzen und Risiken verpflichtet, und für die Zulassung trägt eine Behörde die Verantwortung. Ähnliches gibt es für diagnostische Verfahren nicht. Jeder darf über den diagnostischen Wert eines von ihm vorgeschlagenen Verfahrens behaupten, was er will, und die Grenze zwischen medizinisch sinnvollen, medizinisch umstrittenen und schließlich völlig unsinnigen Verfahren ist fließend. Wir haben deshalb von unserer Arbeitsgruppe aus im Jahre 1993 eine Kleinkonferenz in Bochum zusammengerufen, auf der über die Fragen der „Verantwortung für die Evaluierung diagnostischer Verfahren in der Medizin" diskutiert wurde. Eingeladen waren vor allem Methodiker aus der Biometrie, aber auch Vertreter der Diagnostika-Hersteller, der Krankenkassen, der ärztlichen Selbstverwaltung und der Jurisprudenz. Diskutiert wurden neben methodischen Fragen vor allem formale Anforderungen für eine Evaluierung aus juristischer und medizinischer Sicht sowie aus Sicht der Hersteller und der Kostenträger. Die Diskussionen waren sehr anregend, blieben aber ohne konkretes Ergebnis. Bis heute ist dieses Feld nicht ausreichend bearbeitet, aus meiner Sicht eine bedauernswerte Lücke im deutschen Gesundheitswesen.

7.7 Knochendichtemessung und Health Technology Assessment

Ein Verfahren, das Ende der 80er Jahre in der medizinischen Literatur und im Laienschrifttum auffallend stark propagiert wurde, ist die Knochendichtemessung zur Erkennung einer möglichen Osteoporose. Ich hatte größten Zweifel an dem Wert dieser Messungen, weil die über Röntgenstrahlen oder Isotopen gemessene Knochendichte nur sehr indirekt mit der Knochenfestigkeit zu tun hat. Es gab praktisch keine Untersuchungen, die darauf hindeuteten, dass mit der Knochendichtemessung das Risiko für Osteoporosen bzw. für Knochenbrüche zuverlässig vorhergesagt werden kann. Da andererseits die Therapiemöglichkeiten einer Osteoporose sehr begrenzt sind, erschien mir von vornherein die Sinnhaftigkeit solcher ungezielt angewandter Knochendichtemessungen sehr zweifelhaft. Ich habe damals einem Medizinalassistenten unseres Hauses, Stefan Lange, vorgeschlagen, zu dieser Frage eine Doktorarbeit anzufertigen. Er sollte die gesamte deutsch- und englischsprachige Literatur zur Knochendichtemessung unter den Aspekten der evidenzbasierten Medizin und unter Aspekten der wissenschaftlichen Evaluation von Diagnoseverfahren bearbeiten. Dabei sollte insbesondere auch herausgearbeitet werden, inwieweit die Knochendichtemessung in Zusammenhang mit Therapieverfahren für die Prophylaxe von Frakturen sinnvoll eingesetzt werden kann. Die Arbeit von Lange wurde als Monographie im Springer Verlag veröffentlicht [150].

Mit dieser Arbeit wurden Methoden vorweggenommen, die einige Jahre später als sogenannte HTA-Berichte (*Health Technology Assessment*) große Verbreitung gefunden haben. Für unsere Pionierarbeit im Sinne einer HTA-Analyse hatten wir eine großzügige Unterstützung des Bundesgesundheitsministeriums erhalten, so dass Stefan Lange tatsächlich für fast zwei Jahre von der klinischen Arbeit freigestellt werden konnte und sich intensiv in die entsprechende Methodik der Gesundheitsberichterstattung einarbeiten konnte. Zwei Mitarbeiter unserer Klinik, Andreas Schroeder und Marc Heiderhoff, haben in späteren Jahren im Auftrag des Deutschen Instituts für Medizinische Dokumentation und Information (DIMDI) regelmäßig HTA-Berichte erstellt. Gemeinsam haben wir z. B. einen Bericht über „Die Wertigkeit der Stressechokardiographie in der Primärdiagnostik der koronaren Herzkrankheit" erstellt [151]. Für die Schriftenreihe mit diesen HTA-Berichten, insgesamt über 20 Bände, war ich jahrelang als Mitherausgeber tätig [152].

Sowohl Andreas Schroeder als auch Marc Heiderhoff sind heute in verantwortlichen Positionen im Klinikmanagement tätig. Stefan Lange, seit dieser Zeit aktiver Mitarbeiter in unserer Arbeitsgruppe Diagnoseevaluierung, hat für sich selbst erkannt, dass er in der biometrischen Forschung mehr Gutes für die Medizin erreichen kann, als in der ausübenden Medizin. Er wechselte an dasselbe Institut nach Bochum wie Jürgen Windeler, habilitierte sich dort und wurde schließlich zum stellvertretenden Leiter des Instituts für Qualität und Wirtschaftlichkeit im Gesundheitswesen (IQWiG) berufen.

7.8 Labordiagnostik

Wie fast zu erwarten war, hat unser Eintreten für eine rationale Diagnostik nicht überall gleiche Zustimmung gefunden. Insbesondere im Zusammenhang mit Laboruntersuchungen gab es viel Gegenwind. Im Jahre 1984 war der Lehrstuhl für Innere Medizin am Klinikum Westend in Berlin ausgeschrieben, das damals als zweites klinisches Zentrum zur freien Universität gehörte. Ich kam in die engere Auswahl und als Probevortrag hatte ich mir Abhandlungen zur Diagnoseevaluierung ausgesucht. Eine wichtige Botschaft hierbei ist immer, wie begrenzt der Aussagewert von Laboruntersuchungen ohne Fragestellung ist. Als Beispiel habe ich dabei erwähnt, dass in vielen

deutschen Kliniken noch die Durchführung eines optisch ausgewerteten Differential-
blutbildes bei jedem stationär aufgenommen Patienten üblich ist, eine vergleichsweise aufwendige Untersuchung. Im Auditorium saß der Hämatologe des Hauses, ein als
Choleriker bekannter Kollege. Dieser sprang von seinem Sitz auf, hielt eine flammen-
de und wütende Gegenrede, wobei er mit den Fäusten auf sein Pult schlug. Je mehr
ich bei meiner Meinung blieb, umso heftiger wurden seine öffentlichen Wutausbrü-
che. Den Lehrstuhl habe ich erwartungsgemäß nicht bekommen.

Über das Thema Diagnoseevaluierung, zu dem ich einige weitere Arbeiten publiziert hatte [153,154], habe ich zunehmend auch Aufmerksamkeit unter Labormedizi-
nern geweckt. Mehrfach wurde ich zu verschiedenen Veranstaltungen als Referent
geladen, bis sich dann doch herumsprach, dass meine Äußerungen aus der Sicht der
Labormediziner, für die der Umfang der angeforderten Laborleistungen ja durchaus
auch mit materiellen Interessen verbunden ist, nachteilig ist.

Zum 100-jährigen Bestehen des Laborgebäudes vom Wuppertaler Zentrallabor
im Jahr 1993 hat die leitende MTA, Frau Edith Briehl, gemeinsam mit dem für das
Labor zuständigen Oberarzt Klaus Richter und mir eine überregional angebotene Se-
minarserie unter dem Oberthema „Das Krankenhauslabor zwischen medizinischem
Anspruch und ökomischen Zwängen" organisiert. Die vier Veranstaltungen mit jeweils vier bis sechs Einzelvorträgen standen unter den Themen „Risikoarme, kosten-
günstige und praxisgerechte Realisierung einer Labor EDV", „Evaluierung diagnostischer Maßnahmen", „Aspekte der Qualitätssicherung im klinisch-chemischen Labor"
und „Möglichkeiten und Grenzen von Kostendämpfungsmaßnahmen im Krankenhauslabor".

Im Jahre 1994 wurde ich aufgefordert, für die Zeitschrift „Internist" einen Über-
sichtsartikel über Labordiagnostik als ärztliche Entscheidungshilfe zu schreiben
[155], die ich gemeinsam mit Jürgen Windeler verfasst habe. Neben den allgemeinen
Grundlagen haben wir die Problematik an verschiedenen Beispielen erläutert. Ein
Beispiel bezog sich auf die Serum-Elektrophorese als Routinediagnostik, wie sie damals noch in vielen Krankenhäusern üblich war. Wir hatten darin eine eigene Untersuchung geschildert, die sich mit der Frage befasste, wie häufig das Ergebnis der Serum-Elektrophorese überhaupt von den Ärzten der Station zur Kenntnis genommen
wurde. Als Laborleiter konnte ich die Anweisung erteilen, im eigenen Krankenhaus
über einen gewissen Zeitraum die angeforderten Untersuchungen der Elektrophorese
zwar durchzuführen, die Befunde aber nicht unaufgefordert der Station zu übermit-
teln. Das Ergebnis konnte aber im Labor nachgefragt werden. Diese „organisatorische" Änderung wurde auf den Stationen praktisch nicht zur Kenntnis genommen,
weil offenbar sich auch sonst kaum jemand für diesen Befund interessierte. Wir hatten daraufhin die routinemäßige Durchführung vollständig eingestellt und angekündigt, uns bei gezielten Anforderungen nach der Indikation zu erkundigen. Innerhalb
weniger Wochen war der Bedarf an Serum-Elektrophorese fast auf null gesunken. Eine anschließende Umfrage unter den Ärzten ergab, dass niemand diese Laborana-
lytik vermisste. In den Jahren nach der Publikation unserer Arbeit hatten immer

mehr Krankenhäuser die Durchführung dieser Untersuchungen eingestellt und heute wird sie überhaupt nur noch in ganz seltenen Sonderfällen nachgefragt.

In einem ausführlichen Buchbeitrag habe ich dargelegt, in welchem Maße sich ein unkritisches Anforderungsverhalten für Laboruntersuchungen kostentreibend auswirken kann [156]. Das Problem der niedrigen prädiktiven Werte gilt allgemein für ungezielt angeforderte Laboruntersuchungen. Die Vorstellung, dass Diagnostik immer nur gut sei, dass ein zu viel allenfalls überflüssig, nie aber schädlich sein kann, ist unter Medizinern noch sehr verbreitet.

Noch als Emeritus wurde ich mehrere Jahre lang zu einer Seminarveranstaltung für die Studenten der Universität Witten/Herdecke eingeladen, um allgemeine Fragen der Diagnostik zu erläutern. Ich versuchte dann, den Studenten beizubringen, dass die Erkenntnisse über Sensitivität, Spezifität, Prävalenzen und prädiktive Werte nichts mit einer patientenfernen und theoretisierenden Medizin zu tun haben, sondern, ganz im Gegenteil, Ausdruck patientenorientierter ärztlicher Kunst sind. Die Abschätzung der Wahrscheinlichkeit vor Durchführung eines Testes ist die eigentliche ärztliche Kunst. Ohne eine solche Abschätzung ist ein Testergebnis weitgehend wertlos, weil das Ergebnis des Tests allein keine Auskunft über die diagnostische Treffsicherheit geben kann. Mit zunehmender Technisierung der Medizin und der verbreiteten Testeuphorie degeneriert leider die genannte ärztliche Kunst der Abschätzung von Wahrscheinlichkeiten zunehmend und es kommt daher häufig zu groben Fehleinschätzungen des Informationswertes durchgeführter Tests. Wer sich der Wissenschaft in der Medizin verpflichtet fühlt, darf diese Zusammenhänge aber nie übersehen.

Tests werden insbesondere dann leicht überbewertet, wenn sie technisch ein eindeutiges Ergebnis erbringen. Dies pflege ich an folgendem Beispiel zu erläutern.

„Ein bestimmtes Blutmerkmal, das sogenannte HLA B27, wird im entsprechenden Labor immer mit absoluter Richtigkeit als positiv oder negativ erkannt. Dieses Merkmal ist bei 95 % aller Patienten mit einem sog. Morbus Bechterew, einer entzündlichen Erkrankung der kleinen Wirbelgelenke mit zunehmender schmerzhafter Verkrümmung der Wirbelsäule, positiv, während es bei Nicht-Bechterew-Patienten nur in 8 % positiv ist. Wenn ein Patient in eine Rheumasprechstunde kommt und ungeklärte Rückenschmerzen hat, könnte der Arzt z. B. mit 50 %iger Wahrscheinlichkeit annehmen, dass ein Morbus Bechterew vorliegt. Wenn er jetzt den Test durchführt und ein positives Resultat erhält, ist die Wahrscheinlichkeit, dass tatsächlich ein Bechterew vorliegt, 94 %, – er wird also für den praktischen Gebrauch vom Vorliegen eines Morbus Bechterew ausgehen, obwohl er damit rechnen muss, dass sich durchschnittlich 6 falsch positive Tests unter 100 richtig positiven Tests befinden. Wenn der gleiche Test als Screening-Test in der Allgemeinbevölkerung durchgeführt wird, wo die Bechterew'sche Erkrankung nur eine Häufigkeit von 2 auf 1000 hat, die Ausgangswahrscheinlichkeit also nur 0,2 % beträgt, dann würde ein positives Testergebnis nur mit einer Wahrscheinlichkeit von 2,2 % auf das tatsächliche Vorliegen eines Bechterew hinweisen. Auf jeden richtig positiven Test kämen also ca. 45 falsch positive Tests. Der gleiche Test, dessen Messergebnis immer sehr eindeutig ist, ergibt bei unterschiedlicher Fragestellung, sprich bei unterschiedlicher Ausgangswahrscheinlichkeit, sehr unterschiedliche Ergebnisse."

So trivial die Zusammenhänge eigentlich sind, so sehr widerspricht diese Denkweise den eingefahrenen Verhaltensweisen im ärztlichen Alltag. Es lässt sich aber nicht deutlich genug sagen, dass ärztliches Handeln niemals allein aufgrund eines Testergebnisses möglich ist, sondern dass immer die Gesamtsituation des Patienten berücksichtigt werden muss.

Die „Erleuchtung", die ich selbst beim ersten Studium des Buches von Galen und Gambino erlebt hatte, versuche ich den jungen Studenten weiterzugeben. Auch wenn sie zu Anfang der Vorlesung bei trockenen Begriffsdefinitionen oder gar bei der Ableitung der Bayes'schen Formel häufig deutlichen Widerstand erkennen lassen, empfinden sie, sobald sie die Zusammenhänge einmal verstanden haben, meist eine große Befriedigung.

7.9 Verpflichtende Vorsorgeuntersuchungen

Im Rahmen der Beratungen und Diskussionen in der großen Koalition zur Gesundheitsreform 2005 wurden Pläne bekannt, nach denen Patienten, die an einer von den gesetzlichen Krankenkassen angebotenen „Vorsorgeuntersuchung" (besser Früherkennungsmaßnahme) nicht teilgenommen haben, im Falle einer Erkrankung an eben jener Krankheit eine erhöhte Zuzahlung zu leisten haben. Ganz überwiegend handelt es sich um Früherkennungsmaßnahmen für Krebserkrankungen.

Nur bei sehr oberflächlicher Betrachtung kann hierin eine sinnvolle Maßnahme zur Stimulierung der Eigenverantwortung gesehen werden. Auch wenn es von politischer Seite anders ausgedrückt wird, wird hier eine autonom vollzogene Patientenentscheidung mit einem Malus versehen. Anders ausgedrückt, die Nicht-Teilnahme an den genannten „Vorsorgeuntersuchungen" wird sanktioniert, allerdings nur im Falle einer späteren Erkrankung.

Vor der endgültigen Beschlussfassung hatte ich einem ausführlichen Brief an eine Reihe von Bundestagsabgeordneten, insbesondere an Gesundheitspolitiker der Koalitionsfraktionen, gesandt und auf Widersprüche in dem Gesetzesvorhaben hingewiesen. Wörtlich hatte ich folgendes ausgeführt:

„Früherkennungsmaßnahmen haben einen hohen politischen Stellenwert, sie werden aber in ihrer „Wirksamkeit" fast immer überschätzt. Potentiell können nämlich nur solche Patienten von der Maßnahme profitieren, bei denen ein behandelbarer Krebs in einem früheren Stadium entdeckt wird, als es ohne diese Maßnahme der Fall wäre (spätere „klinische" Krebsdiagnose").
Von diesen potentiellen „Gewinnern" sind aber die Patienten abzuziehen, bei denen der Krebs auch im früheren Stadium nicht mehr heilbar ist, und ferner diejenigen Patienten, bei denen der Krebs nach klinischer Diagnosestellung noch heilbar ist. Meist ist es nur ein relativ kleiner Anteil der Patienten, bei denen sich in dem engen Fenster zwischen Früherkennung und klinischer Diagnosestellung eine richtunggebende Verschlechterung der Prognose eingestellt hat. Alle übrigen Patienten mit Diagnosestellung durch Früherkennungsmaßnahme leben zwar länger mit dem Bewusstsein einer Krebserkrankung, sie leben aber insgesamt nicht länger. Diesen (meist recht wenigen) „Gewinnern" sind die „Verlierer" bei Früherkennungsmaßnahmen gegenüberzustellen. Falsch negative Testergebnisse können zu einer falschen Sicherheit und damit zu ei-

ner Fehldeutung klinischer Zeichen führen. Falsch positive Testergebnisse führen zu schweren emotionalen Belastungen durch eine nicht zutreffende Verdachtsdiagnose und zu unterschiedlich schweren Beeinträchtigungen durch die notwendigerweise folgenden Ausschlussuntersuchungen. Diese „Nachteile" der angebotenen Maßnahmen werden meist verdrängt oder unterschätzt. Leider ist aber die Zahl der falsch positiven Testergebnisse bei Untersuchungen an Gesunden, also bei Menschen ohne besondere Verdachtssymptome, in aller Regel um ein Vielfaches höher als die Zahl der richtig positiven Ergebnisse. Diese Diskrepanz kann auch nur wenig durch qualitative Verbesserungen der Maßnahmen vermindert werden.

Weil Vor- und Nachteile in ihren Auswirkungen kaum abschätzbar sind, wird gefordert, dass nur solche Früherkennungsmaßnahmen angeboten werden sollen, bei denen empirisch ermittelt wurde, dass sie zu einer besseren Behandelbarkeit oder zu einer Verminderung der Sterberate führen. Solche Belege liegen nur für wenige Maßnahmen vor, und auch in diesen Fällen sind es nur recht geringe Effekte.

Selbst wenn man sich bei den Sanktionsmaßnahmen auf solche Maßnahmen beschränken wollte, die nachweislich einen positiven Nettoeffekt haben und wenn man Aspekte der Patientenautonomie ganz zurückstellen wollte, bleibt die vorgesehene Maßnahme widersinnig. Sanktioniert werden soll ja eigentlich die Teilnahme-Verweigerung. Was gibt es für einen Sinn, die Sanktionen aber auf die Personen zu beschränken, die von der Krankheit heimgesucht werden, die (glücklicheren) anderen Verweigerer aber auszunehmen. Hinzu kommt, dass unter den erkrankten Verweigerern nur eine Minderzahl bei einer Teilnahme an der versäumten Früherkennungsmaßnahme überhaupt hiervon profitiert hätte. Bei der größten Zahl der von dem Malus betroffenen Krebspatienten ist die Frage einer evtl. versäumten Früherkennungsmaßnahme irrelevant. Die in den Medien verbreitete Äußerung, dass mit dieser Regelung Krebspatienten noch zusätzlich bestraft werden, geht also nicht ganz am Thema vorbei.

Zusammenfassend lässt sich feststellen, dass diese Regelung wissenschaftlich nicht begründbar, unsozial, und vermutlich wirkungslos ist. Sie widerspricht grundlegenden Regeln der Patientenautonomie. Mit nichts lässt sich belegen, dass hierdurch Kosteneinsparungen realisiert werden könnten. Viel wahrscheinlicher ist eine nicht unerhebliche Kostensteigerung."

Eine Antwort auf diesen Brief habe ich nie erhalten. Politisch war die Angelegenheit längst entschieden. Besonders enttäuschend war dabei, dass der wichtigste und in den Medien sehr präsente Gesundheitsberater der SPD-Fraktion, Karl Lauterbach, der in früheren Jahren ein eifriger Verfechter der rationalen und wissenschaftlichen Medizin war, voll auf die politische Schiene abgefahren war und den Gesetzesvorschlag nachhaltig unterstützt hat.

Nach erfolgter Beschlussfassung wurde zunehmend klar, dass hier ein in sich widersprüchliches Gesetz beschlossen worden ist. Eine Rücknahme eines Gesetzes ist aber von Politikern kaum zu erwarten. Der sog. gemeinsame Bundesausschuss (G-BA) hat daher eine Richtlinie beschlossen, in der faktisch das Gesetz nicht beachtet wurde. Stattdessen wurde lediglich eine Pflicht zur Beratung vorgeschlagen. Das Bundesministerium hätte die Möglichkeit zur Beanstandung gehabt, und Karl Lauterbach hat sich dementsprechend auch lautstark geäußert, die Ministerin, Ursula Schmidt, hat aber nicht reagiert. Offiziell ist das Gesetz bis heute gültig, aber selbst die Pflicht zur Beratung wird in Wirklichkeit nicht praktiziert.

Der ganze Vorgang stellt ein typisches Beispiel für die Probleme dar, die entstehen, wenn von den Grundsätzen der Wissenschaftlichkeit abgewichen wird. Die Politiker waren hier von dem „politischen" Ziel geblendet und nicht mehr bereit, zu hinterfragen, ob die geplante Maßnahme sinnvoll ist. Sich selbst in Frage stellen zu können, ist aber genau das, was in ganz allgemeinem Sinn mit „der Wissenschaft verpflichtet" gemeint ist.

Die gefährlichsten Unwahrheiten sind Wahrheiten, mäßig entstellt.
Georg Christoph Lichtenberg

8.1 Universitätsklinik Göttingen

Zwischen der Habilitation im Herbst 1972 und dem Weggang aus Göttingen im Frühjahr 1986 habe ich insgesamt 27 Semester an der Medizinischen Fakultät der Universität Göttingen gelehrt, zunächst als Privatdozent, seit 1977 als Professor. Schon vorher, als junger Assistenzarzt, war ich am klinischen Untersuchungskurs beteiligt. Im
Gegensatz zu den meisten Mitassistenten habe ich dies aber nie als Last empfunden,
meist hatte ich sogar Freude am Umgang mit den Lernenden. Später wurde mir dann
der Teil Endokrinologie im Rahmen der Pathophysiologie-Vorlesung übertragen. Die
stark klinisch geprägte Darstellungsweise hat offensichtlich den Studenten gefallen
und daher immer wieder dazu geführt, dass diese sonst recht sporadisch besuchte
Vorlesung im Laufe meines Anteils kontinuierlich mehr Zuhörer anzog. Nie habe ich
meine Mitdozenten verstanden, denen offensichtlich die Resonanz der Zuhörer ziem-
lich gleichgültig war.

Im Zentrum meiner Dozententätigkeit in Göttingen stand allerdings die Vorlesung mit Patientenvorstellungen unter dem Namen „Medizinische Poliklinik", an
der ich fast durchgehend beteiligt war, in den letzten Jahren als verantwortlicher Koordinator. Im Gegensatz zur systematisch aufgebauten Hauptvorlesung „Innere Medizin" erfolgte die Lehre in der Poliklinik unsystematisch und kasuistisch. Aus der
Ambulanz oder von den Stationen wurden für jede Vorlesung zwei bis vier Patienten
ausgewählt, bei denen sich für die Lehre interessante Aspekte ergeben hatten. Dies
erforderte, anders als bei den heute üblichen Spezialvorlesungen, eine hohe Flexibi-
lität und einen breiten Überblick über das ganze Gebiet der Inneren Medizin.

Die Vorlesung fand anfangs noch im Hörsaal der alten Göttinger Medizinischen
Klinik in der Kirchstraße statt, die Ende des 19. Jahrhunderts aus Reparationsmitteln
nach dem deutsch-französischen Krieg erbaut worden war. Meine Frau Gertrud und
ich hatten dort noch Vorlesungen bei dem schon über 70-jährigen Professor Rudolf
Schön gehört. Schön war einer der wenigen deutschen internistischen Ordinarien
mit dem Schwerpunkt Rheumatologie. Später wurden wir Hausnachbarn und waren
freundschaftlich verbunden.

Nach dem Umzug in das neue Göttinger Klinikum im Jahre 1978 stand ein größerer Hörsaal zur Verfügung, aber auch dieser war bald bis auf den letzten Platz ge-
füllt. Meine Poliklinik-Vorlesungen erfreuten sich zunehmender Beliebtheit unter
den klinischen Studenten.

Im Rückblick frage ich mich häufig, was eigentlich die Erfolgsfaktoren bei dieser
Vorlesung waren. Ich habe gewiss nicht besser als andere Dozenten eine inhaltliche

https://doi.org/10.1515/9783110676594-008

Tiefe medizinischen Wissens vermittelt. Ich glaube auch nicht, dass ich ein besonders begnadeter Redner bin oder über eine charismatische Ausstrahlung verfüge. Ich habe aber sehr konsequent die Studenten durch didaktische Rückfragen einbezogen und durch direkte Ansprachen von Zuhörern die Atmosphäre eines offenen Dialogs erreicht. Auch habe ich mit kleinen Begleitgeschichten und ausreichendem Humor für gute Stimmung im Saal gesorgt. Derartige Sekundärtugenden des Dozenten sind aber allein nicht dauerhaft tragend. Die gute klinische Veranstaltung muss inhaltlich überzeugen.

Bei der Darstellung der Krankengeschichten war es mir immer ein großes Anliegen, nicht nur Fachwissen zu vermitteln, sondern die Grundsätze ärztlichen Handelns zu erklären. Die meisten Fälle waren nicht „abgeschlossen", so dass ich gemeinsam mit den Studenten erarbeiten konnte, welche diagnostischen oder therapeutischen Schritte in der konkreten Situation eingeleitet werden sollten. Viel später wurde für diesen Ansatz der Begriff des „problemorientierten Lernens" (POL) eingeführt. Häufig wusste der Vorlesungsassistent mehr über die vorgestellten Patienten als ich selbst, aber diese Lücke war für das pädagogische Vorgehen unwesentlich. Mindestens einmal pro Woche haben wir folgendes „Spiel" betrieben: Zur Vorstellung wurde ein mir völlig unbekannter Patient in den Hörsaal gebracht, meist direkt aus der Ambulanz. Ich musste dann über Anamneseerhebung und über schnell erfassbare klinische Befunde ein Konzept für das weitere Vorgehen extemporieren. Dass ich dabei nicht selten mit meiner Arbeitsdiagnose daneben lag, musste ich akzeptieren. Bei diesem Vorgehen musste ich natürlich manchmal die Studenten mit ihrer Neugier, welche Krankheit denn nun bei dem Patienten eigentlich vorliegt, enttäuschen, weil ich es auch selbst noch nicht wusste oder wissen konnte. Immer habe ich aber versprochen, über das Ergebnis weiterer diagnostischer Verfahren oder über den klinischen Verlauf in der nächsten Stunde nachzuberichten und immer habe ich dieses Versprechen auch gehalten.

Ich glaube, der wesentliche Erfolgsfaktor dieser Vorlesungsreihe lag in der grundsätzlichen Aufrichtigkeit. Nie habe ich irgendwelche Befunde aus didaktischen Gründen „frisiert". Wir haben lieber Unklarheiten und Widerspruche in den Krankengeschichten hingenommen, häufig mit dem Hinweis, dass genau dies auch der ärztlichen Realität entspricht. Noch wichtiger für den Erfolg war aber wahrscheinlich eine besondere Art der Ehrlichkeit. Ich habe mich nie gescheut, Unwissen preiszugeben, und ich habe nie um meine Lücken herumgeredet. Im Gegenteil, es gehörte ganz bewusst zum didaktischen Konzept, den Studenten klar zu machen, dass die Grenzen des Wissens zu akzeptieren sind, dass der „fertige" Arzt, der für sich meint, einen ausreichenden Wissensfundus angereichert zu haben, sogar ein Risiko darstellt. Es wurde also gemeinsam besprochen, welche Informationen durch Literaturstudium oder gegebenenfalls durch Kollegenbefragung einzuholen sind und wie mit dem Nichtwissen bis dahin umzugehen ist.

Auch in der Lehre gilt, dass die Grenzen des Wissens zu benennen und zu akzeptieren sind. Der „fertige" Arzt, der für sich meint, einen ausreichenden Wissensfundus angereichert zu haben, stellt ein Risiko dar. Hochschullehrer dürfen deshalb ein solches Bild nicht vermitteln.

Offenbar war dieses Vorlesungskonzept ungewöhnlich, aber es war von Erfolg gekrönt. Die Anerkennung oder gar Begeisterung der Studenten war natürlich stimulierend und in hohem Maße befriedigend. Beim Verlassen der Universität und Übernahme der Aufgaben im Akademischen Lehrkrankenhaus in Wuppertal habe ich den fehlenden Kontakt mit den Studenten in einer solchen Vorlesung als den schmerzlichsten Verlust empfunden.

In den Tagen vor meinem Abschied aus Göttingen habe ich eine gewisse Unverfrorenheit begangen, indem ich eine öffentliche Abschiedsvorlesung angekündigt hatte, eine Gepflogenheit, die sonst nur Ordinarien zukam und bei einem Oberarzt leicht als arrogant angesehen werden konnte. Der Vortrag zum Thema „Wie überflüssig ist der Kropf?" wurde für den zweitgrößten Hörsaal des Klinikums angekündigt. Der Besuch war aber so unerwartet groß, dass wir in den größten Hörsaal umziehen mussten, der dann auch voll besetzt war. Viele Fakultätskollegen waren gekommen, um zuzuhören und mich mit freundlichen Worten zu verabschieden. Erst jetzt wurde mir die Wertschätzung im Kollegenkreis richtig bewusst.

8.2 Akademisches Lehrkrankenhaus

Die studentische Lehre spielte am Ferdinand-Sauerbruch-Klinikum in Wuppertal eine wesentlich größere Rolle als üblicherweise an akademischen Lehrkrankenhäusern. Neben dem Unterricht der Studenten im dritten Klinischen Studienabschnitt, dem sog. praktischen Jahr, hatte bereits mein Vorgänger, Karl Jahnke, weitere Lehrtätigkeiten in früheren Studienabschnitten an der Universität Düsseldorf ausgeübt. Mit großer Freude habe ich diese Tradition fortgesetzt. Bedauerlicherweise fand, wie an vielen Universitäten, die früher als Pflichtvorlesung angebotene Pathophysiologie wenig Gegenliebe bei den Studenten. Ob als Ursache oder als Folge hiervon ist die Freudigkeit unter Dozenten, Teile dieser Vorlesung zu übernehmen, sehr begrenzt. In Düsseldorf herrschte Ende der 80er Jahre ein Engpass an Lehrpersonen im Bereich der Endokrinologie, und so kam es, dass ich über mehrere Jahre diesen Teilaspekt der Pathophysiologie in der Vorlesung zu vertreten hatte. Wenig überraschend war, dass zu Beginn meines Vorlesungszyklus der Hörsaal nur sehr spärlich besetzt war, aber, ähnlich wie in Göttingen, habe ich mich mit einem gewissen Ehrgeiz darum bemüht, die Zuhörerzahl kontinuierlich anwachsen zu lassen. Diese Bemühungen waren zu meiner Freude auch von Erfolg gekrönt.

Eine weitere Gelegenheit zur Teilnahme an der Lehre im ersten und zweiten klinischen Studienabschnitt ergab sich über den klinisch-chemischen und hämatologischen Untersuchungskurs. Dieser als Praktikum abzuhaltende Kurs sprengt bei hoher Studentenzahl schnell die Möglichkeiten eines Routinelabors. So hatte der Labormediziner der Universität Düsseldorf schon mit meinem Vorgänger die Verabredung getroffen, dass etwa ein Drittel der Studenten eines jeden Jahrganges diesen Kurs im Labor in Wuppertal absolviert. Gern habe ich diese Aufgabe fortgesetzt, wobei mir zugutekam, dass ich nicht nur über ein gut ausgestattetes großes Zentrallabor verfügte, sondern dass die leitende MTA dieses Labors, Edith Briehl, selbst große Freude am Umgang mit den Studenten hatte. Von den klinischen Mitarbeitern war insbesondere Klaus Richter, der als Assistenzarzt schon aus Göttingen mit nach Wuppertal gekommen war, an der Laborbetreuung und dem Studentenunterricht beteiligt. Er wurde später Oberarzt der Klinik, hat sich dann aber weitgehend der Laborarbeit zugewandt. Klaus Richter hatte auch die erste Labor-EDV im Wuppertaler Zentrallabor installiert und diese über 15 Jahre hin betreut. In den 90er Jahren hat er eine Weiterbildung in medizinischer Biometrie an der Universität Bochum genossen. Später war er lange Zeit ärztlicher Verantwortlicher für die externe Qualitätssicherung der Krankenhäuser, die vom sogenannten AQUA-Institut (Institut für angewandte Qualitätsförderung und Forschung im Gesundheitswesen GmbH) in Göttingen betreut wurde.

8.3 Universität Witten/Herdecke

Über viele Jahre hin hatten die Wuppertaler Klinikchefs Versuche unternommen, selbst eine Art medizinische Fakultät, entweder im Zusammenhang mit der Bergischen Universität Wuppertal oder in Zusammenarbeit mit einer der medizinischen Fakultäten der Nachbarstädte zu gründen. Nachdem dies gescheitert war, wurde eine Chance in der Zusammenarbeit mit der privaten Universität Witten-Herdecke gesehen. In der Gründungsphase dieser Universität wurde die klinische Lehre von engagierten Chefärzten verschiedener kleinerer Krankenhäuser übernommen. Langfristig musste aber für eine fundierte medizinische Ausbildung ein Stab von wissenschaftlich orientierten Ärzten mit einem breiten klinischen Hintergrund gefunden werden. So wurde in den 90er Jahren intensiv mit den Ärzten und dem Management der Klinikum Wuppertal GmbH verhandelt, und es wurden mehrere „Lehrstühle" an der privaten Universität Witten-Herdecke eingerichtet. Diese Lehrstühle waren weder mit einer vertraglichen Bindung im Sinne einer Anstellung noch mit einer Vergütung verbunden.

Im Jahre 1999 wurde mir ein solcher Lehrstuhl für Innere Medizin angeboten. Dies brachte mich durchaus in Konflikte, weil nach der Philosophie dieser Universität mehr als an anderen Universitäten paramedizinische Verfahren, insbesondere solche mit anthroposophischem Hintergrund, als gleichwertig dargestellt werden. Ich hatte zwar sehr deutlich zum Ausdruck gebracht, dass dies für mich keine Basis darstellt, wurde aber gebeten, ganz unabhängig hiervon eine wissenschaftlich orientierte Lehre in Innerer Medizin zu übernehmen. Hierzu habe ich mich schließlich bereit erklärt, nicht zuletzt weil ich im klinischen Alltag die Erfahrung gemacht hatte, dass die Studenten aus der Universität Witten-Herdecke ganz besonders motiviert waren und dass die Lehre mit ihnen viel Freude bereiten kann.

Erst nach der offiziellen Ernennung zum Lehrstuhlinhaber in Witten-Herdecke bat man mich um eine Umhabilitation von der Universität Düsseldorf an die private Universität Witten-Herdecke. Dies habe ich eindeutig abgelehnt, um die Verbindungen zur medizinischen Fakultät in Düsseldorf nicht abreißen zu lassen. Nach einem mehrwöchigen Schriftwechsel hat man mir von der Universität Witten-Herdecke mitgeteilt, dass man meine Haltung akzeptiere, dass man mich aber trotz eines fehlenden formalen Vorganges einseitig „als umhabilitiert betrachte". Derartige Vorgänge waren typisch für die recht chaotische Struktur dieser privaten Universität. So kam es schließlich zu der interessanten Konstellation, dass ich als außerplanmäßiger Professor der Universität Düsseldorf gleichzeitig einen Lehrstuhl für Innere Medizin an der Universität Witten-Herdecke bekleidet habe.

Trotz meiner kritischen Distanz zu dieser Universität bleibt uneingeschränkt festzustellen, dass die studentische Ausbildung mit der ausgeprägten Praxisnähe eine besonders hohe Qualität aufweist. Die für das Block-Praktikum in Innerer Medizin an unserer Klinik tätigen Studenten aus Witten-Herdecke waren den Studenten des praktischen Jahres aus Düsseldorf, die im Rahmen ihrer Ausbildung um mindestens zwei Jahre fortgeschrittener waren, fast immer überlegen. Ich habe es also nie bereut, die begrenzte Verbindung zur Universität Witten-Herdecke eingegangen zu sein. Irgendwelchen ideologischen Fremdeinflüssen war ich dabei zum Glück nie ausgesetzt.

8.4 Intensivkurs in Innerer Medizin

Aus der intrinsischen Freude an der Lehre heraus habe ich gemeinsam mit einigen Kollegen Ende der 90er Jahre begonnen, jährlich einen zehntägigen Intensivkurs über die gesamte Innere Medizin für Assistenzärzte kurz vor der Facharztprüfung anzubieten. Alle angesprochenen Dozenten der Nachbaruniversitäten Bochum, Essen, Düsseldorf oder Köln haben freudig zugestimmt, jeweils eine Doppelstunde aus ihrem speziellen Erfahrungsbereich anzubieten. Hinzu kamen Chefärzte aus Wuppertal und umliegenden Krankenhäusern sowie einige wissenschaftlich ausgewiesene niedergelassene Internisten. So konnten wir insgesamt einen Stamm von 44 hervorragenden Dozenten gewinnen, die mit einer nur geringen Kostenerstattung bereit waren, diese anspruchsvolle Aufgabe zu übernehmen. Der Verzicht auf üppige Dozentenhonorare ermöglichte es uns, die Teilnehmergebühren moderat zu halten und auf jedes Sponsoring der Industrie zu verzichten.

Es hat sich unter potentiellen Kandidaten zunehmend herumgesprochen, von welch hoher Qualität der in Wuppertal angebotene Kurs ist, und obwohl wir die ma-

ximale Teilnehmerzahl kontinuierlich erhöht haben, zuletzt auf 55, müssen bedauerlicherweise immer wieder auch Absagen erteilt werden.

Die Beliebtheit dieses Kurses beruht auch darauf, dass wir bewusst auf die Wünsche der Teilnehmer eingehen, in jedem Jahr eine ausführliche Evaluation vornehmen und den Kurs kontinuierlich verbessern. Besonders geschätzt wird, dass alle Dozenten bereits zu ihrem Vortrag Kopien der Folienvorlagen für jeden Teilnehmer mit-
bringen. Bei dem traditionell angebotenen gemeinsamen „Kneipenbesuch" mit den
Teilnehmern während des Kurses konnte ich sehr viel über Zustände in deutschen
Kliniken erfahren. In der lockeren Atmosphäre eines gemeinsamen Abendessens ließen sich Fragen der Klinikstrukturen, der Hierarchien, des innerkollegialen Umgan-
ges und der Fehlerkultur offen diskutieren.

Auch nach der Pensionierung habe ich die Organisation dieses Kurses zusammen mit den internistischen Chefärzten der Kliniken St. Antonius fortgeführt. Stefan
Pasche, der schon am Ferdinand-Sauerbruch-Klinikum mit mir gearbeitet hat und
der mich auch in meiner Funktion als Herausgeber der Zeitschrift Medizinische Klinik unterstützt hatte, hat den Kurs regelmäßig und sehr zuverlässig organisatorisch
begleitet. Nach dem 20. Kurs, der auch Anlass für eine Jubiläumsveranstaltung in
der Stadthalle Wuppertal war, habe ich im Jahr 2017 die Organisation in die Hände
der noch aktiv tätigen Chefarztkollegen des Petrus Krankenhauses übergeben. Die
Federführung hat jetzt der Chefarzt der Onkologie Matthias Sandmann.

Lass Dich nicht anstecken, gib keines anderen Meinung, ehe Du sie Dir anpassend gefunden, als Deine aus, meine lieber selbst.
Georg Christoph Lichtenberg

9.1 Der Wechsel nach Wuppertal

Nach mehr als 10-jähriger Tätigkeit als Oberarzt an der Medizinischen Universitätsklinik in Göttingen war für mich Mitte der 80er Jahre die Zeit gekommen, nach einer leitenden Position Umschau zu halten, in der die wissenschaftlichen Aktivitäten, die Lehrtätigkeit und die Patientenversorgung im Gebiet der Inneren Medizin befriedigend fortgesetzt werden konnten. Mehrfach befand ich mich auf Berufungslisten für Lehrstühle an deutschen Universitäten, zweimal sogar in vorderster Position, aber aus unterschiedlichen Gründen ist eine Berufung nie zu Stande gekommen. Dabei spielte sicher eine wesentliche Rolle, dass meine klinisch orientierten und häufig von kritischen Fragestellungen begleiteten Forschungsprojekte kaum dem „Zeitgeist" an den Hochschulen entsprachen. Die Wertschätzung bezog sich dort ganz überwiegend auf molekulare Labortechniken oder andere Forschungsaktivitäten, die der Grundlagenforschung nahe stehen und die an der Höhe der eingeworbenen Drittmittel bemessen werden. Etwas überraschend hat sich dann sehr viel später ein Ruf auf einen Lehrstuhl ergeben, nämlich an der privaten Universität Witten/Herdecke.

9.2 Die Ferdinand Sauerbruch Kliniken

Die Übernahme der Aufgabe als Chefarzt am Ferdinand-Sauerbruch-Klinikum in Wuppertal habe ich als eine mindestens gleichwertige Alternative zu einer Universitätsposition empfunden. Es handelte sich um eine sehr große Klinik für Innere Medizin, an der das gesamte Spektrum internistischer Erkrankungen betreut wurde. Traditionell wurden hier auch klinisch wissenschaftliche Forschungsarbeiten durchgeführt, und die enge Anbindung des akademischen Lehrkrankenhauses an die Universität Düsseldorf ermöglichte viele Aktivitäten in der Lehre. Mein unmittelbarer Vorgänger, Karl Jahnke, spielte in der deutschen Diabetologie als anerkannte Autorität eine große Rolle. Er selbst war früher Assistent von Philipp Klee gewesen, der von 1927–1954 die Klinik geleitet hatte. Philipp Klee war der klinische Partner von Gerhard Domagk, dem Nobelpreisträger für die Entwicklung von Sulfonamiden und Antituberkulotika, mit dem zusammen er bahnbrechende klinische Arbeiten zur Wirksamkeit dieser Substanzen durchgeführt hatte. Er war im Jahre 1952 Vorsitzender der Deutschen Gesellschaft für Innere Medizin. Nach Philipp Klee war kurzzeitig Karl Oberdisse Direktor der Klinik, auch ein späterer Vorsitzender der Deutschen Ge-

https://doi.org/10.1515/9783110676594-009

sellschaft für Innere Medizin, der dann später das Ordinariat an der Universität Düsseldorf übernommen hatte.

Mit der Position als Klinikdirektor am Ferdinand-Sauerbruch-Klinikum waren die Leitung der angeschlossenen Diätschule sowie des großen Zentrallabors verbunden. Es handelte sich um eine der besonders renommierten außeruniversitären Kliniken für Innere Medizin mit ausgeprägter akademischer Tradition. Als ein besonderer Schwerpunkt unserer Medizinischen Klinik ist eine große Dialysestation für stationäre und ambulante Patienten zu nennen, die relativ selbstständig von dem Oberarzt und späteren Abteilungsarzt Dietmar Hein geleitet wurde. Im Jahre 1988 habe ich aus Anlass des 125-jährigen Bestehens ein Buch über die Geschichte des Ferdinand-Sauerbruch-Klinikums herausgegeben, in dem die lokale Geschichte im Lichte der Entwicklung der Medizin im 20. Jahrhundert dargestellt wurde [157]. Im Jahr 2014 habe ich für ein Jubiläumsheft der Medizinisch Naturwissenschaftlichen Gesellschaft Wuppertal einen ausführlichen Beitrag zum Thema „Gerhard Domagk und Philipp Klee – bahnbrechende Entwicklungen auf der Basis einer fruchtbaren Zusammenarbeit" verfasst, in dem die enge Kooperation der beiden Forscher aus Klinik und Grandlagenwissenschaft gewürdigt wird [158].

Im Zusammenhang mit dem altehrwürdigen Klinikum ist über ein kurioses Erlebnis zu berichten. Auf der Suche nach einer möglichen räumlichen Erweiterung bin ich Ende der 90er Jahre mit dem Hausmeister durch die Kellerräume gegangen. Auf die Bitte, einen bestimmtem Raum zu öffnen, bekannte der Hausmeister, dass er hierfür keinen Schlüssel habe, es habe auch seines Wissens schon seit Jahren keinen solchen mehr gegeben. Ich bat ihn dann, den Raum irgendwie aufzubrechen. Während seiner Manipulationen an dem Schloss hatte ich zur Begründung für unsere Aktion die scherzhafte Bemerkung gemacht, dass hier ja auch eine Leiche versteckt sein könnte. In diesem Moment öffnete sich die Tür, und uns überkam ein gewisser Schauer. Wir stießen nämlich auf einen sonst völlig leeren Raum, in dessen Mitte sich eine Art Trage befand, die mit einem weißen Bettlaken abgedeckt war. Es stellte sich heraus, dass unter dem Tuch eine eiserne Lunge bewahrt wurde, die Philipp Klee in den 50er Jahren angeschafft und im Rahmen der damaligen Poliomyelitis-Epidemie eingesetzt hatte. Ich habe das seit mehr als 40 Jahren stillgelegte und vergessene Gerät dann an den elektrischen Strom angeschlossen und zu unserer Überraschung lief es noch einwandfrei. So wurden wir hautnah mit einem Aspekt der Medizingeschichte konfrontiert, der jüngeren Ärzten kaum noch bekannt ist. Diese eiserne Luge, ein unförmiges und eher Angst einflößendes Gerät, mit dem aber während der Poliomyelitis-Epidemien vielen Patienten, besonders Kindern, das Leben gerettet werden konnte, befindet sich noch heute in einer Sammlung des Anästhesiologischen Instituts im Wuppertaler Klinikum.

Der Leiter der Chirurgischen Klinik am Ferdinand-Sauerbruch, Professor Hans-Joachim Streicher, war im Jahr vor meinem Wechsel nach Wuppertal Präsident der Deutschen Gesellschaft für Chirurgie. Er war nicht nur ein operativ sehr erfahrener Kollege, sondern auch ein Vorbild in der klinischen Zusammenarbeit. Er hasste den chirurgischen Aktionismus und hatte ein Buch über die chirurgische Indikation geschrieben. Mit seiner Denkweise lag er ganz auf meiner Linie. In seinen letzten Berufsjahren hat Streicher sehr unter unsachlichen Einflussnahmen aus der Lokalpolitik und unter z. T. bösen Anfeindungen, auch aus dem Kollegenkreis, gelitten.

Leider ist Streicher sehr bald nach seiner Pensionierung im Jahre 1990 an späten Folgen einer Kriegsverletzung gestorben. Er hatte für eine Gefäßdarstellung das Kontrastmittel Thorotrast erhalten, das damals fälschlich als harmlos galt, das aber ein radioaktives Isotop enthält und langfristig Strahlen aussendet die zu Spätschäden, besonders zu Leberkarzinomen, führen. Streicher wusste seit vielen Jahren, dass auch bei ihm die während des Krieges durchgeführte Untersuchung zu lebensbegrenzenden Komplikation führen wird. Eine Ehrung durch die Stadt hatte Streicher sich schon vor seinem Tod verbeten. Als Kollegen haben wir aber eine sehr würdevolle Akademische Feierstunde für ihn gestaltet, an der bedeutende chirurgische Fachvertreter aus ganz Deutschland teilgenommen haben. Der Festvortrag von Friedrich Stelzner aus Bonn stand unter dem Thema „Chirurgie – Wissenschaft, Wunsch und Wagnis".

Die klinischen Abläufe in der Medizinischen Klinik mit damals über 200 Betten waren schon unter meinem Vorgänger bestens organisiert. Insbesondere auf die leitende Oberärztin, Helene Höhler, konnte man sich jederzeit uneingeschränkt verlassen, so dass genügend Freiräume für wissenschaftliche Aktivitäten blieben. Die wichtigsten Mitarbeiter meiner Göttinger Arbeitsgruppe hatten mich nach Wuppertal begleitet und mit ihnen zusammen konnten die wissenschaftlichen Arbeiten auf dem Gebiet der Diabetologie und der Schilddrüsenerkrankungen unvermindert fortgesetzt werden. Auch die Beschäftigung mit der Methodik der Diagnoseevaluierung und der Arzneimittelbewertung ließen sich in Wuppertal ohne Einschränkung fortführen. Wir konnten sogar ausreichend Forschungsmittel einwerben. Dies alles führte dazu, dass zwei ehemals Göttinger Mitarbeiter, Gerhard Hintze und Hartmut Tillil, sich von Wuppertal aus an der Universität Düsseldorf extern habilitieren konnten.

9.3 Die Selbstzerstörung der Städtischen Kliniken

Wie so häufig kamen auch in Wuppertal Licht und Schatten zusammen. Gleichzeitig mit meiner Wahl wurden drei weitere Kollegen in leitende Positionen gewählt, ein Abteilungsarzt für Gastroenterologie an unserer Klinik für Innere Medizin in Elberfeld und am Barmer Klinikstandort der Leiter der Chirurgischen Klinik gemeinsam mit einem Abteilungsarzt für Unfallchirurgie. Die Wahl dieser drei Kollegen wurde in ganz offener Weise „politisch" zwischen den beiden großen Parteien ausgehandelt. Hiermit hatte die Politisierung der Städtischen Kliniken einen Höhepunkt erreicht und durch die regelmäßigen Absprachen zwischen den großen Parteien wurde diese Tendenz stabilisiert. So hat der Abteilungsarzt an unserer Klinik mit Rückendeckung der Politik sehr bald versucht, mir die organisatorische Leitungsfunktion streitig zu machen. Zu diesem Zweck versuchte er die Klinik zu teilen. Nachdem ihm dies aus rechtlichen Gründen verwehrt wurde, hat er sich in eine offene Konfrontation begeben und mir damit für viele Jahre das Leben schwer gemacht. Auch nachdem er einige Jahre später vom Ferdinand Sauerbruch Klinikum zum Barner Standort der Städtischen Kliniken überwechselte, gab es von seiner Seite immer wieder ein intrigantes Handeln und bewusste Provokationen. Dies war schließlich der Grund, weshalb ich zur Jahrtausendwende noch für meine letzten fünf Berufsjahre zu einer anderen Klinik wechselte.

Der für die Unfallchirurgie berufene Abteilungsarzt in Barmen verhielt sich gegenüber dem dortigen Klinikdirektor ganz ähnlich. Mit der Begründung, wieder Ruhe herbeiführen zu müssen, wurde schließlich beschlossen, dass dieser Kollege im Jahre 1989 die Nachfolge von Streicher am Ferdinand-Sauerbruch-Klinikum übernehmen sollte. Dies war eine fachlich und strukturell eklatante Fehlentscheidung, die aber gegenüber allen sachlichen Einwänden „politisch" durchgesetzt wurde. Der damalige Verwaltungsdirektor der Kliniken, Otto Foit, hatte hierzu eine ausführliche Dokumentation verfasst, in dem die Widersinnigkeit einer solchen Entscheidung begründet wurde. Dieser Dokumentation hatte er die Worte von Oscar Wilde vorangestellt „Politiker werden nach ihrer Standfestigkeit beurteilt. Leider beharren sie deshalb auf ihren Irrtümern". Damit war die Zukunft dieses Klinikmanagers in Wuppertal besiegelt. Er ist dann an einem anderen Ort, dem Herz- und Diabetes-Zentrum in Bad Oeynhausen, einer der einflussreichsten Klinikdirektoren in Deutschland geworden, während die von den Politikern berufenen sechs Verwaltungsdirektoren vor und nach ihm jeweils an ihren Aufgaben gescheitert sind.

Ein bekannter Aphorismus von Oscar Wilde lautet: „Politiker werden nach ihrer Standfestigkeit beurteilt. Leider beharren sie deshalb auf ihren Irrtümern". Im Zusammenhang mit einer schweren Fehlentscheidung der Wuppertaler Lokalpolitiker hat der damalige Klinik-Geschäftsführer im Jahr 1989 diesen sehr zutreffenden Satz zitiert. Erwartungsgemäß hat dies seine Stellung in Wuppertal nachhaltig erschüttert.

Es war sehr schnell unübersehbar, dass der Unfallchirurg mit der Leitung einer großen Chirurgischen Klinik völlig überfordert und menschlich und fachlich nicht in der Lage war, diese Klinik angemessen zu führen. Seine Stellung konnte er nur durch ein extrem autoritäres Auftreten nach innen und durch die politische Rückendeckung von außen halten. Der für ihn zuständige Anästhesistin, Gudrun Jellinghaus, konnten die Patientengefährdungen nicht verborgen bleiben. Weil sie dies nicht mehr mit ihrem Gewissen vereinbaren konnte, hat sie hierüber eine Dokumentation verfasst und vertraulich an die Leitung des Klinikums weitergegeben. Dies hat zu einer Abmahnung mit Kündigungsdrohung ihr gegenüber geführt, nicht jedoch zu irgendwelchen Veränderungen in der Klinikleitung.

Nicht nur die Anästhesisten und die chirurgischen Assistenten, sondern auch wir Internisten hatten mitbekommen, welche unhaltbaren Zustände z. B. auf der Intensivstation herrschten. Jegliche Kritik wurde aber frühzeitig im Keim erstickt. Der sonst sehr verantwortungsvoll agierende damalige Personalleiter des Klinikums hat mir einmal gesagt, dass man in der Verwaltung sehr genau wisse, was vorgeht, dass man dies aber angesichts der politischen Konstellation nicht ändern könne. Er riet mir dringend, mein Wissen für mich zu behalten, denn kritische Äußerungen könnten auch für mich gefährlich werden. Die Einhaltung dieses „Schweigegebotes" führte bei mir und vielen anderen Beobachtern zu erheblichen Gewissensbelastungen.

Das „Aufbrechen" dieses repressiven Systems geschah schließlich von ganz unerwarteter Seite. Privatpatienten hatten sich über völlig überzogene Rechnungen beschwert und die entsprechenden Versicherungen hatten derartige Fälle gesammelt und schließlich eine Untersuchung eingeleitet. Bei diesen Untersuchungen, die sich ursprünglich nur auf Abrechnungsmodalitäten beziehen sollten, kam schnell heraus, dass auch inhaltliche Ungereimtheiten nicht zu übersehen waren. Operationsberichte waren erkennbar im Hinblick auf die Abrechnungsmöglichkeiten gefälscht. Mit zunehmender Tiefe dieser Nachforschungen kam schließlich sogar heraus, dass nicht indizierte Operationen allein zum Zwecke der Privatabrechnung durchgeführt wurden. Schließlich wurde die Staatsanwaltschaft informiert, der Kollege wurde in Haft genommen, Akten wurden beschlagnahmt, und die Oberärzte wurden befragt. Nachdem klar war, dass es zu einer Anklage und zu Strafen in beträchtlicher Höhe, vermutlich auch zu einem Berufsverbot, kommen würde, hat sich der Kollege das Leben genommen, so dass es nie zu einem Strafverfahren gekommen ist.

Der staatsanwaltschaftliche Bericht über diese Untersuchungen ist ein erschütterndes Dokument über eine kaum vorstellbare aber doch reale Situation in einer deutschen Klinik. Bei den Oberärzten, denen die Straftaten nicht verborgen geblieben sein konnten, wurde eine erhebliche Mitschuld festgestellt, aber es wurde andererseits beschrieben, in welcher für sie ausweglosen Situation der Bedrohungen und des psychischen Drucks sie sich befunden hatten. Von einer Strafverfolgung wurde bei ihnen daher abgesehen.

Die Politiker der Stadt, die diesen Kollegen jahrelang geschützt hatten, waren natürlich tief betroffen und versuchten, die Vorgänge möglichst schnell in Vergessenheit geraten zu lassen. Eine „Heilung" von der Krankheit der politischen Einflussnahme auf das Klinikgeschehen ist jedoch erst viele Jahre später eingetreten.

Die inneren Konflikte, die sich bei mir im Zusammenhang mit den geschilderten Ereignissen entwickelt haben, sind bis heute nicht überwunden. Zu wissen, was in der Nachbarklinik geschieht und dies ohne Widerspruch hinzunehmen, widerspricht allen meinen Grundsätzen. Nicht nur die Verpflichtung zur Wissenschaft, sondern auch die Verpflichtung zum Patientenschutz wurde hier vernachlässigt. Nach dem geschilderten Zusammenbruch des „Unterdrückungsregimes" habe ich im Aufsichtsrat der Kliniken versucht, die Situation der unbeteiligten aber trotzdem stark berührten Ärzte zu schildern. Dabei habe ich versprochen, nie wieder zu schweigen, wenn ich derartige Fehlentwicklungen in anderen Bereichen beobachte. Was mich aber noch nachträglich belastet, ist die Tatsache, dass ich weitgehend geschwiegen hatte, um meine eigene Position nicht zu gefährden, und dass damit Gefährdungen anderer in Kauf genommen wurden. Ich habe seither grundsätzlich ein tiefes Mitgefühl mit Menschen, die, aus welcher Situation heraus auch immer, einem Unrecht nicht entgegentreten, weil sie sich damit selbst gefährden würden. Die dadurch entstehenden seelischen Belastungen können erdrückend sein.

> Es belastet mich bis heute, dass ich, um meine eigene Position nicht zu gefährden, zu dem schweren ärztlichen Fehlverhalten eines Kollegen geschwiegen habe, wodurch Gefährdungen von Patienten, in Kauf zu nehmen waren. Menschen, die, in welcher Situation auch immer, einem Unrecht nicht entgegentreten, weil sie sich damit selbst gefährden würden, verdienen unser Mitgefühl, denn die dadurch entstehenden seelischen Belastungen können erdrückend sein.

Trotz der Unruhen um die Chirurgie, trotz mancher Querschüsse und Intrigen von Kollegenseite oder aus der Politik, ließ sich in den Jahren 1991–2000 am Ferdinand-Sauerbruch-Klinikum eine gute Medizin verwirklichen, und auch die wissenschaftlichen Aktivitäten ließen sich wie geplant fortführen. Als glückliche Fügung erwies sich, dass die in Wuppertal ansässige Paul-Kuth-Stiftung, mit der die Forschung zu Alterskrankheiten und insbesondere zur Diabetologie gefördert wurden, unsere Projekte fast jedes Jahr unterstützte.

Im Jahre 1996 wurde die Geschäftsführung der Städtischen Kliniken von dem Klinikbetreiber SANA übernommen, womit allerdings der politische Einfluss keineswegs nachließ. Auf dem neuen Geschäftsführer ruhten zunächst große Hoffnungen, aber bald zeigte sich, dass auch er mit dieser Aufgabe überfordert war. Er beherrschte zwar Sekundärtugenden des Managements, ließ aber immer wieder erkennen, dass er die eigene Klinik und ihre Abläufe nur unzureichend überblickte. Er war von dem Gedanken beseelt, dass eine Klinik nur dann zukunftsträchtig aufgestellt ist, wenn alles einmal gründlich verändert wird. Hierfür brachte er selbst den Begriff eines „turn-around-Managements" ins Spiel. Gemeinsam mit zwei von ihm berufenen externen „Beratern" für die Geschäftsführung entwickelte er einen Strukturplan mit dem schönen Namen „Strukturplan Alpha", der nach gewaltigen Investitionen einen Mittelrückfluss über Strukturverbesserung garantieren sollte. Geschickt hat er die Chefärzte, die bei Vollzug seines Planes als Gewinner hervorgehen würden, einbezogen und politische Unterstützung gesucht. Schließlich hat die Stadt Wuppertal, die selbst über keine freien Finanzmittel mehr verfügte, eine Bürgschaft für Banken und Kredite übernommen, so dass dieser Plan umgesetzt werden konnte. Ich selbst hatte vorher in einer Aufsichtsratssitzung eine ausführliche Dokumentation vorgelegt, aus der hervorging, dass mit einer Refinanzierung durch die geplanten sehr umfangreichen strukturellen und räumlichen Veränderungen kaum zu rechnen sei. Diese Auffassung wurde auch von vielen Kollegen geteilt, für die diese Erkenntnis allerdings keine Probleme bedeuteten. Die enorme Schuldenlast, es handelte sich um weit über 100 Millionen DM, würde schon irgendwie vom Land Nordrhein-Westfalen, von der Stadt, von den Krankenkassen oder von den Banken zu tragen sein.

Mit der Prognose über die wirtschaftliche Zukunft der Städtischen Kliniken sollte ich Recht behalten. An eine Refinanzierung der immensen Kosten für den sogenannten „Strukturplan Alpha" war nicht im Entferntesten zu denken. Schließlich mussten die Kliniken im Jahre 2002 an einen privaten Betreiber, die HELOS Kliniken verkauft werden, wobei die Stadt Wuppertal auf einem großen Kostenblock von ca. 60 Millionen Euro sitzen blieb.

Nach meinen kritischen Bemerkungen im Aufsichtsrat wurde ich vom damaligen Geschäftsführer ganz offen bekämpft. Es fielen Zitate wie „den Köbberling werde ich filetieren". Die Situation der Stunde ausnutzend wurden auch die Attacken des ehemaligen Abteilungsarztes für Gastroenterologie, der in der Klinik in Zukunft gern die erste Rolle spielen wollte, immer heftiger und unerträglicher. Die letzten fünf Berufsjahre in einer solchen Umgebung zu verbringen, schien mir ein nicht sehr erfreulicher Ausblick.

9.4 Kliniken St. Antonius

Im Sommer 1999 war der internistische Chefarzt der Kliniken St Antonius in Wuppertal plötzlich und unerwartet verstorben. Der Geschäftsführer dieser Kliniken, Michael Kaufmann, hat daraufhin vorsichtig bei mir angefragt, ob ich bereit wäre, meine Tätigkeit dorthin zu verlagern. Es bedurfte nur weniger Gespräche, bis ich mit dem Geschäftsführer und dem Aufsichtsratsvorsitzenden in noch geheimen Gesprächen eine Einigung über einen Wechsel erzielen konnte. In einem Schreiben an den Oberbürgermeister habe ich dann angefragt, ob eine Beurlaubung aus dem Beamtenverhältnis denkbar wäre. Nach Eingang dieses Schreibens wurde in der Geschäftsführung der städtischen Kliniken eine Flasche Champagner geöffnet, und als Gerüchte durchdrangen, ich könnte mich für die St. Antonius Kliniken interessieren, rief der Geschäftsführer der Städtischen Kliniken bei seinem Kollegen der Kliniken St. Antonius an. Er soll bei dieser Gelegenheit gesagt haben „nehmen Sie doch den Köbberling, dann haben wir unsere Ruhe". Von da ab konnte der Wechsel offen vorbereitet werden, vor allem nachdem der Personaldezernent der Stadt mir zugesichert hatte, einer Beurlaubung zuzustimmen.

Nachdem alles klar war und die Presse mit einer gewissen Häme über den Zustand bei den Kliniken und den selbstverschuldeten Verlust ihres Chefarztes berichtet hatte, trat ein Bewusstseinswandel ein. Von Seiten der Politik und der Chefärzte wurde nun alles versucht, diesen Wechsel doch noch zu verhindern. Dabei spielte auch eine Rolle, dass ich kurz vorher den Lehrstuhl für Innere Medizin bei der Universität Witten/Herdecke übernommen hatte. Jetzt erst wurde nämlich klar, dass diese Ernennung ad personam erfolgt war, dass der Lehrstuhl also gemeinsam mit mir zu den St. Antonius Kliniken wandern würde. Die Politiker mussten aber erkennen, dass ihre Einsicht zu spät gekommen war, denn die Verträge mit den Antonius Kliniken waren abgeschlossen, nachdem eine Zusage für eine Beurlaubung erfolgt war.

Überraschenderweise kam es dann zu einem erneuten Bewusstseinswechsel, und in einer feierlichen Abschiedsveranstaltung wurden sehr freundliche Reden gehalten, wobei nicht mit Lob und Dank für meine 14-jährige Chefarzttätigkeit gespart wurde.

Bei den Kliniken St. Antonius wurde mir eine sehr feierliche Einführungsveranstaltung geboten. Neben mehreren kleinen Ansprachen hielt Jürgen Windeler eine freundliche Rede zu meiner Person und Günter Ollenschläger, Berlin, Leiter der Ärztlichen Zentralstelle Qualitätssicherung der Deutschen Ärzteschaft, hielt einen Festvortrag zum Thema „Qualitätssicherung in der Medizin – wem nützt das?". Ich selbst habe einen eher humoristischen Vortrag mit dem Titel: „Ein heimatkundlicher Beitrag zur Wissenschaftsgeschichte" gehalten und dabei über die Wuppertaler sprechenden Pferde berichtet. Diese sehr merkwürdigen Vorgänge aus der ersten Hälfte des 20. Jahrhunderts werden im Kapitel „Vom Wert des Zweifels" geschildert.

Mit dem Wechsel ergab sich für mich die Chance, bei den Kliniken St. Antonius die Innere Medizin neu zu strukturieren und zu gestalten. Neben der leitenden Oberärztin, Helene Höhler, haben acht weitere Kollegen und auch meine langjährige Sekretärin, Roswitha Dicken, gemeinsam mit mir den Wechsel von den Städtischen Kliniken an die Kliniken St. Antonius vollzogen, so das wir als eingespielte Mannschaft den uns gewohnten Arbeitsstil fortsetzen konnten. Gemeinsam mit den Leitern der schon vorhandenen Abteilungen für Gastroenterologie, Karl-Josef Goerg, und für Hämatologie/Onkologie, Matthias Sandmann, haben wir ein Zentrum für Innere Medizin gegründet, und sehr bald wurde ein weiterer Kollege mit dem Schwerpunkt Pneumologie, Kurt Rasche, hinzugewonnen. Dankenswerterweise haben alle Kollegen und die Geschäftsführung mein Konzept einer gemeinsam geführten Klinik für Innere Medizin mit Schwerpunktbildungen innerhalb der Klinik unterstützt.

Auch bei den Kliniken St. Antonius konnte im begrenzten Rahmen noch eine wissenschaftliche Tätigkeit fortgesetzt werden. Als akademisches Lehrkrankenhaus für die Universität Düsseldorf hatten wir Studierende im praktischen Jahr zu betreuen. Gleichzeitig absolvierten Studentinnen und Studenten der Universität Witten Herdecke jeweils ein mehrwöchiges Blockpraktikum in innerer Medizin an unserer Klinik. Einige Assistenten unserer Klinik konnten zu wissenschaftlicher Arbeit geführt werden, haben Dissertationen erstellt und wurden promoviert.

Mir selbst ließ man auch in dieser Klinik die notwendigen Freiheiten für verschiedene externe Tätigkeiten. Neben vielen ehrenamtlichen Aufgaben in Gremien, über die an anderer Stelle berichtet wird, hatte ich im Jahre 2003 als Präsident den Europäischen Internisten-Kongress in Berlin zu organisieren, was natürlich mit vermehrten Abwesenheiten verbunden war. Ich war sehr dankbar, dass die Geschäftsführung der Antonius Kliniken hierin einen Imagegewinn gesehen und die Fehlzeiten toleriert hat.

9.5 KSB Klinikberatung

Mit einer gewissen Bewunderung hatte ich zur Kenntnis genommen, dass einer unserer PJ-Studenten, Nikolai von Schroeders, zunehmend für ökonomische Fragen des Gesundheitswesens Interesse zeigte. Er gründete schon im Jahr 2001 eine Beratungsfirma, die ihre Dienstleistungen an den Schnittstellen zwischen medizinischer Qualität und Ökonomie anbietet. An dieser Beratungsgesellschaft habe ich mich als Minderheitsgesellschafter beteiligt, allerdings ohne selbst in das operative Geschäft einzusteigen.

Gemeinsam mit Nikolai von Schroeders habe ich bereits im Jahre 2002 in der Zeitschrift „Medizinische Klinik" eine Arbeit zum Thema „Einfluss von Vergütungssystemen auf die medizinische Qualität" publiziert [159]. Die neuen Vergütungssysteme sollten ja erklärtermaßen zu einer medizinisch und ökonomisch vertretbaren Leistungsbegrenzung beitragen. Während sehr häufig betont wird, dass das Unterlassen einer notwendigen Untersuchung oder Therapie einen Patienten potentiell gefährden könnte, wird nur selten das Thema medizinischer Konsequenzen durch Abbau überflüssiger Leistungen analysiert. Wir haben deshalb etwas ausführlicher dargestellt, dass die Durchführung nicht notwendiger Untersuchungen und Therapien die Behandlungsqualität gefährden könnte, denn jede unnötige Diagnostik und jede unnötige Therapie stellen ein vermeidbares Risiko für den Patienten dar.

Die kleine Firma unter dem Namen KSB Klinikberatung GmbH, die sehr stark auf die Person von Nikolai von Schroeders ausgerichtet ist, wuchs langsam und stetig. Leider haben sich die Schwerpunkte der Beratungstätigkeit sehr deutlich in Richtung Ökonomie verschoben. Beratungsaufträge, die ihren Fokus auf medizinische Qualität ausrichten, sind nur vereinzelt eingegangen. Immer wieder wird die Erfahrung gemacht, dass von Seiten der Klinikverwaltungen finanzielle Mittel nur für solche Beratungsaufträge zur Verfügung gestellt werden, bei denen ein unmittelbarer Gewinn zu erwarten ist. Meine eigenen Bemühungen, Beratungen im Zusammenhang mit der Einführung von CIRS (*Critical Incident Reporting System*) in deutschen Kliniken anzubieten, sind bis auf vereinzelt angeforderte Vorträge zu diesem Thema gescheitert.

Im Jahre 2007 wurde begonnen, eine eigene kleine Schriftenreihe von KSB Klinikberatung unter dem Namen „Cordatus" herauszugeben, die ich regelmäßig betreut habe. Nach Schwerpunktheften zu den Themen „Qualitätsberichte", „Spannungsfeld Erlössicherung", „Markt und Strategien in der Krankenhauslandschaft" und „Arbeitswelt Medizincontrolling" stand ein fünftes Heft ganz unter dem Oberthema „Ökonomie und medizinische Qualität – ein Widerspruch?", also unter einem Thema, das sich dem Kernthema der KSB Klinikberatung zuwandte [160]. Es wurde dargestellt, dass es nicht nur wichtig ist, Mediziner mit den Grundlagen betriebswirtschaftlicher Aspekte vertraut zu machen, sondern dass umgekehrt auch die wirtschaftlichen Entscheidungsträger im Gesundheitswesen erlernen müssen, die Bedeutung der ärztlichen und pflegerischen Qualitäten bei ihren strategischen Perspektiven angemessen zu berücksichtigen.

9.6 Neuer Klinikträger

Leider stellte sich etwa ab dem Jahr 2007 zunehmend heraus, dass sich das Management der Antonius-Kliniken mit vielen Ideen und Aktivitäten übernommen hatte und nicht mehr in der Lage war, den drohenden finanziellen Kollaps abzuwehren. So kam es Mitte 2009 zu einem Verkauf an einen finanziell stärkeren Partner, die Kölner „Cellitinnen", die heute diesen Klinikverbund betreiben. Auch unter diesem neuen Betreiber konnte ich mit einer kleinen Teilzeitanstellung meine Tätigkeit als ärztlicher Berater im Risikomanagement der Klinik fortsetzen und von meinem Dienstzimmer aus die externen ehrenamtlichen Aktivitäten fortführen. Nachdem ich diese Anstellung zu Ende März 2017 gekündigt hatte, hat die Klinikleitung zwölf Jahre nach meiner offiziellen Pensionierung für mich eine Abschiedsveranstaltung in der Wuppertaler Stadthalle organisiert. Zu dieser Veranstaltung wurden als Festredner zwei führende Vertreter aus Bereichen geladen, die während meiner beruflichen Tätigkeit eine besondere Rolle gespielt haben. Für die Arzneimittelkommission der deutschen Ärzteschaft sprach deren Vorsitzender, Wolf-Dieter Ludwig, und für die Deutsche Gesellschaft für Innere Medizin war der Generalsekretär, Professor Ulrich Fölsch, geladen. Die mit dieser festlichen Verabschiedung zum Ausdruck gebrachte Wertschätzung hat mich sehr gefreut.

9.7 Gesellschaft der Freude der Bergischen Universität

Obwohl die Bergische Universität Wuppertal keine Medizinische Fakultät hat, hatte ich im Laufe der Zeit vielfältige Kontakte zu verschiedenen Bereichen der Universität. Als man mich bat, den Vorsitz der Gesellschaft der Freude der Bergischen Universität (GFBU) zu übernehmen, habe ich gern zugestimmt. Damit eröffnete sich mir ein weiterer Zugang zum akademischen Leben dieser Stadt.

Im Jahr 2007 habe ich unter dem Namen UniTal eine Vortragsreihe von Professoren der Bergischen Universität für die Bürger der Stadt ins Leben gerufen. Diese Vorträge in der historischen CityKirche in Elberfeld sind regelmäßig sehr gut besucht. Beteiligt war ich ferner an der Gründung eines neuen Studienganges an der Bergischen Universität über Medizinökonomie und Gesundheitsmanagement, der im Fachbereich Wirtschaftswissenschaften angesiedelt ist, für dessen Ausgestaltung aber ein medizinischer Sachverstand unverzichtbar ist. In diesem Zusammenhang konnte ich für einige Semester sogar wieder Vorlesungen übernehmen, was mir große Freude bereitet hat.

Die GFBU wurde im Jahr 2015 in „Freunde und Alumni der Bergischen Universität" (FABU) umbenannt und mit Alumnivereinigungen der Universität fusioniert. Auch nachdem ich im Jahr 2018 den Vorsitz dieser Gesellschaft in jüngere Hände geben konnte, werde ich dieser Gesellschaft weiterhin angehören und verschiedene

Aufgaben übernehmen, insbesondere die Fortführung der Vortragsreihe UniTal für Wuppertaler Bürger.

Drei große Monotypien des Künstlers Horst Gläsker mit dem Namen „Chaos und Ordnung", die ich schon in meine Diensträumen des Ferdinand-Sauerbruch-Klinikums hängen hatte, habe ich der Bergischen Universität geschenkt. Sie wurden im März 2019 im Rahmen einer kleinen Feierstunde offiziell der Universität übergeben, wo sie in einem Neubau für die naturwissenschaftlichen Fächer einen guten repräsentativen Platz gefunden haben.

In Anerkennung meines langjährigen Einsatzes für die Belange der Universität wurde mir im Januar 2019 die Ehrenmedaille der Bergischen Universität Wuppertal verliehen. Dies fand im Rahmen der Preisverleihungen für hervorragende Abschlussarbeiten aus der Universität durch die FABU statt. Der Rektor Lambert Koch hatte hierzu eine sehr freundlich Dankesrede vorbereitet, in der er neben meinem Einsatz für die Bergische Universität vor allem meine langjährigen Bemühungen um die Wissenschaft in der Medizin hervorhob. Er hat dabei auch den von mir häufig zitierten Satz von Jaspers genannt: „Die Unwissenschaft ist der Boden der Inhumanität".

9.8 Das Bundesverdienstkreuz

Anfang des Jahres 2018 erhielt ich aus dem Büro des Wuppertaler Oberbürgermeisters die Mitteilung, dass mir das Bundesverdienstkreuz am Bande verliehen werden soll. Wie üblich soll es vertraulich bleiben, auf wessen Initiative diese Ehrung zurückgeht und welche ehrenamtlichen Betätigungen hierfür Anlass gegeben haben. Aus der Laudatio, die der Oberbürgermeister bei der Verleihung gehalten hat, lässt sich aber ablesen, dass vor allem meine frühen Bemühungen um eine evidenzbasierte Medizin (EbM) und meine langjährigen Aktivitäten in Kommissionen zur Arzneimittelsicherheit den Ausschlag gegeben haben.

In meiner Dankesrede habe ich erwähnt, dass ich die Verleihung als einen späten Ausdruck der Wertschätzung für den Einsatz zu Gunsten einer rationalen Pharmakotherapie auffasse. Die sich über 25 Jahre hinziehenden Beteiligungen an der sog. Aufbereitungskommission und anschließend an zwei Kommissionen für die Positivliste waren ja mit manchen Anfeindungen und leider wenig Dankbarkeit verbunden. In diesem Zusammenhang habe ich die Geschichte der geschredderten Positivliste erzählt, die ein Abteilungsleiter aus dem Gesundheitsministerium dem Vorsitzenden des Verbandes der Pharmaindustrie als Geburtstagsgeschenk überbracht hatte.

9.9 Wuppertal privat

Privat war der Wechsel aus der kleinen stark akademisch geprägten Stadt Göttingen in die Großstadt Wuppertal, die durch eine industrielle Vergangenheit geprägt ist, nicht leicht. Meine Frau Gertrud und ich haben jedoch bewusst hart daran gearbeitet, uns mit dieser Stadt zu identifizieren und gesellschaftliche Kontakte zu finden. Anlässlich meines 50. Geburtstags konnte ich berichten, dass uns dies endgültig gelungen war. Wir hatten in Wuppertal ein schönes Haus gekauft und nach eigenen Vorstellungen umbauen lassen. Eine Vielzahl von Freundschaften ergab sich über die Nachbarschaft, Sportvereine, meine Mitgliedschaft im Rotary-Club sowie Gertruds Mitgliedschaften im Inner-Wheel-Club und bei den Soroptimisten. Wir konnten den hohen Standard kultureller Angebote dieser Stadt genießen und mehr und mehr ihre verborgenen Reize entdecken.

Nachdem meine Frau Gertrud im Jahre 1993 ihre eigene Praxis mit dem Spezialgebiet „Diagnostik und Therapie von Schilddrüsenerkrankungen" eröffnet hatte, ergab sich auch für sie eine sehr befriedigende berufliche Tätigkeit.

Im Jahr 2014 konnten wir im Kreis von Familie und Freunden unsere goldene Hochzeit feiern. Unsere Kinder haben dabei launige, aber auch tiefsinnige Reden auf uns gehalten, jeweils aus der Sicht ihrer Professionen (Anne: Geschichte und Politik, Johannes: Chemie und Pharmaforschung, Veronika: Mathematik und Logistik): Sechs unserer damals sieben Enkel haben selbstverfasste Lieder über uns gesungen. Als besondere Überraschung haben uns die Kinder eine gemeinsame Reise mit den Enkeln nach Edinburgh geschenkt, der Stadt, in der wir vor mehr als 50 Jahren unsere Ehe beschlossen hatten.

Leider haben sich bald darauf bei Gertrud Anzeichen von Spätschäden einer Bestrahlung nach einer früheren Krebserkrankung bemerkbar gemacht. Nach mehreren quälenden Operationen und längeren Aufenthalten in verschiedenen Kliniken ist sie im Jahr 2015 verstorben. Die Teilnahme von über 200 Gästen an ihrer Trauerfeier spiegelt ihre große Wertschätzung im weiten Freundes- und Bekanntenkreis wider.

9.10 Neues Glück

Als eine unverhoffte glückliche Fügung hat es sich ergeben, dass ich Kontakt zu einer pensionierten ärztlichen Kollegin aus Hannover, Christa Wagner, gefunden habe, die mir aus sehr alten Zeiten in Holzminden bekannt war, – sie war Schulfreundin meiner jüngeren Schwester Veronika. Wir hatten uns in den langen Jahren ein einziges Mal eher zufällig auf einem Kongress getroffen, aber als wir uns jetzt nach vielen Jahren wiedersahen, trat schnell eine bemerkenswerte Vertrautheit ein.

Mit der neuen Partnerin Christa Wagner habe ich auf vielen Bereichen unseres persönlichen Lebens neue Gemeinsamkeiten gefunden. Durch viele Gespräche über ihre frühere Tätigkeit ist mein Verständnis für die Welt des niedergelassenen Haus-

arztes deutlich gewachsen. Andererseits nimmt Christa mit Interesse an meinen be-
ruflich-wissenschaftlichen Aktivitäten teil. Noch nie ist mir jemand begegnet, der so
sorgfältig wie sie Texte korrigiert und kritisch begleitet.

Schon bald sind wir zusammengezogen und im Dezember 2018 haben wir geheiratet. Eine Hochzeitsfeier im üblichen Sinne haben wir nicht veranstaltet. Stattdessen
haben wir alle unsere Kinder und Enkel, zusammen 24 Personen, zu einer dreitägi-
gen Nachweihnachtsfeier in ein Ferienhotel im Sauerland eingeladen. Es war ein
sehr schöner „Aufschlag" für die neue Großfamilie. Zusammen haben wir jetzt 14 En-
kelkinder und genießen zunehmend das Familienleben. Wir unternehmen viele Reisen und freuen uns auf eine hoffentlich noch lange gemeinsame Zeit. Wir nutzen zunehmend die Möglichkeit, in unserem Ferienhaus in Ibiza gemeinsame Zeiten mit
Kindern und Enkeln zu verbringen.

Schon seit Jahren organisiere ich regelmäßig einwöchige Kulturreisen mit 20 bis
28 Freunden. Nach früheren Reisen nach Sizilien, zum Golf von Sorrent und Apulien,
nach Rumänien und nach Syrien (wenige Wochen vor Beginn des Aufstands), wurde
die Serie gemeinsam mit Christa fortgesetzt. Im Jahre 2016 waren wir in Asturien, danach in der Normandie, dann in Irland und im Jahr 2019 ging die Reise nach Danzig,
Masuren (u. a. in meine Geburtsstadt Lötzen) und Warschau. Meine Schwester Eva
Maria und nein Bruder Matthias haben an der Reise teilgenommen. Es war ein sehr
bewegender Moment, als wir zu Dritt vor dem Krankenhaus in Lötzen standen, in
dem wir gewohnt hatten und das wir vor 75 Jahren verlassen mussten.

Für unsere Wuppertaler Freunde haben Christa und ich eine Veranstaltungsserie
unter dem Namen „Kultur am Freudenberg" begonnen. Für 30 bis 35 Gäste organisieren wir als eine Sonntagsmorgen-Matinee in unserem Wohnzimmer kleine Veranstaltungen mit Musik, Theater oder bildender Kunst. Bei einem kleinen Umtrunk
am Ende der Veranstaltungen ergibt sich die Möglichkeit für einen vertiefenden Gedankenaustausch mit den geladenen Künstlern.

10 Schilddrüse

Wahrhaftes unaffektiertes Misstrauen in allen Stücken ist das sicherste Zeichen von Geistesstärke.
Georg Christoph Lichtenberg

10.1 Einstieg in die Thyreologie

Schilddrüsenerkrankungen gehörten an der Göttinger Medizinischen Universitätsklinik ursprünglich weder in der Patientenbetreuung noch in der klinischen Forschung zum Spektrum der Endokrinologie. Wie an vielen anderen Orten wurde die Schilddrüse praktisch ausschließlich von den Nuklearmedizinern bearbeitet. Bis Ende der 60er Jahre beschränkten sich die diagnostischen Möglichkeiten bei Schilddrüsenstörungen neben den klinischen Parametern fast ganz auf das Szintigramm und den Radiojodtest. Erst mit dem Aufkommen der Radioimmunoassays als eine Möglichkeit der direkten Bestimmung von Hormonkonzentrationen im Blut gewannen Endokrinologen zunehmend Interesse an diesem Organ. Alexander von zur Mühlen aus unserer Göttinger Arbeitsgruppe hatte sehr früh einen Test für die TSH-Bestimmung entwickelt, mit dem sich erstmals Untersuchungen über die Hormonachsen zwischen Hypothalamus, Hypophyse und Schilddrüse durchführen ließen. Der Einsatz des synthetischen Thyreotropin-Releasing-Hormons brachte nicht nur neue Erkenntnisse, sondern führte auch zu einem damals sehr wichtigen Funktionstest, dem TRH-Test. An den durch diesen Test möglich gewordenen ersten wissenschaftlichen Untersuchungen zur TSH-Regulation habe ich mich ab 1969 beteiligt [161–165].

In den Folgejahren habe ich mehrere wissenschaftliche Arbeiten zu verschiedenen klinischen Problemen aus dem Gebiet der Schilddrüsenerkrankungen verfasst. Nach einer Beschreibung einer Familie mit einer genetisch bedingten Vermehrung des thyroxinbindenden Globulins habe ich zusammenfassende Darstellungen über verschiedene erbliche und nicht erbliche Störungen dieses Bindungsproteins [166,167] publiziert. In einer anderen Arbeit habe ich mich mit therapeutischen Problemen bei Patienten mit Schilddrüsenhormonresistenz auseinandergesetzt [168]. Ein weiteres Thema war die Hypothyreose, insbesondere kritische Komplikationen bei dieser Erkrankung [169,170]. Als Auftragsarbeit für ein Lehrbuch habe ich mich ferner mit der Diagnostik und der Substitutionstherapie bei malignen Schilddrüsenerkrankungen befasst [171,172].

10.2 Altershyperthyreose

Ende der 70er Jahre habe ich eigene systematische Untersuchungen auf dem Gebiet von Schilddrüsenerkrankungen begonnen. Gemeinsam mit dem damaligen Doktoranden Gerhard Hintze, späterer Assistent und Oberarzt in meiner Wuppertaler Kli-

https://doi.org/10.1515/9783110676594-010

nik, jetzt Chefarzt in Bad Oldesloe, wurden die Besonderheiten der Hyperthyreose im höheren Lebensalter untersucht. Dafür wurde das klinische Krankheitsbild bei 77 Patienten im Alter von über 60 Jahren mit einer nachgewiesenen Hyperthyreose systematisch charakterisiert. Hintze konnte deutlich herausarbeiten, dass neben dem fast regelmäßig zu beobachtenden Gewichtsverlust vor allem Symptome wie eine allgemeine Schwäche, Tachykardie, Appetitverminderung, Belastungsdyspnoe, Apathie, Antriebsarmut oder Depression vorkamen. Dieses uncharakteristische klinische Bild, das deutlich von dem bekannten klinischen Bild der Hyperthyreose im jüngeren Lebensalter abweicht, führt dazu, dass diese Störung bei älteren Patienten häufig nur mit Verzögerung oder gar nicht diagnostiziert wird. In mehreren Vorträgen und Publikationen haben wir auf dieses Problem hingewiesen [173–179]. Hyperthyreosen im höheren Lebensalter kamen in diesen Jahren, in denen in Deutschland noch ein hochgradiger Jodmangel herrschte, sehr häufig als jodinduzierte Hyperthyreosen (s. u.) vor. vor. In diesem Rahmen haben wir auch mehrere Studien zur Epidemiologie und zur Therapie von Strumen im höheren Lebensalter [180–182] publiziert.

Die Publikationen zur Altershyperthyreose lösten eine Reihe von Bitten um Übersichtsarbeiten und Buchbeiträgen zum Thema Schilddrüse und Alter aus, insbesondere auch zu Besonderheiten der Pharmakotherapie bei betagten Patienten [183–187].

10.3 Der endemische Jodmangel

Bis etwa zur Jahrtausendwende stand bei der Beschäftigung mit Schilddrüsenerkrankungen der endemische Jodmangel in Deutschland ganz im Vordergrund. Verschiedene epidemiologische Untersuchungen hatten gezeigt, dass die durchschnittliche Jodaufnahme in Deutschland nur etwa einem Drittel der Menge entsprach, die von der Weltgesundheitsorganisation als untere Grenze für eine ausreichende Jodversorgung empfohlen wurde. Dementsprechend gab es in Deutschland noch außerordentlich viele Menschen mit einer Struma, auch Kropf genannt. Obwohl der Zusammenhang zwischen Jodmangel und Schilddrüsenerkrankungen schon Anfang des 19. Jahrhunderts bekannt war, und obwohl bereits seit Anfang des 20. Jahrhunderts belegt war, dass sich mit einer Zugabe von Jod zum Speisesalz die Strumahäufigkeit drastisch verringern lässt, war bis Anfang der 80er Jahre des vergangenen Jahrhunderts das zur Vorbeugung geeignete und im Handel erhältliche jodierte Speisesalz mit dem Aufdruck versehen „nicht zu verwenden bei Schilddrüsenkrankheiten". Die wissenschaftlich tätigen Thyreologen in Deutschland entwickelten sich bald zu einer Art Lobbygruppe für die Einführung von jodiertem Speisesalz. Zur Belegung der wissenschaftlichen Grundlage wurden überregional angelegte Studien über die Jodkonzentration im Urin bei Menschen verschiedener Altersgruppen durchgeführt, an denen wir uns mit der Göttinger Arbeitsgruppe auch beteiligt haben. Rainer Gutekunst aus Lübeck hatte diese Studien zunächst für Deutschland koordiniert, übernahm dann sogar eine Aufgabe innerhalb der WHO für internationale Aktivitäten zur ausreichenden Jodierung von Speisesalz. Anfang der 80er Jahre wurde dann endlich offiziell jodiertes Speisesalz ohne Warnhinweis in Deutschland eingeführt. Im Gegensatz zu anderen Ländern, die das jodierte Speisesalz als Regelsalz für alle Haushalte und die Lebensmittelindustrie eingeführt hatten, erfolgte die Verwendung in Deutschland ausschließlich auf freiwilliger Basis. Gemeinsame Aktivitäten verschiedener deutscher Schilddrüsenspezialisten, koordiniert in mehreren Arbeitsgruppen, haben schließlich dazu geführt, dass bis zu 70 % des verkauften Speisesalzes Jod enthielt. Sehr bald wurde allerdings klar, dass diese Maßnahme nicht ausreichen konnte, solange das in der Nahrungsmittelproduktion und in Großküchen verwandte Salz weiterhin „jodfrei" blieb [188]. Wir selbst haben in Göttingen die Jodausscheidung bei Kindern untersucht, um festzustellen, ob die Kinder, bei denen zu Hause Jodsalz verwendet wird, nachweislich eine bessere Jodversorgung haben als die anderen [189]. Der Unterschied war äußerst gering. Auch bei Verwendung von jodiertem Speisesalz im Haushalt hatten die Kinder nach wie vor einen ausgeprägten Jodmangel.

Mit der liberalen Rechtsauffassung in unserem Land war es schwer vereinbar über das Prinzip der Freiwilligkeit hinaus zu gehen und eine allgemeine und verbindliche Jodierung des Speisesalzes einzuführen. In dem damals noch existierenden zweiten deutschen Staat gab es entsprechend der dort herrschenden Gesellschaftsordnung solche Skrupel nicht und so konnte schon in den 80er Jahren der Jodmangel in der ehemaligen DDR sehr viel besser bekämpft werden.

Im Frühjahr 1989 fand in Karl-Marx-Stadt, dem heutigen Chemnitz, eine Tagung über den Jodmangel und seine Bekämpfung statt, zu der auch zwei westdeutsche Vertreter eingeladen wurden. Gemeinsam mit dem Präsidenten der Deutschen Gesellschaft für Endokrinologie, dem Düsseldorfer Biochemiker Wolfgang Staib, durfte ich diese Konferenz besuchen und dort auch über die recht begrenzten Möglichkeiten der Jodsupplementierung in Westdeutschland berichten.

Ganz unabhängig von den wissenschaftlichen Fragen war diese Reise in die DDR in den letzten Monaten vor deren Zusammenbruch ein Erlebnis. Erst vor Ort erfuhr ich, dass diejenigen Vertreter aus dem Osten, die uns bei den nationalen wissenschaftlichen Kongressen als Delegierte besuchten, und die jeweils mit großem Beifall begrüßt wurden, ganz eindeutig Anhänger des Systems waren. Die Mehrzahl der Kollegen, mit denen ich in Chemnitz sprechen konnte, gehörte nicht der herrschenden Klasse an. Die Beobachtung, dass diese sich immer erst vergewissernd umguckten, ob keiner der Systemvertreter zuhörte, ehe sie mit mir redeten, war schon bedrückend. Wenige Monate später kam die Wende und die ehemals Unterdrückten übernahmen nun die Aufgabe, die wissenschaftliche Endokrinologie in den neuen Bundesländern zu vertreten. Mit mehreren von ihnen stand ich über viele Jahre in engem Kontakt, besonders mit dem örtlichen Gastgeber des Kongresses, Karl-Heinz Bauch. Ulrich Dempe dagegen, einer der besonders systemnahen Vertreter, der mehrfach beim Internistenkongress mit Applaus begrüßt wurde, hatte 1989 in Karl-Marx-Stadt noch erkennbar Angst verbreitet. Nach der Wende ist er untergetaucht und bis heute spurlos verschwunden.

Während des Jodkongresses in Karl-Marx-Stadt gab es einen Festabend im Schloss Moritzburg, bei dem ich im Namen der westdeutschen Vertreter ein Grußwort sprechen sollte. Ich habe versucht, dieses Grußwort humoristisch zu gestalten und habe einen Vortrag über „deutsch-deutsche Gemeinsamkeiten" gehalten, die sich im Jodmangel manifestieren. Dabei habe ich auch humorvolle Anspielungen auf Personen und Umstände gemacht. Später hat man mir gestanden, dass die Gastgeber höchste Befürchtungen bezüglich von Sanktionen durch die Staatsmacht hatten, die bis hin zu meiner persönlichen Sicherheit gingen. Humor war bei den Funktionsträgern in der ehemaligen DDR bekanntlich nicht gern gesehen.

Im Jahre 1990, also unmittelbar nach der Wende, fand in Athen ein Europäischer Kongress über Probleme des Jodmangels statt. Dies war die Zeit, als auf beiden Seiten des gefallenen Vorhangs ein Unbehagen darüber herrschte, dass fast ausschließlich Veränderungen von West nach Ost vorgenommen wurden und dass praktisch keine Besonderheiten oder Errungenschaften des Ostens als Modell für den Westen dienten. So kam uns die Idee, dass die im östlichen Teil Deutschlands sehr viel erfolgreicheren Bemühungen um die Beseitigung des endemischen Jodmangels ein gutes Beispiel dafür sein könnten, mit einer Übertragung auch auf Westdeutschland ein Zeichen zu setzen. Rainer Gutekunst aus Lübeck, Wieland Meng aus Greifswald, meine Frau Gertrud und ich haben noch während des Athener Kongresses ein Manifest erarbeitet, in dem diese Position wissenschaftlich begründet wurde und in dem mögliche Aktionen zum Umsetzen der Erkenntnisse aufgelistet wurden. Bis heute glaube ich, dass es sich um gute und leicht umsetzbare Vorschläge gehandelt hat. Wir hielten es für eine gute Idee, diese Vorschläge noch vom Kongressort aus an die entsprechenden Instanzen des Bundesgesundheitsministeriums zu versenden. Gutekunst hatte schon damals einen Laptop bei sich, so dass wir unser Manifest fertig formulieren und ordentlich formatieren konnten. Wir hatten aber keinen eigenen Drucker, und so begab sich Rainer Gutekunst mit dem Laptop unter dem Arm auf den Weg, um irgendwo in Athen einen Ort zu finden, wo die entsprechende Datei ausgedruckt werden könnte. Keine der Banken oder Behörden, die er ansprach, verfügten über ein entsprechend kompatibles Gerät. Auf seiner Suche geriet er schließlich in einen Salon mit sehr freundlichen und hilfsbereiten Menschen, die auch tatsächlich über einen Drucker verfügten. Während der Drucker arbeitete, schaute sich Gutekunst etwas ausführlicher um, und zunehmend fiel ihm die etwas ungewöhnliche Kleidung der weiblichen Gastgeber auf. Schließlich war es nicht mehr zu übersehen, dass er in ein Bordell geraten war. Die technische Dienstleistung in Anspruch zu nehmen, hat ihm kein schlechtes Gewissen bereitet und wir haben das in diesem Etablissement ausgedruckte Manifest auch tatsächlich an das Ministerium gesandt.

Einige Monate später wurde ich von dem für diese Fragen zuständigen Ministerialdirigent Hermann Josef Papel zu einem Gespräch über unsere Vorschläge nach Bonn eingeladen. Während des gesamten Gespräches lag unser Ausdruck aus Athen vor ihm auf dem Tisch. Ich habe darauf verzichtet, ihm zu erklären, unter welchen Umständen dieser Ausdruck zustande gekommen war.

Pabel hat mir dabei mit vielen Worten erläutert, warum nach der deutschen Rechtsphilosophie eine „Zwangsjodierung" nicht in Frage komme. In Westdeutschland gehöre es zu den Grundsätzen, dass Menschen nicht zu ihrem Glück gezwungen werden dürfen. Es hat dann noch einige Jahre gedauert, bis eine gesetzliche Änderung in Deutschland dazu führte, dass auch die „Sackware" von Salz jodiert werden durfte, so dass damit dann auch die Lebensmittelindustrie und die Großküchen auf jodiertes Speisesalz zurückgreifen konnten. Mit dieser sehr einfachen Maßnahme konnte die Jodversorgung in Deutschland innerhalb weniger Jahre mehr als verdoppelt werden. Die durchschnittliche Jodaufnahme liegt heute nur gering unterhalb der von der Weltgesundheitsorganisation festgelegten Grenze, und die Strumaprävalenz bei Kleinkindern, die vor 20 Jahren noch bei über 30 % lag, liegt heute fast bei null. Mit den Bemühungen um eine ausreichende Jodversorgung in Deutschland darf aber natürlich nicht nachgelassen werden, auch wenn das damit zusammenhängende klinische Problem als weitgehend beseitigt zu betrachten ist.

10.4 Diagnostik und Therapie der Struma

Bis in die 80er Jahre hinein galt (und gilt fälschlicherweise bei manchen noch heute), dass zwar eine ausreichende Jodzufuhr zur Strumaprophylaxe wichtig sei, dass aber eine einmal eingetretene Jodmangelstruma mit Thyroxin zu behandeln sei. Dieses feste Bild, „Jod zur Vorbeugung, Thyroxin zur Therapie der Struma", war kombiniert mit der Vorstellung, dass über den Jodmangel ein latenter Hormonmangel ausgelöst wird, der zu einer vermehrten TSH-Ausschüttung führt, die dann ihrerseits die Schilddrüse zum Wachstum anregt. Nach dieser Vorstellung muss das TSH durch Thyroxin supprimiert werden, um die Struma zur Rückbildung zu bringen oder zumindest ein weiteres Wachstum zu verhindern.

Die Logik dieses Konzeptes hatte aber deutliche Schwachstellen. Schon Anfang des 19. Jahrhunderts wurde Jod zur Behandlung von Strumen mit großem Erfolg eingesetzt, und im Ausland war die Strumatherapie mit Jodid auch nie ganz verlassen und sogar durch kontrollierte Studien etabliert worden. Wenn der Jodmangel das pathogenetische Prinzip darstellt, ob nun über TSH oder über einen anderen Weg, dann müsste auch die Rückbildung der Struma, soweit sie überhaupt rückbildungsfähig ist, über eine Beseitigung des Jodmangels erzielt werden können.

Die Zweifel an der damaligen Lehrmeinung gaben uns Anlass zur Planung einer klinischen Studie, die im Jahr 1979 als Medizinische Dissertation bei der Universität Göttingen von Anne Ridder-Dirks durchgeführt wurde. Der Begriff „klinische Studie" ist hier allerdings etwas hoch gegriffen. Die rechtlichen und die meisten der qualitativen Anforderungen, die wir heute an klinische Studien stellen, waren bei unserer Studie nicht erfüllt. Die einjährige Therapiestudie wurde offen durchgeführt und die

Fallzahl von insgesamt 73 auswertbaren Patienten mit einer euthyreoten Struma (Schilddrüsenvergrößerung ohne Hormonmangel) war viel zu gering. Die Methode der Messung des Therapieerfolges allein über den mit einem Zentimetermaß bestimmten Halsumfang stellte natürlich ein sehr grobes und nur eingeschränkt reproduzierbares Verfahren dar.

Wir hatten folgende Therapiearme verglichen: 150 µg Thyroxin/Tag, 150 µg Jodid/Tag, die Kombination von 150 µg Thyroxin und 150 µg Jodid/Tag sowie 1000 µg Jodid/Tag. Nach einer Ausgangsuntersuchung erfolgten Kontrolluntersuchungen nach 2, 6, und 12 Monaten sowie 6 Wochen nach Absetzen der Therapie. Mit den genannten Einschränkungen konnten wir feststellen, dass zumindest mit der hohen Jodidgabe von 1000 µg/Tag ein besserer Therapieeffekt erzielt werden konnte, als mit der reinen Thyroxingabe. Auch bei den Studienarmen mit niedrigem Jodidgehalt hielt der Therapieeffekt nach Beendigung der Medikation deutlich länger an als nach der reinen Thyroxingabe. In allen Gruppen traten einzelne Fälle von leichten Hyperthyreosen auf, die Nebenwirkungen unterschieden sich zwischen den Gruppen aber kaum.

Aufbauend auf diesen Ergebnissen haben wir eine weitere Studie zur Therapie der Struma geplant, die vor allem Gerhard Hintze betreut hat. Auch diese fand noch in einer Zeit statt, bevor die heutigen strengen Richtlinien zur Durchführung klinischer Studien gültig waren. So hatten wir keinen Sponsor, kein Votum einer Ethikkommission und keine Patientenversicherung. Mit den uns damals zur Verfügung stehenden, sehr bescheidenen finanziellen Mitteln wäre eine ähnliche Studie heute nicht mehr denkbar. Die Ultraschalluntersuchung der Schilddrüse als ein vergleichsweise zuverlässiges Maß für die Schilddrüsengröße stand uns auch damals noch nicht zur Verfügung. Wir hatten deshalb folgende Methode ersonnen. An einem Weihnachtstag des Jahres 1979 hatte Gerhard Hintze aus Wachsresten Schilddrüsenmodelle verschiedener exakt vorgegebener Volumina modelliert, die uns die Fa. Henning in Plastik gießen ließ und die nebeneinander auf einem Brett als sog. „Thyreometer" angebracht wurden und so zum Vergleich mit dem Tastbefund dienen konnten. Das „Thyreometer", das damals auch allen anderen mit Schilddrüsenfragen befassten Arbeitsgruppen in Deutschland zur Verfügung gestellt wurde, besitze ich noch heute. Es befindet sich noch an den Wänden in mehreren Schilddrüsenpraxen und -Ambulanzen und stellt eine belustigende medizinhistorische Erinnerung dar, hat aber mit Einführung der Sonographie seine Bedeutung vollständig verloren.

Wir haben in der kontrollierten und diesmal doppelblind durchgeführten Studie 400 µg Jodid mit 150 µg Thyroxin und mit Placebo verglichen. Die palpatorisch ermittelte Größe der Schilddrüsen wurde von zwei erfahrenen Endokrinologen unabhängig voneinander geschätzt, wobei diese natürlich nicht über den jeweiligen Therapiearm informiert waren, in ihrer Auswertung also „blind" waren. In Bestätigung der Voruntersuchungen von Anne Ridder-Dirks fand sich auch in dieser Studie kein Unterschied zwischen Thyroxin und Jodid bezüglich der Wirkung auf die Schilddrüsengröße, beide waren aber einer Placebogabe deutlich überlegen [190,191]. Erneut konnten wir feststellen, dass nach Beendigung der Medikation der Therapieerfolg in der Jodidgruppe deutlich länger anhielt, als in der Thyroxingruppe.

Die Studienlage in den 80er Jahren ließ erkennen, dass die übliche Thyroxin-Medikation und eine Jodidgabe von etwa 300–500 µg zu vergleichbaren Ergebnissen bezüglich der Strumaverkleinerung führen, die jedoch nach Jodidgabe von längerer Dauer war. Sehr viel wurde seinerzeit über das Risiko einer jodinduzierten Hyperthyreose diskutiert, ein Risiko, das insbesondere ältere Menschen betreffen sollte. Wie unten ausgeführt, ist nach der deutlich verbesserten allgemeinen Jodversorgung in Deutschland die jodinduzierte Hyperthyreose eine Rarität geworden. Mit den Dosierungen von 300–500 µg sind derartige Nebenwirkungen fast nie aufgetreten, während anderseits ja auch die Thyroxin-Therapie bei älteren Patienten durchaus problematisch ist.

Es begann eine jahrzehntelange Diskussion über die Überlegenheit von Thyroxin oder Jodid zur Behandlung der Struma. Die Deutsche Gesellschaft für Endokrinologie hatte sich immerhin schon 1985 zu dem Statement durchgerungen, dass eine mehr als einjährige Therapie mit Thyroxin nicht sinnvoll sei und spätestens nach dieser Zeit in eine Jodgabe umgewandelt werden sollte.

Bereits mit dem Ergebnis der beiden geschilderten Studien war klar, dass das alte Konzept, nach dem die Struma mit Thyroxin und nicht mit Jodid zu behandeln sei, nicht zu halten war [192,193]. Später konnte auch durch andere Beobachtungen bestätigt werden, dass die Vorstellung über die Strumaentstehung durch TSH bei Jodmangel auf einem Irrtum beruhte. Nach mehreren epidemiologischen Studien war nämlich der zu messende TSH-Spiegel im Serum umgekehrt proportional zur Größe der bestehenden Struma. Außerdem wurde immer deutlicher, dass der Jodmangel in der Schilddrüse selbst zur Freisetzung von Wachstumsfaktoren führt und nicht über den Umweg des Regelkreises. In den Folgejahren haben wir aus unserer Göttinger Arbeitsgruppe mehrere Arbeiten zu diesem Thema publiziert [194–197], insbesondere auch zu der Frage der Rezidivprophylaxe nach Strumaoperationen [198].

> Die Auffassung, dass Jodid zur Vorbeugung der Struma wichtig sei, dass aber die Therapie der Struma mit Thyroxin zu erfolgen habe, wurde über viele Jahrzehnte fortgeschrieben. Zur Begründung wurden nicht klinische Endpunkte, sondern pathophysiologische Erklärungen herangezogen, die sich später als falsch herausgestellt haben. Dies entspricht nicht den Grundsätzen einer wissenschaftlichen Denkweise.

Die Erkenntnis, dass die Strumatherapie mit Jodid gleich gut oder besser als mit Thyroxin durchzuführen ist, hat sich nur sehr langsam durchgesetzt. Die Beobachtung, dass ein einmal eingefahrenes Konzept, insbesondere wenn es pathophysiologisch untermauert scheint, nur sehr mühsam zu korrigieren ist, stellt für die Medizin keine Seltenheit dar. In diesem Falle kamen das unverkennbare Interesse der Pharmaindustrie und das damit zusammenhängende Interesse der von der Industrie unterstützten Forschergruppen als wesentlicher Hemmfaktor hinzu.

Auf dem Gebiet der Schilddrüse hatte sich die Firma Henning als immer wieder großzügiger Sponsor für verschiedenste Untersuchungen und für wissenschaftliche Kongresse hervorgetan. Ein Jodidpräparat wurde lange Zeit aber weder von Henning noch von anderen Firmen angeboten. Ohne ein entsprechendes Handelspräparat mit definierten Jodidmengen konnte aber keine Umstellung der Strumatherapie von Thyroxin auf Jodid erfolgen. Im Jahre 1982 habe ich deshalb den Geschäftsführer der Firma Henning in Berlin aufgesucht und ein langes Gespräch mit ihm geführt. Ich habe ihn auf die klaren Erkenntnisse hingewiesen und dringend geraten, ein solches Präparat auf den Markt zu bringen, konnte ihn aber zum damaligen Zeitpunkt nicht dazu bewegen. Nach der Firmenphilosophie war Jodid nicht als ein Medikament, sondern als ein Nahrungsergänzungsmittel aufzufassen, und mit einem solchen in Tablettenform gepressten Nahrungsmittel wollte sich die Pharmaindustrie nicht selbst Konkurrenz für ihre gut etablierten Thyroxinpräparate machen. Es hat noch mehrere Jahre gedauert, bis Henning als erste Firma in Deutschland mit „Strumedical" eine Tablette mit einer definierten Jodidmenge auf den Markt brachte. Als die Bedeutung des Jodids für die Strumatherapie nicht mehr zu übersehen war, haben die Firmen begonnen, Kombinationspräparate aus Jodid und Thyroxin herzustellen und intensiv zu bewerben. Bis heute propagieren viele „Meinungsbildner" in der Thyreologie diese Präparate als die angeblich sicherste Methode zur Strumatherapie. Ich selbst habe mich immer gegen diese Präparate ausgesprochen. Mit wenigen Ausnahmen gilt die Regel, dass jemand der Thyroxin benötigt, kein Jodid benötigt und umgekehrt. Mischpräparate mit unterschiedlichen Therapiezielen sind sinnwidrig und abzulehnen.

In gewisser Weise hatte der Geschäftsführer der Firma Henning Recht, indem er Jod nicht als ein typisches Medikament im Sinne eines Arzneimittels ansah. Auch ohne Medikamente ließe sich eine ausreichende Jodzufuhr erzielen, am besten ohne aktives Zutun des Einzelnen, also mit einer ausreichenden Jodierung des Speisesalzes. Sollte dies im Einzelfall nicht ausreichen und müsste deshalb eine individuelle zusätzliche Jodgabe erfolgen, ließe sich auch dies ohne eine Tablette in der Form eines Arzneimittels erzielen. Im Jahre 1988 habe ich in einer Kurznotiz in der Zeitschrift Medizinische Klinik [199] erläutert, wie mit acht Tropfen einer vorher 1:250 verdünnten Lugolschen Lösung eine Jodgabe von 200 µg relativ exakt hergestellt werden könnte. Ein kleines Fläschchen von Lugolscher Lösung (nur die unverdünnte Lösung ist längere Zeit stabil), das über die Apotheke zu erhalten ist und nur wenige Euro kostet, würde für die Jodversorgung einer Person über mindestens drei Jahre ausreichen.

Dass die Korrektur lange gehegter Vorstellungen zu Pathophysiologie und Therapie von Krankheiten schwierig ist, insbesondere wenn wirtschaftliche Interessen damit verbunden sind, mag verständlich sein. Woher kommen aber ursprünglich die entsprechenden falschen Vorstellungen? Hierzu kann ich nur Spekulationen anführen, die mir allerdings recht plausibel erscheinen. Ende des 19. Jahrhunderts wurde das Krankheitsbild der Hypothyreose als klinische Entität beschrieben. Nachdem dann der Zusammenhang zwischen einer Schilddrüsenentfernung und dem entsprechenden klinischen Bild einer Unterfunktion erkannt wurde, wurde die Substitution mit frischem Schilddrüsengewebe aus dem Schlachthof begonnen. Hieraus entwickelte sich dann das erste industrielle Präparat, Thyreoidea siccata, also einfach getrocknete Tierschilddrüse, dargereicht in Kapselform. Sehr bald machte man die klinische Beobachtung, dass mit diesem Präparat nicht nur die Symptome einer Hypothyreose zu vermeiden waren, sondern dass vorhandene Strumen sich mit Thyreoidea siccata zurückbilden ließen. Hieraus wurde dann geschlossen, dass das Schilddrüsenhormon eben nicht nur zur Substitution von Unterfunktionen, sondern auch zur Behandlung von Strumen eingesetzt werden kann. Wir wissen heute, dass dies keineswegs verwunderlich ist, denn mit den Extrakten aus Tierschilddrüsen war natürlich eine große Menge Jod verabreicht worden. Als dann in den 20er Jahren des 20. Jahrhunderts Thyreoidea siccata durch synthetisches Thyroxin ersetzt wurde, wurde diese Therapie einfach fortgeführt. Eine gewisse Wirkung auf die Jodmangelstruma übt natürlich auch ein synthetisches Thyroxin aus, zumindest über das darin enthaltene Jodid. Damit war der Therapiestandard geboren und die einmal eingeführte und zumindest begrenzt auch wirksame Therapie der Jodmangelstruma durch Thyroxin wurde lange Zeit nicht mehr hinterfragt.

Mit verschiedenen weiteren Problemen der endemischen Struma habe ich mich in mehreren Übersichtsarbeiten [200–205] auseinandergesetzt. Im Jahr 1990 habe ich dann gemeinsam mit Renate Pickardt aus München im Springer-Verlag, Heidelberg, eine Monographie unter dem Titel „Struma" [206] herausgegeben, in der ich die Kapitel „Geschichtlicher Abriss", „Labordiagnostik" und „Medikamentöse Therapie" selbst verfasst habe.

Eine später häufig zitierte Übersichtsarbeit befasste sich ganz allgemein mit der Diagnostik von Schilddrüsenkrankheiten [207]. Schon damals habe ich die je nach Fragestellung erforderliche Stufendiagnostik dargestellt und vor unsinniger Überdiagnostik gewarnt. Immer wieder habe ich mich gemeinsam mit einer Vielzahl von Mitarbeitern mit verschiedenen Fragen der rationalen Diagnostik der Struma und anderer Schilddrüsenkrankheiten befasst [208–220] und dabei insbesondere auch das Problem der Verfälschung von Laborwerten durch nicht-endokrinologische Erkrankungen hervorgehoben. In einer weiteren Arbeit wurde auf die klinischen Besonderheiten der thyreoidalen Autonomie hingewiesen [221].

10.5 Wider den thyreologischen Ernst

Seit Ende der 70er Jahre fand regelmäßig ein zweijährig angesetztes Symposium über Schilddrüsenerkrankungen in Homburg an der Saar statt. Hierbei handelte es sich zunächst um eine persönliche Initiative eines dort tätigen Kollegen, der die Firma Henning zur Unterstützung eines solchen Treffens gewinnen konnte. Aus diesen Treffen, zu denen das Unternehmen jeweils sehr großzügig eingeladen hatte, entwickelte sich im Laufe der Jahre so etwas wie ein halb offizieller Deutscher Schilddrüsenkongress. Ich selbst wurde bei diesen Symposien fast regelmäßig zu Vorträgen über verschiedene Fragen aus der Thyreologie aufgefordert. Zunehmend störte ich mich aber an den ritualisierten Zusammenkünften einer mehr oder weniger geschlossenen Schilddrüsengruppierung, weshalb ich Herrn Dr. Scheiffele, den Organisator der Firma Henning, einmal fragte, ob nicht auch ein humoristischer Beitrag, z. B. während des Festabends angemessen wäre. So kam es, dass ich im Jahre 1985 zu einem solchen Vortrag aufgefordert wurde, den ich mit „Wider den thyreologischen Ernst" überschrieben hatte. Ich schilderte darin sehr bildhaft, wie Ende des 19. Jahrhunderts die ersten Substitutionstherapien mit Schlachthausmaterial durchgeführt wurden. Allein Zitate aus den frühen Schriften von Theodor Kocher, der diese Therapie propagiert hatte, führten zur erheblicher Heiterkeit, insbesondere an Stellen, als Kocher beschrieb, wie zerkleinerte Tierschilddrüsen schmackhaft zu sich genommen werden könnten. Das in diesem Zusammenhang von Kocher gewählte Bild „wie Kaviar auf einem Brötchen" wurde bei späteren Treffen der Arbeitsgruppe häufig wieder zitiert. Ausgehend von der Thyreologie habe ich in dem Vortrag die Geschichte der Thyreologie auf andere Gebiete der Medizin übertragen und z. B. geschildert, wie die erfundene „Deutsche Gesellschaft für Splenologie" eine Indikation für die Einnahme zerhackter Milzen finden könnte. Ich habe leider die notierten Stichworte für den damals frei gehaltenen Vortrag nicht aufbewahrt und diesen auch nicht mehr detailliert in Erinnerung. Er muss aber recht witzig gewesen sein, denn während des gesamten restlichen Kongresses wurde ich immer wieder hierauf angesprochen. Schließlich hat sich aus diesem Vortrag eine Tradition entwickelt, und in den Folgejahren wurde jeweils während des Homburger Schilddrüsensymposiums, das dann seit 1993 in Heidelberg stattfand, ein Kollege zu einem Vortrag „Wider den thyreologischen Ernst" aufgefordert. Im Jahr 2004 wurde ich dann noch einmal zu einem Vortrag „Wider den thyreologischen Ernst" gebeten, in dem ich humorvolle Betrachtungen zum Begriff „Basedow" angestellt hatte.

10.6 Jodinduzierte Hyperthyreose

Ein spezielles Problem des endemischen Jodmangels ist das Auftreten von jodinduzierten Hyperthyreosen. Schon seit Jahrzehnten war das Problem der „basedowizierten Strumen" bekannt, also ehemals euthyreoter Strumen in Jodmangelgebieten, bei denen sich eine Autonomie entwickelt. Wir wissen heute, dass ein plötzliches exzessives Jodangebot bei vorbestehender Jodmangelstruma mit Autonomie die auslösende Ursache ist, wenngleich wesentliche pathophysiologische Zusammenhänge bis heute ungeklärt sind [222]. Der Begriff der „basedowizierten" Struma ist höchst widersinnig, und jeder Vortrag zu diesem Phänomen beginnt mit der Erklärung, dass die jodinduzierte Hyperthyreose gerade nichts mit der Basedow'schen Erkrankung, die als Autoimmunerkrankung ja auch mit einer Hyperthyreose einhergeht, zu tun hat.

Ich entsinne mich sehr lebhaft an eine knapp 70-jährige Patientin während meiner frühen Göttinger Assistentenzeit Ende der 60er Jahre, die zunächst wegen einer großen Struma von uns untersucht wurde. Sie war klinisch eindeutig euthyreot und zeigte eine normale Jodaufnahme im Szintigramm. Einige Monate später wurde die Patientin mit den klinischen Zeichen einer schweren Hyperthyreose aufgenommen. Quantitative Hormonanalysen standen damals noch nicht zur Verfügung, aber im durchgeführten Radiojodtest war zu erkennen, dass die Schilddrüse praktisch kein Jod mehr aufnahm. Es kam schnell der Verdacht auf, dass die Patientin über Kontrastmittel, jodhaltige Medikamente oder Desinfizienzien mit höheren Dosen von Jod in Berührung gekommen war. Trotz intensiver Befragung konnte jedoch keinerlei Jodquelle ausgemacht werden, und der Fall blieb für uns ein ungelöstes Rätsel. Bei einer Abendvisite unter vier Augen brach die Patientin aber plötzlich in Tränen aus und schilderte mir ganz schuldbewusst, dass sie zwischenzeitlich einen Heilpraktiker aufgesucht hatte, was sie bis dahin verschwiegen hatte. Das ihr verschriebene „homöopathische" Präparat enthielt so viel Jod, dass das Krankheitsbild hinreichend erklärt war. Diesen gut dokumentierten Fall, mit dem sich das Krankheitsbild der jodinduzierten Hyperthyreose belegen ließ, habe ich zweimal auf Schilddrüsenkongressen vorgetragen. An die durch das Homöopathikum ausgelöste Hyperthyreose musste ich viele Jahre später wieder denken, als meine Frau Gertrud bei einer ihrer Patientinnen den Verdacht auf eine Jodkontamination hatte und deshalb den mitbehandelnden Homöopathen befragte. Offenbar ist der therapeutische Ansatz bei Strumen in der Homöopathie nicht einheitlich, denn diesmal gab es die schriftliche Antwort, dass ein Jodeinfluss ausgeschlossen werden könne, weil das verordnete Präparat auf Grund der Verdünnungen „garantiert keine Materie", mithin auch kein Jodid, mehr enthalte.

Ausgehend von der beschriebenen Fallbeobachtung habe ich mich in den nächsten 20 Jahren wissenschaftlich intensiv mit der jodinduzierten Hyperthyreose befasst. Bei aufmerksamer Anamneseerhebung und im Bewusstsein dieser Problematik konnte man in der damaligen Zeit in einer größeren allgemein-internistischen Klinik fast regelmäßig auch Patienten mit jodinduzierten Hyperthyreosen antreffen. Meist handelte es sich um ältere Patienten mit begleitenden Erkrankungen, die durch die zusätzliche Hyperthyreose nicht selten sogar vital gefährdet waren. Mit den üblichen konservativen Therapieverfahren, auch mit hochdosierter Gabe von schilddrüsenhemmenden Medikamenten ließ sich häufig über einen langen Zeitraum keine befriedigende Besserung erzielen. In einer eigenen Studie, die wir im Jahre 1983 auf dem Deutschen Kongress für Innere Medizin vorgetragen haben [223] waren 14 von 77 älteren Patienten an dieser Erkrankung verstorben. Auch mit alternativen Therapieversuchen wie Lithiumgabe oder Plasmapheresen ließ sich kein befriedigendes Behandlungsergebnis erzielen.

10.7 Die operative Therapie der jodinduzierten Hyperthyreose

Bei einer 52-jährigen Patientin mit einer schweren und therapeutisch sonst nicht behandelbaren Hyperthyreose hatten wir daher den Entschluss gefasst, nach achtwöchigen vergeblichen Therapieversuchen schließlich als ultima ratio eine operative Schilddrüsenentfernung durchführen zu lassen. Bereits wenige Tage postoperativ war die hyperthyreote Laborkonstellation beseitigt und es kam zu einer eindrucksvollen klinischen Besserung. Einen ähnlich gearteten schnellen und beeindruckenden Therapieerfolg durch eine Operation konnten wir bei sieben weiteren Patienten mit jodinduzierter Hyperthyreose beobachten, so dass wir uns schließlich entschlossen hatten, dies auf einem Kongress mitzuteilen, obwohl uns bewusst war, dass wir mit unserem Vorgehen eindeutig gegen einen damals fest verankerten Therapiestandard verstoßen hatten. Es galt bis dahin als absolut unvertretbar, Patienten im Stadium einer bestehenden Hyperthyreose zu operieren. Wegen der guten Erfolge haben wir diesen Weg aber weiter beschritten. Schon im Jahr 1985 haben wir in mehreren Vorträgen über 16 derart behandelte Patienten berichtet [224–226] und entsprechende Dokumentationen publiziert.

Im April 1984 hatte ich gemeinsam mit dem bekannten Schilddrüsenforscher Reginald Hall aus Cardiff eine gut besuchte internationale Konferenz über *„Thyroid Disorders associated with Iodine Deficiency and Excess"* in Freiburg organisiert, deren Ergebnisse in Buchform im Jahre 1985 publiziert wurden [227]. Auch auf diesem Kongress hatten wir dem internationalen Publikum über die operative Therapie der jodinduzierten Hyperthyreose berichtet und interessanterweise kaum Widerspruch erfahren [228]. Umso überraschender war für mich der heftige Widerspruch einiger deutscher Kollegen, die offenbar Schwierigkeiten hatten, sich geistig von vorbestehenden Therapiestandards zu lösen. Ich werde nie vergessen, wie ein damals führender Thyreologe, Dankwart Reinwein aus Essen, auf einem deutschen Schilddrüsensymposium, als wir wieder über die Operation als ultima ratio bei jodinduzierter Hyperthyreose berichtet hatten, aufstand und mit drohendem Zeigefinger darauf hinwies, dass dies allen Regeln der Thyreologie widerspreche. Wenn wir vor dem „Kadi" ständen, weil ein Patient bei dieser Maßnahme zu Tode gekommen sein sollte, würden wir garantiert keinen Gutachter finden, der uns von einem Behandlungsfehler freisprechen könnte.

In begründeten Ausnahmefällen darf von einer Lehrmeinung abgewichen werden, insbesondere dann, wenn diese nicht wissenschaftlich belegt ist. So haben wir die strenge Regel, in der Phase einer Hyperthyreose keine Operation an der Schilddrüse vornehmen zu lassen, bei Patienten mit therapieresistenten, jodinduzierten Hyperthyreosen bewusst nicht beachtet. Inzwischen gilt dieses therapeutische Vorgehen als Standard.

Erwartungsgemäß hat es aber nicht lange gedauert, bis andere Kollegen dieses Vorgehen aufgriffen und ihrerseits über erfolgreiche Behandlungen jodinduzierter Hyperthyreosen durch eine Operation berichteten. Innerhalb weniger Jahre entwickelte sich dieses Vorgehen zu einem Standard. Immer dann, wenn mit konservativen Maßnahmen nicht innerhalb einer vertretbaren Zeit eine euthyreote Stoffwechsellage zu erzielen war oder wenn begleitende Erkrankungen eine schnelle Beseitigung der Hyperthyreose erforderlich machten, wurde eine Operation erwogen [229].

In meinem Bewerbungsvortrag für die Position in Wuppertal Ende 1985 habe ich über das Problem der jodinduzierten Hyperthyreose und die damit zusammenhängenden therapeutischen Probleme berichtet. Auch in den Folgejahren beobachteten wir in der großen Medizinischen Klinik in Wuppertal noch regelmäßig Patienten mit einer jodinduzierten Hyperthyreose, und wir konnten schließlich über eine Zahl von mehr als 60 Patienten mit einer erfolgreichen operativen Therapie berichten. Während der gesamten Zeit ist lediglich eine Patientin postoperativ verstorben, allerdings an schweren Komplikationen, die nicht unmittelbar mit der Hyperthyreose in Zusammenhang standen.

Gegen Ende der 90er Jahre wurde die Erkrankung der jodinduzierten Hyperthyreose zunehmend seltener, und heute werden nur noch ganz vereinzelt Patienten mit diesem Krankheitsbild beobachtet. Die verbesserte allgemeine Jodversorgung in Deutschland hat dazu geführt, dass die erste Bedingung, die zur Entwicklung einer jodinduzierten Hyperthyreose gehört, nämlich eine lange bestehende Struma mit Jodmangel, weitgehend beseitigt ist.

10.8 Die Gefahr der Jodgabe

Die zweite Bedingung für die Entstehung einer jodinduzierten Hyperthyreose ist eine unphysiologische und plötzlich auftretende hohe Jodgabe, meistens durch Röntgenkontrastmittel [230] oder durch jodhaltige Desinfizienzien. Eine extrem hohe Jodbelastung ergibt sich bei einer Behandlung mit dem Herzmittel Amiodaron [231]. In den Zeiten des Jodmangels haben die Thyreologen daher eindringlich vor einer leichtfertigen Anwendung solcher Mittel gewarnt, um das Risiko der iatrogenen Auslösung einer jodinduzierten Hyperthyreose zu vermeiden. Wenn aber die Gabe eines Kontrastmittels aus medizinischen Gründen unvermeidlich ist, sollte sicherheitshalber vorher eine Abklärung der Schilddrüsenfunktion erfolgen. Diese Warnung ging natürlich vorwiegend an Kollegen außerhalb der Thyreologie, also an die Kontrastmittel applizierenden Disziplinen wie Kardiologie und Gastroenterologie oder an die Radiologie.

Die daraus abgeleitete Empfehlung, vor der Gabe von Kontrastmitteln eine Schilddrüsenabklärung vorzunehmen und im Zweifel ein Perchlorat-Präparat zur Hemmung der Jodaufnahme zu verabreichen, wurde bis heute bewahrt. Insbesondere Kardiologen verlangen mindestens eine TSH-Bestimmung vor der Durchführung einer Herzkatheteruntersuchung. Ähnliches gilt für radiologische Abteilungen, wo es zum festen Standard gehört, vor der Gabe von Kontrastmitteln eine TSH-Bestimmung zu verlangen. Ein solcher Standard ist nicht nur kostenaufwendig, er führt häufig auch zu Verzögerungen vor erforderlichen medizinischen Eingriffen und beinhaltet damit eine potentielle Gefahr. Wir haben uns deshalb die Frage gestellt, ob angesichts der Verbesserung der allgemeinen Jodversorgung und der kaum noch vorkommenden jodinduzierten Hyperthyreosen ein derartiger Standard noch gerechtfertigt ist. Als Modell haben wir in einer von Gerhard Hintze betreuten Studie die Kontrastmittelgabe bei Herzkatheteruntersuchungen gewählt [232].

Es stellte sich zu unserer Überraschung heraus, dass das Risiko der Entstehung einer jodinduzierten Hyperthyreose schon Ende der 90er Jahre des vergangenen Jahrhunderts relativ gering war. Nur zwei der 788 Patienten der Studie entwickelten nach einer Koronarangiographie eine Hyperthyreose, die allerdings in beiden Fällen relativ leicht nach thyreostatischer Therapie beherrschbar war. Bei einem Patienten stellte sich nachträglich heraus, dass er schon vor der Kontrastmittelgabe eine Hyperthyreose hatte, die sich durch diese Maßnahme aber nicht verschlechtert hatte. Damit konnte belegt werden, dass das Risiko, mit Kontrastmittel eine Hyperthyreose zu erzeugen, sehr gering ist.

Noch wichtiger war die Beobachtung, dass die beiden hyperthyreot gewordenen Patienten vor der Kontrastmittelgabe einen normalen TSH-Wert hatten, bei einem TSH-Screening also gar nicht aufgefallen wären. Auch die Sonographie war völlig unauffällig, so dass diese Patienten nicht mit üblichen Methoden als Risikopatienten entdeckt worden wären. Vergleichbare Studien mit allerdings geringerer Fallzahl haben ähnliche Ergebnisse erbracht, so dass seit zwanzig Jahren kein Zweifel mehr daran bestehen kann, dass mit dem TSH-Screening ein ohnehin sehr geringes Risiko nicht angemessen diagnostiziert werden kann, dass also die entsprechenden Empfehlungen sinnwidrig sind. Die Daten unserer und anderer Studien sind bekannt, aber trotzdem bleiben diese Empfehlungen als Standard erhalten. Offenbar besteht kein Interesse daran, diese überflüssigen Untersuchungen abzuschaffen. Eine Revision der früheren Empfehlungen müsste von den Fachgesellschaften ausgehen. Dem einzelnen Arzt ist es kaum zumutbar, sich über Empfehlungen dieser Art hinwegzusetzen, weil er fürchten muss, hiermit ein Haftungsrisiko einzugehen.

Eine Ärzteschaft, die sich der Wissenschaft verpflichtet fühlt und diese Verpflichtung ausschließlich am Wohl des Patienten ausrichtet, müsste alle Anstrengungen unternehmen, derartige Empfehlungen zu korrigieren, die heute keinen Schutz für Patienten im Sinne einer Risikoreduktion, sondern allenfalls ein zusätzliches Risiko in sich bergen. Versorgungsforschung mit dem Ziel einer möglichen Reduzierung überflüssiger ärztlicher Leistungen scheint aber wenig populär zu sein. In einem Schlussbeitrag zu einem Schilddrüsenkongress habe ich deutlich auf die mangelnde Beachtung evidenzbasierter Medizin in der Thyreologie hingewiesen [233].

Auch wissenschaftlich begründete Lehrmeinungen gelten nicht für alle Zeiten. Die Empfehlung, dass zur Vermeidung jodinduzierter Hyperthyreosen vor jeder Verabreichung von jodidhaltigen Kontrastmitteln eine Untersuchung der Schilddrüsenfunktion zu erfolgen habe, muss revidiert werden, da dieses Krankheitsbild nach der inzwischen erreichten ausreichenden Jodversorgung extrem selten geworden ist.

10.9 Die Papillon-Studie

Ein umgekehrtes Beispiel, nämlich eine Feldforschung im Bereich der Thyreologie, über die eine zusätzliche „Morbidität" geschaffen wird, die damit zu mehr ärztlichen Leistungen führt, ist dagegen sehr populär.

Ende der 90er Jahre wurde mit Finanzierung durch die Firma Henning eine groß-angelegte Feldstudie mit Ultraschalluntersuchungen der Schilddrüsen bei Gesunden begonnen, überwiegend bei den Mitarbeitern großer Firmen. Mehr als 100.000 Personen beiderlei Geschlechts und unterschiedlicher Altersstufen wurden auf diese Weise erfasst. Auf die Ergebnisse muss nicht im Detail eingegangen werden, aber grob zusammengefasst fand sich bei einem Drittel dieser nicht wegen Schilddrüsen-problemen erfassten, also „gesunden" Probanden eine Vergrößerung des Organs, da-von in etwa der Hälfte auch mit einem oder mehreren Knoten. Diese „Auffälligkei-ten" wurden von den Autoren der Studie kurzerhand zum Problem ernannt, Folge-untersuchungen wurden empfohlen und es wurde über mögliche Therapien speku-liert, ohne dass Effizienz und Nutzen dieses Vorgehens hinterfragt wurden. In den Publikationen zu dieser Studie heißt es z. B.: „Auch Knoten sind deutlich häufiger als vielfach angenommen. Durch eine rechtzeitige Diagnose und entsprechende The-rapie solcher Befunde können schwere Folgen vermieden werden." Schließlich wur-de sogar über große Einsparpotentiale für das Gesundheitswesen spekuliert.

Auch in Sekundärmedien wurde in diesem Sinne berichtet, z. B. „Veränderun-gen an der Schilddrüse sind die Volkskrankheit Nummer 1". Das Hamburger Abend-blatt publizierte die folgende Berechnung: „Würden die Krankenkassen für alle 15- bis 40-Jährigen die Kosten für Ultraschalluntersuchungen der Schilddrüse überneh-men, könnten jährlich mehr als eine halbe Milliarde Euro gespart werden. Außerdem ließen sich jährlich rund 80.000 Operationen, 640.000 Krankenhaustage sowie mehr als die Hälfte der Radiojod-Therapien vermieden."

In vielen Vorträgen und Diskussionsbemerkungen habe ich auf die Widersinnig-keit solcher Aussagen verwiesen. Wenn derart viele Menschen eine „Auffälligkeit" haben, von der sie nichts wissen und die ihnen auch keinerlei Probleme bereitet, dann liegt es doch auf der Hand, dass dies ein Trivialbefund ist. Mit welchem Ziel soll denn hier therapiert werden – zur Beseitigung von Symptomen, zur Verhin-derung einer malignen Entartung oder zur Vermeidung einer möglichen Autonomie-entwicklung? Nichts spricht dafür, dass diesbezüglich Risiken bestehen. Darüber hinaus ist völlig unklar, wie eine Therapie aussehen sollte. Weder mit Jodid noch mit Thyroxin lässt sich eine nennenswerte Verkleinerung von Knoten erzielen. Die Folge der Studie und des von den Autoren propagierten Vorgehens ist aber leider, dass eine Vielzahl von sicher nicht indizierten Schilddrüsenoperationen durchgeführt wird.

> Es entspricht nicht der Verpflichtung zur Wissenschaft, wenn aus der Beobachtung, dass sich bei einem Drittel aller „Gesunden" in der Bevölkerung sonographisch ein Knoten in der Schilddrüse nachweisen lässt, eine „Volkskrankheit Nummer 1" abgeleitet wird. Es handelt sich dabei vielmehr um eine Krankheitserfindung (*„disease mongering"*), da die Knoten weder mit Symptomen oder Beschwerden verbunden sind noch ein Risiko beinhalten.

Die Autoren von Papillon und die vielen deutschen Thyreologen verwechseln prinzipiell den Ansatz epidemiologischer Studien mit dem von Screening-Untersuchungen. Auf diesen Denkfehler habe ich mehrfach, u. a. in einem Vortrag bei einem Symposium unter dem Titel „Ist das Volk krank? – Zwischen Versorgungsmedizin und Disease Mongering" deutlich hingewiesen. Zu den Charakteristika einer epidemiologischen Studie gehört, dass sie dem allgemeinen Erkenntnisgewinn über die Krankheit dient, dass deshalb eine Befundmitteilung an den individuellen Teilnehmer entbehrlich ist, weil das Studienziel darin besteht, die Häufigkeit der Zielbefunde zu erfassen, wohingegen therapeutische Optionen bei „Auffälligkeiten" nachrangig sind. Auch für eine solche Studie, in der neben der Prävalenz des Zielsymptoms u. a. Sensitivität und Spezifität der Untersuchungsmethode erfasst werden können, ist eine Aufklärung der Teilnehmer über Methoden und Studienziel erforderlich, und es ist die Anhörung einer Ethikkommission vorgeschrieben.

Screening Untersuchungen sind dagegen auf das Individuum ausgerichtet. Da sie der Gesundheit individueller Personen dienen sollen, ist eine Befundmitteilung an die Teilnehmenden essentiell und eine Rechtfertigung für die Untersuchungen ergibt sich nur aus den therapeutischen Optionen. Deshalb müssen Sensitivität und Spezifität sowie die klinische Relevanz der möglichen Befunde vorher bekannt sein. In der Regel ist auch die zu erwartende Häufigkeit von krankhaften Befunden vorher bekannt. So wie bei der epidemiologischen Studie muss auch bei einer Screening Untersuchung eine Aufklärung erfolgen, was leider viel zu häufig unterbleibt.

Diese beiden Ansätze – epidemiologische Studie und Screening Untersuchung – werden bei Papillon ständig vermischt, wodurch es zu den unhaltbaren Folgerungen und Empfehlungen kommt. Meine Kritik habe ich deshalb in einem entsprechenden Fachvortrag folgendermaßen zusammengefasst: „Die epidemiologische Studie hat gezeigt, dass sonographisch viele klinisch offenbar unbedeutende Befunde in der Schilddrüse festgestellt werden können. Wenn diese Ergebnisse dann zu individualmedizinischen Empfehlungen missbraucht werden, wenn über die erhobenen Befunde Gesunde zu Patienten gemacht würden, die dann Therapien erhalten, deren Notwendigkeit und Zweckmäßigkeit in Bezug auf diese Befunde weder vorher bekannt sind noch sich aus den Studienergebnissen ableiten lassen, dann ist dies ohne Zweifel ein klassisches Beispiel für ein „Disease Mongering" (Krankheitserfindung)." Das Vorgehen der beteiligten Schilddrüsenspezialisten ist unwissenschaftlich, unethisch und es folgt nicht der Maxime „Salus aegroti suprema lex", also dem Patientenwohl als oberste Richtschnur des Handelns.

Epidemiologische Studien dienen dem allgemeinen Erkenntnisgewinn über Krankheiten, z. B. der Erfassung von Prävalenz oder der Bestimmung von Sensitivität und Spezifität von Untersuchungsmethoden. Sie sind klar von Screeninguntersuchungen abzugrenzen, die sich immer auf Individuen beziehen und bei denen Sensitivität und Spezifität vorbekannt sein müssen. Ihre Rechtfertigung ergibt sich aus therapeutischen Optionen.

Da die Kenntnis solcher ohne Indikation erhobener Befunde im Einzelfall mehr Probleme als Nutzen mit sich bringt, sind derartige „Screening"-Untersuchungen bei Gesunden unärztlich. Leider werden meine warnenden Worte gezielt überhört. Das gemeinsame Interesse von Pharmaindustrie und Ärzten an diesem *Disease Mongering* ist sehr groß. Die Warnung vor der „Volkskrankheit Nummer 1" klingt für Laien nach ernsthafter Sorge um die Patienten, stellt aber leider das genaue Gegenteil dar und ist nicht der Wissenschaft verpflichtet.

11 Arzneimittelbewertung

Es ist kein so sicherer Weg, sich einen Namen zu machen, als wenn man über Dinge schreibt, die einen Anschein von Wichtigkeit haben, die sich aber nicht leicht ein vernünftiger Mensch Zeit nimmt, zu untersuchen.
Georg Christoph Lichtenberg

11.1 Das Beispiel Trasylol

In der Medizinischen Universitätsklinik in Göttingen unter der Leitung von Werner Creutzfeldt herrschte immer eine kritische Grundhaltung zur Pharmakotherapie. Ein Beispiel ist mir nachhaltig in Erinnerung geblieben. Zur Behandlung der akuten Pankreatitis, einer Entzündung der Bauchspeicheldrüse, wurde in den 60er Jahren des vergangenen Jahrhunderts in den meisten deutschen Kliniken das Präparat Aprotinin mit dem Handelsnamen Trasylol verabreicht. In allen damaligen medizinischen Lehrbüchern und Therapiehandbüchern wurde Trasylol als selbstverständliche Basistherapie für die Pankreatitis genannt. Die Belege, dass das Mittel bei dieser Krankheit hilft, waren aber sehr dünn, genauer gesagt nicht vorhanden. Angesichts der Tatsache, dass kaum andere spezifische Behandlungsmöglichkeiten zur Verfügung standen, brachte aber niemand den Mut auf, auf dieses Mittel zu verzichten. Creutzfeldt bestand jedoch darauf, dass Medikamente, deren Wirkung nicht belegt ist, nicht eingesetzt werden sollen, und so wurde in unserer Klinik allen Empfehlungen zum Trotz bei der Pankreatitis kein Trasylol verabreicht. Dieser Widerspruch zur allgemeinen Lehrmeinung wurde auch nach außen hin offensiv vertreten. Der Streit zog sich mehr als ein Jahrzehnt hin. Heute spricht keiner mehr über Trasylol bei der akuten Pankreatitis, Creutzfeldt hatte also auf ganzer Linie Recht. Noch über weitere vier Jahrzehnte wurde Trasylol für andere Indikationen vermarktet, bis es 2008 wegen verschiedener Nebenwirkungen schließlich ganz vom Markt genommen wurde.

Die Erfahrungen mit Trasylol waren für mich prägend. Ich habe verinnerlicht, dass die Bewertung von Medikamenten auf der Basis von publizierten Studienergebnissen zu erfolgen hat, und dass eine Mehrheitsmeinung, auch eine geschlossene Befürwortung durch eine Fachgesellschaft, nicht als Ersatz für eine externe Evidenz dienen kann. Dabei habe ich auch erfahren, dass es möglich und sogar empfehlenswert sein kann, sich einer Mehrheitsmeinung nicht anzuschließen und dies offen darzulegen. Manchmal dauert es lange, aber die richtigen Erkenntnisse setzen sich am Ende meistens doch durch.

https://doi.org/10.1515/9783110676594-011

Die Verpflichtung zur Wissenschaft kann auch bedeuten, sich einer Mehrheitsmeinung zu widersetzen. Entgegen der seinerzeit gültigen Lehrmeinung lehnte Werner Creutzfeldt die Verwendung
von Trasylol zur Behandlung der akuten Pankreatitis konsequent ab, weil die Wirksamkeit dieser
Maßnahme nie belegt wurde. Viel später wurde deutlich, dass diese Therapie tatsächlich nicht
wirksam ist.

11.2 Gefahren der Depot-Kortikoide

Im Jahre 1978 hatte ich in Göttingen kurz nacheinander vier Patienten mit schweren
Dauerschäden nach langjähriger Behandlung mit einem Glukokortikoid (Kurz-
bezeichnung „Kortison") beobachtet. In allen Fällen war die Kortison-Gabe über eine
intramuskuläre Injektion von Triamcinolon-acetonid, Handelspräparate Volon A
oder Delphicort, erfolgt. Bei einigen Patienten war die Indikation von vornherein
fragwürdig und in keinem der Fälle war eine Dauergabe erforderlich. Bei allen Patienten war eine erhebliche psychische Kortisonabhängigkeit entstanden. Ich habe
damals diese Fälle in einer bebilderten Arbeit in der Zeitschrift Medizinische Welt
unter dem Thema „Gefahren der Depotcorticoidgabe" [234] publiziert.

Die Besonderheit von Triamcinolon-acetonid besteht wohl darin, dass dieses
Präparat nur wenig oder gar nicht zu einer Appetitsteigerung mit der Folge einer Ge-
wichtszunahme, sondern eher zu einer Gewichtsabnahme führt, dass aber andererseits die zur Atrophie führenden Veränderungen, insbesondere im Unterhautgewebe,
besonders ausgeprägt sind. Die gleichmäßige Freisetzung der Glukokortikoide aus
dem intramuskulären Depot ist besonders unphysiologisch, so dass es zu einer starken Hemmung der endogenen ACTH-Freisetzung kommt. In zwei Folgearbeiten
[235,236] habe ich graphisch dargestellt, wie es über eine empfundene symptomati-
sche Besserung zu einer zunächst psychischen, dann aber auch physischen Abhängigkeit kommt, die oft erst bemerkt wird, wenn der Teufelskreis kaum noch zu durch-
brechen ist.

In mehreren weiteren wissenschaftlichen Arbeiten habe ich mich mit Problemen
der physiologischen Substitutionstherapie mit Cortison und der pharmakologischen
Therapie mit Glukokortikoiden befasst [237–239].

11.3 Kommission Hormontoxikologie

Die Publikation über Kortison-Nebenwirkungen war Anlass dafür, dass ich vom Vorstand der Deutschen Gesellschaft für Endokrinologie gebeten wurde, in der neu ge-
gründeten Arbeitsgruppe Hormontoxikologie mitzuwirken, in der aktuelle Fragen
von Nebenwirkungen einer Hormontherapie diskutiert wurden. Auch in der Kommission Hormontoxikologie wurde ausführlich über die intramuskulären Depotgaben

von Glukokortikoiden diskutiert, und es wurden entsprechende Warnungen publiziert. In einer erweiterten Kommissionssitzung gemeinsam mit Vertretern der Arzneimittelkommission der Deutschen Ärzteschaft und des Bundesgesundheitsamtes wurden diese Warnungen verstärkt und in offiziellen Verlautbarungen kundgetan [240]. Die eigentliche Indikation für die Kristallsuspensionen ist die Lokalbehandlung, vor allem von Gelenken. Die systemische Gabe ist nicht primäres Ziel dieser Präparate, zumal es auch bei ordnungsgemäß durchgeführter Injektion gelegentlich zu tiefen Atrophien von Haut und Muskulatur kommen kann, den sogenannten „Kortisonlöchern". In der Tat ist es im Laufe der folgenden Jahre auch zu einem Rückgang der systemischen Behandlung mit Depotkortikoiden gekommen. Dennoch trifft man auch heute noch gelegentlich Patienten mit schweren Nebenwirkungen an, bei denen die Ärzte überrascht sind, dass diese mit dem so wirksamen, vermeintlich harmlosen Präparat entstanden ist. Erst kürzlich wurde in der Gutachterkommission für Ärztliche Behandlungsfehler der Ärztekammer Nordrhein ein Fall diskutiert, bei dem es nach intramuskulärer Gabe einer Kristallsuspension wegen Heuschnupfens zu einer tiefen und kosmetisch sehr störenden Atrophie gekommen war. Man wollte aus dem Auftreten der Atrophie rückblickend auf eine fehlerhafte Injektionstechnik schließen. Niemand aus der Kommission kannte noch die alten Empfehlungen – so schnell kann so etwas in Vergessenheit geraten. Bei den Mitgliedern der Kommission hatte sich die Auffassung festgesetzt, dass das Auftreten eines „Kortisonlochs" immer nachträglich beweist, dass nicht tief intramuskulär, sondern versehentlich subkutan injiziert wurde. Diese Annahme mit ihrer rekursiven Beweisführung, die weder prospektiv noch empirisch untersucht wurde, ist nicht widerlegbar und daher nicht mit der Verpflichtung zur Wissenschaftlichkeit vereinbar.

Die toxische Wirksamkeit von vermutlich harmlosen Medikamenten hat mich oft beschäftigt. So wird häufig nicht beachtet, dass auch bewährte und in aller Regel nebenwirkungsarme Medikamente in Einzelfällen schwerwiegende Komplikationen hervorrufen können. Zwei von uns beschriebene Beobachtungen von vermeidbaren Vergiftungen mit letalem Ausgang, haben mich sehr beschäftigt [241,242]. In einem Fall handelte es sich um ein sehr verbreitetes Medikament zur Behandlung von Muskelverspannungen. In der Gutachterkommission habe ich mehrfach auf das Risiko des „harmlosen" Präparates Metimazol (Novalgin) hingewiesen. Es wird leicht vergessen, dass die sehr seltene aber u. U. sehr schwere Nebenwirkung durch ein solches Präparat allein deshalb zu einem Behandlungsfehler führen kann, weil die Anwendung ohne Begründung außerhalb der zugelassenen Indikationen erfolgte.

11.4 Aufbereitungskommmission

Einmal als „Spezialist für Nebenwirkungen von Hormonen" bekannt geworden, wurde ich dann, wiederum auf Vorschlag der Deutschen Gesellschaft für Endokrinologie, im Jahre 1983 in die sogenannte B4-Kommission beim Bundesgesundheitsamt berufen. Die B-Kommissionen hatten die Aufgabe, alle Arzneimittel, die schon vor dem Arzneimittelgesetz des Jahres 1978 auf dem Markt waren, „aufzubereiten". Für jede Substanz musste eine Monographie über Wirkung, Nebenwirkung, Pharmakokinetik, Indikation, etc. erstellt werden, eine geradezu gigantische Aufgabe. Unsere B4-Kommission sollte sich nur mit Hormonen und verwandten Substanzen befassen. Hierfür allein haben wir fast 10 Jahre lang in drei- bis vierwöchigen Abständen Sitzungen in Bonn oder Berlin abgehalten und zwischendurch reichlich Papierarbeit erledigt. Die eigentliche Erstellung der Monographien erfolgte dabei vorwiegend über externe Gutachter.

Ein solches Gutachten für die Aufbereitungskommission über Glukokortikoide hat ein Mitarbeiter aus meiner Klinik, Jan Rotenberger, übernommen, der allein zwei Jahre hiermit beschäftigt war [243]. Diese Studie war für uns Anlass für mehrere Arbeiten, die sich mit dem Problem der Dosisäquivalenzen von synthetischen Kortikoiden befassten [244–246].

Die Arbeit der Aufbereitungskommissionen sollte im Jahre 1992 beendet werden. Aus der Sicht unserer Teilkommission konnte dieser Termin auch als realistisch angesehen werden, denn wir waren mit der Arbeit vergleichsweise gut vorangekommen. Trotzdem wurde im Jahre 1991 „politisch" entschieden, die gesamte Arbeit der Aufbereitungskommissionen abzubrechen und eine fast 10-jährige sehr aufwändige ehrenamtliche Tätigkeit ohne abschließendes Ergebnis zu beenden. Die fertiggestellten Monographien sind allerdings zum Teil später in die Arbeit zur Positivliste eingeflossen. Während fast der gesamten Zeit bin ich Vorsitzender der B4-Kommission gewesen, hatte neben den Sitzungen daher auch reichlich Organisationsarbeit zu erledigen.

Natürlich habe ich persönlich durch diese Kommissionsarbeit viel gelernt. Bis heute erscheint es mir aber unbegreiflich, wie man die Arbeit von Hunderten von Wissenschaftlern, die natürlich neben der ehrenamtlichen Arbeit auch große Summen Geldes verschlungen hat, derart missachten konnte. Es muss verwundern, mit welcher Leichtigkeit politisch entschieden werden konnte, das ganze Projekt einfach zu beenden. Dieses unsensible Vorgehen wurde später bei der Beendigung der Arbeit an den Positivlisten noch deutlich übertroffen.

Am meisten habe ich in dieser Zeit über die notwendigen Techniken bei der Leitung von Kommissionen gelernt. Als Vorsitzender konnte ich die Arbeitsverteilung und vor allem die Diskussion in den Gruppensitzungen nach meinen Vorstellungen strukturieren. Ich habe auch erste Eindrücke über die Art der Einflussnahme interessierter Kreise auf Beratungsinhalte wissenschaftlicher Gremien gewonnen.

Wir haben in der B4-Kommission natürlich versucht, eine unabhängige wissenschaftliche Betrachtungsweise zu wahren, aber selbst unter den Wissenschaftlern war häufig die reine Fachmeinung nicht von einer interessengesteuerten Meinung zu trennen. Die Methoden der strukturieren Studienbewertung waren noch kaum bekannt, von evidenzbasierter Medizin sprach zum damaligen Zeitpunkt niemand. Die persönliche ärztliche Erfahrung als ein dominierendes Argument wurde durchaus noch akzeptiert.

11.5 Erste Positivliste

Nach Beendigung der Aufbereitungskommission wurde im Jahr 1995 von der Bundesregierung ein anderes Gremium mit ähnlicher Aufgabenstellung ins Leben gerufen, das Institut für die Arzneimittel in der Krankenversorgung (IAK). Die Mitarbeiterinnen und Mitarbeiter dieses Institutes, zu denen ich von Anfang an gehörte, hatten die Aufgabe, eine Positivliste für solche Medikamente zu erstellen, die in Zukunft von der gesetzlichen Krankenversicherung noch vergütet werden sollten. Das wesentliche Kriterium für die Aufnahme in die Positivliste waren dabei Wirksamkeit und Unbedenklichkeit des jeweiligen Medikaments.

Ähnlich wie bei der Arbeit für die Aufbereitung der Medikamente zur Nachzulassung wurde auch hier die Entscheidungsfindung überwiegend auf der Basis von Expertenmeinungen, entweder aus der Kommission selbst oder durch Befragung externer Sachverständiger, gefällt. Die Entscheidungsfindung geschah also auf der Basis eines Konsenses, allenfalls gestützt durch externe Evidenz. Die Entscheidungsbegründungen erfolgten kursorisch und waren nur in den Protokollen dokumentiert. Trotzdem wurde gute Arbeit geleistet und nur in wenigen Fällen konnte innerhalb der Kommission ein Dissens nicht ausgeräumt werden.

Die Sitzungen der Kommission fanden offiziell vertraulich statt. Es waren aber Vertreter verschiedener Organisationen des Gesundheitswesens als Zuhörer zugelassen. Sehr schnell stellte sich heraus, wie sehr die Vertraulichkeit eine Farce darstellte. Ein Mitglied der Kommission war damals Vorstandsmitglied der Deutschen Diabetes-Gesellschaft und hat regelmäßig nicht nur die Ergebnisse, sondern auch die Inhalte der Diskussion in den Kreis der Diabetologen getragen. Dies führte, als über die Frage der Acarbose beraten wurde und sich vorübergehend ein negatives Votum abzeichnete, zu einem massiven Druck der führenden Diabetologen. Ganz offen brachte der genannte Kollege eines Tages eine Stellungnahme des Vorstandes der Deutschen Diabetes-Gesellschaft in die Kommissionssitzung mit, die wir bitte als Grundlage für die Entscheidungsfindung anzunehmen hätten. Es wurde zunehmend schwierig, sich ausschließlich der wissenschaftlichen Bewertung verpflichtet zu fühlen und in diesem Sinne zu diskutieren bzw. zu entscheiden.

Der Druck von verschiedenen Seiten, Patientenorganisationen, interessierten Kreisen der Ärzteschaft, aber vor allem der Pharmaindustrie gegen die sich abzeichnende Verabschiedung einer Positivliste, nahm immer mehr zu. In der Politik haben die regionalen Vertreter aus den Regionen, in denen pharmazeutische Firmen angesiedelt waren, den Kampf aufgenommen und mehrere Landesherren haben die Regierung ihrerseits unter Druck gesetzt. So kam es schließlich dazu, dass einer der Partner der für das Gesundheitswesen gebildeten „großen Koalition", in diesem Falle die CDU, schwach wurde und das gemeinsam beschlossene Konzept kippte. Die Einführung einer Positivliste musste also ausgesetzt werden.

Ein Umstand im Zusammenhang mit der „Beerdigung" der Positivliste ist legendär geworden. Der Staatssekretär im Gesundheitsministerium brachte bei einer Geburtstagsfeier für den Vorsitzenden des Bundesverbandes der pharmazeutischen Industrie als Präsent eine große Plastiktüte mit einer geschredderten Positivliste mit. Dieses Bild ging durch die Presse. Die Mitarbeiter und Mitarbeiterinnen an der Positivliste, die mehrere Jahre ehrenamtlich hierfür tätig waren und sich dabei zu Gunsten einer gemeinsamen wichtigen Sache vielen Anfeindungen aussetzen mussten, waren natürlich tief empört. Viele von uns haben damals beschlossen, sich nie wieder für eine ähnliche Aufgabe zur Verfügung zu stellen.

11.6 Zweite Positivliste

Der Beschluss zur Abstinenz von ehrenamtlichen Aufgaben für die Regierung währte nur wenige Jahre. Die Rot-Grüne Bundesregierung, die inzwischen an der Macht war, war eindeutig vom Sinn einer Positivliste überzeugt und nun auch nicht mehr auf einen weiteren Koalitionspartner außerhalb der Regierungsfraktionen angewiesen, so dass fest zugesagt werden konnte, dass die Arbeit diesmal auch Früchte tragen werde. Im Sommer 2000 wurde also erneut ein Institut für die Arzneimittelversorgung in der gesetzlichen Krankenversicherung gegründet. Die Zahl der Sachverständigen wurde auf sechs (plus sechs Vertreter) reduziert und externe Beobachter aus Verbänden wurden nicht mehr zugelassen. Mehrere Mitglieder dieser neuen Kommission, so auch ich, hatten auch bereits der alten Kommission angehört. Drei weitere Mitglieder waren speziell für die „Besonderen Therapierichtungen" zuständig, ein Entgegenkommen des Gesetzgebers an den Zeitgeist. Mit „Besondere Therapierichtungen" werden nach einer Festlegung in Gesetzestexten die Homöopathie, die anthroposophische Medizin und die Phytotherapie bezeichnet, obwohl es keine sachliche Grundlage für eine Abgrenzung von anderen nicht wissenschaftlich begründeten „alternativen" Heilmethoden gibt.

Der wesentliche Unterschied bei der Erstellung der neuen Liste gegenüber der vorangehenden Positivliste bestand darin, dass alle Präparate bezüglich der wesentlichen Zweckbestimmungen zu beurteilen waren, dass die Literatur systematisch für Stoffe und Indikationen nach relevanten Studien und nach einem gesetzlich vorgegebenen einheitlichen methodischen Standard zu analysieren waren. Statt eines Konsenses der Sachverständigen sollte allein das Ergebnis der Literaturbewertungen zugrunde gelegt werden, die Entscheidungsbildung also evidenzbasiert sein, lediglich zusätzlich gestützt durch einen Konsens. Alle Entscheidungsbegründungen sollten differenziert sein und jederzeit transparent bleiben. Hierfür hatte das Institut einen Stab von mehreren Wissenschaftlern zur eigenen Vorbereitung der Entscheidungen zur Verfügung. Nur in wenigen Fällen musste auf externe Wissenschaftler zurückgegriffen werden.

Diese neue Positivliste wies also eine deutlich höhere Qualität auf und alle Beteiligten erwiesen sich als wesentlich resistenter gegenüber Einwirkungen von Interessensgruppen.

Trotzdem gab es auch jetzt gelegentlich wieder Undichtigkeiten. So erfuhren Fachkollegen aus dem Kreis der Schilddrüsenspezialisten, dass ich mich aus verschiedenen Gründen gegen die Kombinationspräparate von Jod und Thyroxin ausgesprochen hatte. Dies führte dazu, dass einige Kollegen versuchten, auf direkte oder subtile Weise meine Meinung zu beeinflussen. Als stichhaltige Fachargumente nicht mehr zu finden waren, sagte mir schließlich ein Kollege, immerhin Ordinarius an einer deutschen Universität, ungeschminkt, dass das Wohlergehen einer bestimmten Firma doch von diesem Präparat abhinge und dass wir die vielen schönen Schilddrüsenkongresse in Zukunft nicht durchführen könnten, wenn die großzügige Sponsoren-Tätigkeit dieser Firma nachließe.

Diese zweite Positivliste, ein hervorragendes Produkt auf der Basis einer jahrelangen intensiven Arbeit, wurde tatsächlich zu Ende geführt. Die gesamten Ergebnisse sind auf einer CD zusammengefasst. Es fehlte lediglich die Verabschiedung der Rechtsverordnung, um diese Liste in der gesetzlichen Krankenversicherung wirksam werden zu lassen. Über Jahre hin war uns vom Ministerium versichert worden, dass nicht der geringste Zweifel an der Realisierung dieser Rechtsverordnung bestehe. Ohne eine solche Zusicherung hätte niemand aus der Kommission die ehrenamtliche Tätigkeit auf sich genommen.

Jeder macht irgendwann seine Erfahrung mit der Verlässlichkeit von Politikeraussagen, aber einen derartigen Wortbruch hatte ich mir bis dahin nicht vorstellen können. Als Ende 2003 bei einer der vielen Gesundheitsgesetzgebungen wieder einmal ein Konsens zwischen den großen Parteien erforderlich wurde, ist die SPD erneut sang- und klanglos umgefallen und zum zweiten Mal wurde eine Positivliste beerdigt. Stilistische Entgleisungen wie die geschredderte Liste fünf Jahre zuvor gab es zwar nicht, aber auch jetzt kam das Ministerium nicht spontan auf die Idee, sich bei den Mitarbeitern an dieser Positivliste zu bedanken. Erst ein persönlicher Brief von mir an den Staatssekretär Klaus Theo Schröder führte dazu, dass die damalige Gesundheitsministerin, Ursula Schmidt, die Mitwirkenden an der Positivliste im Frühjahr 2004 zu einem Mittagessen eingeladen hat, wobei ein Dank ausgesprochen und die politische Entwicklung bedauert wurden.

11.7 „Off label" Anwendung von Medikamenten

Zugelassene Medikamente werden nicht selten auch für Indikationen eingesetzt, die von der Zulassung nicht erfasst sind, meist deshalb, weil saubere klinische Prüfungen nicht erfolgt sind. Eine solche „off label"-Anwendung kann auch in der klinischen Forschung zum Einsatz kommen, ohne dass dabei die Verpflichtung zur Wissenschaftlichkeit verlassen wird. Insbesondere, wenn es sich um Einzelfallbeschreibungen handelt, ist die wissenschaftliche Basis eines solchen Vorgehens häufig schwer zu beurteilen. Diese Probleme können an drei Beispielen aus den eigenen Forschungsaktivitäten mit unterschiedlichen Facetten beleuchtet werden.

Tritoqualin (Handelspräparat Inhibostamin)

Eine Patientin mit Typ 1-Diabetes hatte mir berichtet, dass immer dann, wenn sie das Antiallergikum Tritoqualin eingenommen hatte, ein deutliches Absinken des Blutzuckers bis hin zu Unterzuckerungen zu beobachten war. Daraufhin haben wir diesen Effekt gemeinsam mit ihr systematisch durch Auslassversuche und Reexpositionen getestet und immer wieder bestätigen können. Später haben wir bei einigen weiteren Patienten ähnliche Beobachtungen machen können, allerdings nicht wieder in der gleichen Deutlichkeit [247]. Bei vielen anderen Diabetikerinnen und Diabetikern war aber kein entsprechender Effekt zu beobachten. Eine systematische Untersuchung im Sinne einer kontrollierten klinischen Studie konnten wir leider nicht beginnen, da sich für dieses nicht mehr patentgeschützte Präparat kein Sponsor finden ließ. Es muss auch bezweifelt werden, ob der Aufwand einer Studie und das damit verbundene Risiko angesichts des begrenzten therapeutischen Wertes, der lediglich in einer Einsparung von Insulin bestehen könnte, zu vertreten gewesen wäre. So weiß ich bis heute nicht sicher, ob wir einen realen und hinreichend reproduzierbaren Effekt beobachtet haben. Ein breiterer „off label" Einsatz von Tritoqualin kam daher für uns nicht in Frage. Inzwischen ist dieses Medikament wegen verschiedener anderer Nebenwirkungen nicht mehr im Handel.

Tranexamsäure (Handelspräparat Cyclokapron)

Viele Jahre lang habe ich eine Patientin mit einem C1-Esterase-Inhibitor-Mangel betreut, der zu dem dominant erblichen Krankheitsbild des hereditären Angioödems, auch Quincke-Ödem genannt, führt. Diese Patientin hatte immer wieder Episoden von Lippen-, Zungen- und Rachenödemen durchgemacht, mehrfach sogar mit lebensbedrohlichem Luftmangel. Ihr Vater war vor einigen Jahre unter ihren Augen bei einem solchen Anfall erstickt, was verständlicherweise zu schweren Ängsten bei der Patientin geführt hatte.

Auf Grund von kasuistischen Mitteilungen haben wir uns entschieden, der Patientin das antifibrinolytisch wirkende Präparat Tranexamsäure zu verabreichen, das für ein ganz anderes Anwendungsgebiet, nämlich „generalisierte und lokale Hyperfribrinolyse" zugelassen ist. Auf welchem Wege das Medikament beim hereditären Angioödem wirkt, ist völlig unklar. Bei unserer Patientin waren jedenfalls unter der Einnahme des Medikaments nur noch sehr wenige und leichte Ödeme zu beobachten. Sie hat deshalb diese prophylaktische Behandlung über viele Jahre fortgesetzt.

Klinische Studien im engeren Sinne sind für eine solche Fragestellung schon auf Grund der Seltenheit dieser Erbkrankheit nicht vorstellbar. Die Wirkung in dem Einzelfall war jedoch so überzeugend, dass ich keine Bedenken hätte, in einem ähnlichen Fall diese „off-label"-Anwendung zu wiederholen, insbesondere auch vor dem Hintergrund sehr geringer Nebenwirkungen.

Das Thema spielt jedoch in der wissenschaftlichen Literatur heute keine Rolle mehr, nachdem es gelungen ist, einen C1-Esterase-Inhibitor herzustellen und für die entsprechenden Patienten als Akutmedikament vorzuhalten. Die Frage, ob es trotzdem klug wäre, das prophylaktisch wirksame Präparat einzusetzen, bleibt vermutlich auf Dauer unbeantwortet, weil sich kein Sponsor für eine Studie mit dem nicht mehr patentgeschützten Präparat Tranexamsäure finden wird.

Bromocriptin (Handelspräparat Pravidel)

In der endokrinologischen Sprechstunde der Universitätsklinik Göttingen haben wir eine größere Anzahl von Patienten und Patientinnen mit Akromegalie betreut, die meisten davon über einen längeren Zeitraum.

Bekanntlich sind die Therapiemöglichkeiten bei der Akromegalie unbefriedigend. Sowohl nach operativer Therapie als auch nach Strahlentherapie verbleiben viele Patienten mit anhaltend hohen Hormonspiegeln einerseits oder mit einer schweren generalisierten Hypophyseninsuffizienz.

Eine andere Erkrankung der Hypophyse mit Hormonüberproduktion, das Prolaktinom, wurde Anfang der 70er Jahre erstmals sehr erfolgreich mit dem Prolaktinhemmer Bromocriptin behandelt, einem Medikament, das zur Gruppe der dopaminergen Pharmaka gehört. Bromocriptin beeinflusst bei Normalpersonen den Wachstumshormonspiegel aber nicht.

Nachdem in der wissenschaftlichen Literatur berichtet worden war, dass L-Dopa, eine dem Bromocriptin ähnliche Substanz, bei einigen Patienten mit Akromegalie überraschenderweise zu einer Senkung des Wachstumshormonspiegels geführt hatte, haben wir verschiedene Untersuchungen über die Beeinflussbarkeit der Hormonspiegel und über stimulierende und hemmende Substanzen am Dopaminrezeptor bei Gesunden und bei Patienten mit Akromegalie durchgeführt [248,249]. Schließlich haben wir uns zu Therapieversuchen bei unseren Patienten mit Akromegalie entschlossen. Da Bromocriptin ein zugelassenes Medikament ist, war nach der damaligen Rechtslage ein versuchsweiser Einsatz bei Patientin mit Akromegalie rechtlich durchaus möglich, obwohl für diese Indikation keine Zulassung bestand. Heute ist allerdings ein solcher versuchsweiser Einsatz nur im Einzelfall gestattet und nicht, wie von uns vorgenommen, im Sinne einer „klinischen Studie".

Ausführlich untersucht wurden 24 Patientinnen und Patienten mit Akromegalie, und bei 17 von ihnen ist der Wachstumshormonspiegel um mehr als 25 % abgefallen, in sechs Fällen erreichte er sogar den Normbereich. Wir haben im Jahre 1975 erstmals über Kurzzeitergebnisse mit dieser Therapie berichtet [250], zwei Jahre später über längerfristige Therapieerfolge [251]. Weitere Erfahrungsberichte wurden auf endokrinologischen Fachkongressen vorgetragen und in den Sammelbänden publiziert [252–255].

Bromocriptin in der meist erforderlichen relativ hohen Dosierung ist mit einigen Nebenwirkungen wir Übelkeit, Erbrechen, Schwindel und Hypotonie verbunden. Andererseits war bei einigen Patienten ein überraschend guter Therapieerfolg zu verzeichnen. Bei einem Patienten mit extrem erhöhten Wachstumshormonwerten gingen diese nach der ersten Tablette von Bromocriptin auf den Normalbereich zurück. Mehrere Auslassversuche zeigten sofort wieder einen Anstieg auf den Ausgangswert und nach Wiederaufnahme der Therapie traten sofortige Remissionen ein. Bei einem weiteren Patienten lag als Folge der Akromegalie ein schwer behandelbarer Diabetes mellitus mit ausgeprägter Polyneuropathie vor. Der Patient war bettlägerig und von starken Schmerzen geplagt. Schon in den ersten Tagen nach Beginn einer Bromocriptin-Therapie hatten die Schmerzen deutlich nachgelassen und der Patient wurde mobil. Auch in diesem Falle hatten Auslassversuche die spezifische Wirkung des Bromocriptin bestätigt. Ganz ohne Zweifel brachte die Bromocriptin-Therapie bei einigen Patienten also eine erhebliche klinische Besserung mit sich.

Die Behandlung der Akromegalie mit Bromocriptin hat sich trotzdem nicht durchgesetzt. Auch die weiter entwickelten, besser verträglichen und vor allem in Depotform zu applizierenden dopaminergen Substanzen haben keinen bleibenden Eingang in die Behandlung der Akromegalie gefunden. Dies ist damit zu erklären, dass die operativen Möglichkeiten zur Behandlung der Akromegalie inzwischen deutlich verbessert wurden und vor allem auch damit, dass Anfang der 80er Jahre eine andere medikamentöse Behandlungsform auftauchte, die Therapie mit Somatostatinanaloga. Die Wirkungsweise der Somatostatinanaloga wurde sehr sorgfältig in multizentrisch durchgeführten klinischen Studien überprüft.

Es muss eingestanden werden, dass unsere Behandlungsversuche der Akromegalie mit Dopaminagonisten nicht die Anforderungen an saubere klinische Prüfungen erfüllen. Damit kann diese Therapie nach üblichen Gesichtspunkten nicht als evidenzbasiert bezeichnet werden. Dennoch würde ich es nicht als eine Verletzung wissenschaftlicher Standards auffassen, wenn diese Behandlung bei Einzelfällen zur Anwendung kommt. Es handelt sich immerhin um ein Medikament mit überschaubaren und nicht sehr ernsten Nebenwirkungen, das ohne nennenswerte Risiken probeweise verabreicht werden kann. Wenn sich dabei im Einzelfall herausstellt, dass die Wachstumshormonsekretion, die sich ja ganz exakt messen lässt, deutlich gehemmt wird, ist nach allen vorliegenden Informationen auch eine Langzeittherapie mit einem solchen Präparat gerechtfertigt. Die spezifische Wirksamkeit lässt sich auch am Einzelpatienten über Auslassversuche belegen. Derartige Therapieergebnisse lassen sich allerdings nicht in die üblichen Evidenzklassen einordnen.

Die drei geschilderten Beispiele zeigen auf unterschiedliche Weise, dass eine wissenschaftliche Vorgehensweise nicht automatisch mit klinischen Therapiestudien im Sinne eines randomisierten klinischen Versuchs gleichzusetzen ist. Es erfordert aber ein hohes Maß an Kritikfähigkeit, um nicht der „Binnensicht" zu verfallen, die bei Anhängern alternativer Heilverfahren verbreitet ist, die ja, wie im Kapitel über den Umgang mit der Paramedizin noch ausgeführt wird, häufig ohne Überprüfung von der Richtigkeit und allgemeinen Gültigkeit ihrer Ergebnisse fest überzeugt sind.

11.8 Acarbose-Symposium

Die unterschiedliche Bewertung der Acarbose (Handelspräparat Glucobay) wurde schon im Zusammenhang mit der Positivliste erwähnt. Mit Interesse hatte ich beobachtet, dass auf vielen Kongressen die Acarbose auch von führenden Diabetologen hoch gelobt wurde, während im persönlichen Gespräch die Bedeutung dieses Präparates deutlich geringer eingeschätzt wurde. Mindestens zwei Acarbose-Protagonisten hatten mir auf entsprechende Befragung sogar mitgeteilt, dass sie selbst die Acarbose bei ihren Patienten überhaupt nicht einsetzen. Wie sollte man in dieser Situation überhaupt zu einer angemessenen Bewertung kommen, insbesondere wenn der fachliche Gedankenaustausch fast ausschließlich aus Anlass von Kongressen zustande kommt, die von der Pharmaindustrie gesponsert werden.

Es gehört bis heute zu den festen Überzeugungen unter Medizinern und Medizinerinnen, dass wissenschaftliche Kongresse nicht ohne ein Sponsoring durch die Industrie durchführbar seien. Um dies zu widerlegen haben Michael Berger aus Düsseldorf und ich im Jahre 1995 beschlossen, einen Workshop zum Thema „Wirksamkeit und Wertigkeit der Acarbose" ohne einen Sponsor zu organisieren. Reisekosten und Aufwandsentschädigung für die Teilnehmer wurden nicht erstattet. Als Raum wurde ein Gebäude der Universität kostenfrei zur Verfügung gestellt und für Pausenkaffee und Lunchpakete sind Michael Berger und ich aus vorhandenen Institutsmitteln selbst aufgekommen. Das Programm wurde auf klinikeigenen Druckern vervielfältigt und über die Institutspost versandt. Die Kosten waren also sehr begrenzt.

Vertreter der Firma Bayer haben wir als Gäste bei dem Symposium empfangen, selbstverständlich auch zu Vorträgen eingeladen. Das Ergebnis dieses Symposiums, bei dem sich ein sehr differenziertes Bild über Wirksamkeit und Wertigkeit der Acarbose ergab, wurde in der Zeitschrift Diabetologia [256] sowie im Deutschen Ärzteblatt [257] publiziert. Im Ärzteblatt gab es auch ein begleitendes Editorial mit der Überschrift „Es geht auch anders", in dem sich die Herausgeber mit dem Problem der von der Pharmaindustrie gesponserten Kongresse auseinandergesetzt haben. Inzwischen spielt die Acarbose übrigens bei der Diabetestherapie in Deutschland kaum noch eine Rolle.

Das Vorurteil, dass medizinisch wissenschaftliche Kongresse nur mit Unterstützung der Pharmaindustrie durchgeführt werden können, konnte widerlegt werden. Michael Berger aus Düsseldorf und ich haben gemeinsam einen Kongress zum Thema „Wirksamkeit und Wertigkeit der Acarbose" organisiert. Die bescheidenen Rahmenbedingungen ermöglichten die Durchführung ohne einen Sponsor. Vertreter der Herstellerfirma wurden als Referenten und als Teilnehmer an den Diskussionen eingeladen.

Beim Eröffnungsvortag für das Acarbose-Symposium hatte ich grundsätzliche Bemerkungen zur Bewertung von Pharmaka gemacht, die bis heute nicht an Aktualität verloren haben. Wörtlich habe ich dabei folgendes ausgeführt:

In einer Rezension zu dem kürzlich erschienen Handbuch „Diabetes mellitus" von Berger schreibt Hellmut Mehnert: „Natürlich existiert für die Autoren gleichzeitig ein Teufelskreis, aus dem sie nicht herauskommen: da sie die genannten Substanzen, hier vor allem Acarbose, ablehnen, setzen sie dies praktisch kaum jemals ein, und da sie diese Medikamente nicht verwenden, fehlen Ihnen jene so wichtigen eigenen Erfahrungen, ohne die man die Situation natürlich schwer beurteilen kann". Einem solchen Satz kann nur in aller Deutlichkeit widersprochen werden. Bei unseren Bemühungen um evidenzbasierte Medizin spielen die eigenen Erfahrungen eine untergeordnete Rolle. Für die Beurteilung im Sinne der *evidence based medicine* gebrauchen wir den „gesunden Menschenverstand", so sehr auch Mehnert sich in seiner Rezension hierüber abfällig äußert. Mehnert hält es für richtig, „die Wahrheit durch erfahrene Vorgesetzte, Experten, Fachgesellschaften und Konsensuskonferenzen" vermittelt zu bekommen. Ob diese wirklich die Wahrheit vermitteln, hängt allein davon ab, ob sie sich ihrerseits darum bemühen, die Wahrheit aus guten kontrollierten Studien abzulesen und ob sie hierzu ihren gesunden Menschenverstand benutzen.

11.9 Arzneimittelkommission der Deutschen Ärzteschaft

Viele Jahre lang war ich zunächst außerordentliches Mitglied der Arzneimittelkommission der Deutschen Ärzteschaft, dann von 1999 bis 2014 ordentliches Mitglied. Nur sehr langsam gelingt es den Vorsitzenden der AKdÄ, zunächst Bruno Müller-Oerlinghausen, jetzt Wolf-Dieter Ludwig, durchzusetzen, dass in dieser Kommission tatsächlich nur unabhängige Wissenschaftler oder Wissenschaftlerinnen mitwirken. Zumindest ist inzwischen erreicht worden, dass bezüglich der Verbindung zur Industrie eine Transparenz herrscht, dass also alle Interessenkonflikte offengelegt werden. Nach wie vor schließen das Bestehen von Verträgen mit der Industrie und eine Vortrags- und Gutachtertätigkeit für die Industrie nicht eine Mitgliedschaft in der Arzneimittelkommission der Deutschen Ärzteschaft aus. Ich habe mehrfach darauf hingewiesen, dass dies für das Ansehen der deutschen Ärzteschaft nicht gut sein kann und ich glaube, dass der jetzige Vorsitzende zumindest bei neu zu berufenen Mitgliedern stärker auf Interessenskonflikte achtet.

11.10 Transparenz und Unabhängigkeit

Vor einiger Zeit wurde die Arzneimittelkommission der Deutschen Ärzteschaft (AKdÄ) von der Bundesärztekammer gebeten, einen Entwurf für eine Neufassung des Kodex für die Zusammenarbeit zwischen Arzneimittelindustrie und Ärzteschaft zu erstellen. Gemeinsam mit drei weiteren Kollegen wurde ich gebeten, diese Stellungnahme vorzubereiten. Wir alle haben moniert, dass in diesem Kodex, in dem sonst die Prinzipien von Transparenz und Äquivalenz (Leistung nur bei angemessener Gegenleistung) vorherrschen, ein Passus enthalten ist, der es Ärztinnen und Ärzten erlaubt, ohne jede Gegenleistung eine Finanzierung eines Kongressbesuches durch die Pharmaindustrie anzunehmen. In der endgültigen Fassung der Stellung-

nahme fand sich dieser Passus aber doch fast unverändert wieder. Auf Rückfrage erfuhren wir, dass dies mit der Berufsordnung der Ärzte vereinbar sei und deshalb
nicht gestrichen werden könne. Im Paragraph 33, Satz 4 der Berufsordnung heißt es:
„Die Annahme von geldwerten Vorteilen in angemessener Höhe für die Teilnahme
an wissenschaftlichen Fortbildungsveranstaltungen ist nicht berufswidrig". Es wird
sogar ausgeführt, was angemessen ist, nämlich Reisekosten, Tagungsgebühr etc., so-
fern sie die Kosten des Arztes nicht übersteigen. Man beachte, – hier wird ein geld-
werter Vorteil ohne jede Gegenleistung als berufskonform betrachtet. Die „Gegenleistung" besteht ausschließlich in der, wie es oft heißt, „Landschaftspflege". Ich scheue
mich nicht, diese Regelung als einen Skandal zu bezeichnen.

Trotz der in den letzten Jahren begonnen allgemeinen Diskussion über Transparenz und Unabhängigkeit ist die genannte Regel in leicht veränderter Wortwahl
bis heute in der ärztlichen Berufsordnung enthalten.

Auch nach Beendigung meiner aktiven Tätigkeit in der Arzneimittelkommission
der Deutschen Ärzteschaft blieb ich Mitglied der „Kommission für Transparenz und
Unabhängigkeit in der Medizin", die der Arzneimittelkommission und damit der
Bundesärztekammer unterstellt ist. Unter der Leitung von Klaus Lieb haben wir klare
Empfehlungen für die Unabhängigkeit der Referenten und die Durchführung von
Fortbildungsveranstaltungen der AKdÄ erarbeitet. Wegen der „politischen" Einge-
bundenheit in Gremien der ärztlichen Selbstverwaltung werden wir bei der Erarbei-
tung weitergehender Empfehlungen leider immer wieder gebremst. Weil eine offizielle Stellungnahme der „Kommission für Transparenz und Unabhängigkeit in der Medizin" zu diesem Thema von den übergeordneten Gremien nicht unterstützt wurde,
haben wir, mehrere Mitglieder der Kommission, unautorisiert in einer Arbeit im Deutschen Ärzteblatt die Forderung erhoben, dass die Vergabe von CME-Punkten für gesponserte Fortbildungen geringer ausfallen soll als die freier berufsbegleitender Fortbildung [258]. Eine Voraussetzung für die Vergabe von Fortbildungspunkten solle
sein, dass die Inhalte ärztlicher Fortbildungen frei von wirtschaftlichen Interessen
sind.

11.11 Arzneimittelbrief

Wolf-Dieter Ludwig, der Vorsitzende der Arzneimittelkommission der Deutschen Ärzteschaft, ist gleichzeitig einer der Herausgeber des Arzneimittelbriefes, eines Mittei-
lungsblattes, das ausschließlich von den Abonnenten getragen wird und jegliche
Pharmawerbung ausschließt. Diesen Arzneimittelbrief lese ich seit seinem ersten Erscheinen vor mehr als 50 Jahren regelmäßig. Als Ende 2006 eine Vierzigjahrfeier für
dieses Publikationsorgan vorbereitet wurde, wurde ich aufgefordert, einen Festvortrag zum Thema „Unabhängige Arzneimittelinformation in den Medien" zu halten.
Ich habe in diesem Vortrag zehn Thesen aufgestellt, die ich jeweils ausführlich begründet habe.

1. Der Arzt ist bezüglich seiner Informationen über Arzneimittel auf die Medien, vor allem die Medien der Sekundärinformation angewiesen.
2. Viele Printmedien sind über die Werbeetats weitgehend von der Arzneimittelindustrie abhängig und damit interessensgesteuert. Das Ausmaß dieser Fremdbestimmung ist meist nicht erkennbar.
3. Die nichttransparente Abhängigkeit beginnt unmittelbar bei den Autoren, besonders den Meinungsbildnern.
4. Auch in Fachgesellschaften entwickelte Mehrheitsmeinungen garantieren nicht eine Unabhängigkeit.
5. Das Ausmaß der „Gewöhnung" an diesen Missstand ist groß, darf aber trotzdem nicht kampflos hingenommen werden, weil die Vermischung von Sachinformationen und Eigeninteressen fast immer zu Lasten der Patients und der Solidargemeinschaft geht.
6. Unabhängigkeit ist nicht eine Frage der Selbsteinschätzung (eine „gefühlte Unabhängigkeit" gibt es nicht), sie lässt sich nur durch die faktische Unabhängigkeit sicherstellen. Die Fortbildung, insbesondere wenn sie Arzneimittelinformationen zum Inhalt hat, muss deshalb von der Finanzierung durch die Pharmaindustrie gelöst werden.
7. Leider ist die Kultur, nach der Information und gute Fortbildung von Konsumenten zu finanzieren sind, völlig unterentwickelt, vermutlich nicht zuletzt durch die Überschwemmung mit gesponserter Fortbildung sowie mit billigen Produkten oder Gratiszeitschriften.
8. Es gibt unter den Zeitschriften erwähnenswerte Ausnahmen, die es aber in dem geschilderten Umfeld sehr schwer haben. Sie verdienen unsere rückhaltlose Unterstützung.
9. Eine Abstinenz von der Pharmaunterstützung ist schwer, trotzdem aber zu fordern.
10. Allein aus der Ärzteschaft heraus sind aber sehr schnell erste Schritte zu einer Verbesserung der Situation möglich.

Wie zu erwarten, wurde dieser Vortrag von den im Auditorium anwesenden Kollegen zustimmend und mit viel Beifall zur Kenntnis genommen. Es waren aber natürlich ganz überwiegend solche Kollegen und Kolleginnen unter den Gästen, die diese Auffassungen teilen. Eine Zusammenfassung des Vortrages wurde in der Hauszeitschrift der Berliner Ärztekammer veröffentlicht, und manche Tageszeitungen haben kurze Notizen hierüber gebracht.

Die Vierzigjahrfeier für den Arzneimittelbrief fiel zeitlich mit dem Tod von Werner Creutzfeldt zusammen, der zum Beirat des Arzneimittelbriefes gehörte. Die Herausgeber haben mich dann gebeten, seine Position im Beirat zu übernehmen. Anlässlich der Fünfzigjahrfeier habe ich gebeten, dieses Amt an jüngere und noch aktive Kollegen zu übergeben. Bisher ist eine solche Übergabe aber noch nicht erfolgt

11.12 „Gefühlte" Unabhängigkeit

Der von mir für den Festvortrag zum 40-jährigen Bestehen des „Arzneimittelbriefes" geschaffene Begriff der „gefühlten Unabhängigkeit" wird seither nicht selten zitiert. Regelmäßig argumentieren nämlich sowohl ärztliche Empfänger von Zuwendungen als auch die Zuwender (meist Pharmaindustrie), dass Entscheidungen durch die Annahme von Zuwendungen in keiner Weise beeinflusst werden.

Hierzu hat aber das Landgericht München in einem Urteil vom 3.7.3008 (1HK O 13279/07) mit großer Deutlichkeit Stellung bezogen:

> „Dies ist – selbst wenn der Betroffene subjektiv hiervon überzeugt sein mag – aus psychologischer Sicht dennoch ein Trugschluss, da der Erhalt von Geschenken zum einen regelmäßig einen Sympathievorschuss und zum anderen eine Grundneigung erzeugt, sich „erkenntlich zu zeigen". Belegt wird dies schon durch die Tatsache, dass sich entsprechende Kampagnen in den Augen der Zuwendungsgeber trotz der damit verbundenen Kosten rechnen, sonst würden sie nicht unternommen."

Im Deutschen Ärzteblatt ist im November 2008 ein bemerkenswerter Beitrag mit dem Titel „Gefahr für das ärztliche Urteilsvermögen" erschienen. Der Autor, David Klemperer aus Regensburg, führt aus, dass die meisten Ärzte das Problem der Beeinflussung durch Zuwendungen zwar erkennen, allerdings meist nur bei ihren Kollegen sehen, weil sie sich selbst für immun halten. Diese Illusion der Unverwundbarkeit sei aber gerade gefährlich, weil er zu einem unzureichenden Widerstand gegenüber Beeinflussungsversuchen führt. Daraus leitet der Autor die Forderung ab, dass Ärzte in Zukunft keinerlei Geschenke annehmen und auf jegliche Finanzierung ihrer Fortbildung durch die Industrie verzichten sollen.

> Im Zusammenhang mit einem Vortrag zum 40-jährigen Jubiläum des „Arzneimittelbriefes" habe ich im Jahr 2006 den Begriff der „gefühlten Unabhängigkeit" geprägt. Viele Ärzte mit erkennbaren Interessenkonflikten und z. T. klaren Abhängigkeiten halten sich selbst für unabhängig. Interessenkonflikte sind deshalb in jedem Fall anzugeben, auch wenn subjektiv kein Konflikt empfunden wird.

In diesem Zusammenhang fiel mir ein Ereignis aus der frühen Zeit meiner Wuppertaler Tätigkeit ein. Als neu berufener Chefarzt sollte ich bei der monatlichen Fortbildungsveranstaltung der Ärztekammer einen Vortrag halten. Die Organisatoren der regionalen Kammervertretung baten mich, für die Raummiete, die Beköstigung der Zuhörer sowie ein Honorar für mich, einen Sponsor zu benennen. Ich habe mich geweigert für diesen geplanten Vortrag über die medikamentöse Diabetestherapie einen Sponsor zu suchen, hatte ich mich doch bewusst dazu entschieden, diesen Vortrag für eine neutrale Institution und nicht im Auftrag einer Pharmafirma zu halten. Auf ein Honorar wollte ich gern verzichten und ich wollte mit möglichen Sponsoren auch gar nichts zu tun haben. Nach meiner Auffassung gehört die ärztliche Fortbildung zu den ureigenen Aufgaben der ärztlichen Standesorganisation.

Mit diesen Ansichten konnte ich mich schwer durchsetzen, aber schließlich hat dann doch die Kammer selbst einen Sponsor gesucht. Trotz meiner gegenteiligen Bitte tauchten aber plötzlich Vertreter einer Pharmafirma bei mir in der Klinik auf und berichteten, dass sie gebeten worden seien, meine Vortragsveranstaltung zu unterstützen. Sie versicherten, dass ich natürlich frei in meinen Äußerungen sei, aber nach einigem mehr oder weniger höflichen Geplänkel kam dann doch die entscheidende Frage, nämlich wie ich denn die Präparate der genannten Firma einschätze. An dieser Stelle musste ich das Gespräch beenden.

In den 80er Jahren bestand noch kaum eine Sensibilität gegenüber solchen subtilen Einflussnahmen. Es hat noch mehrere Jahre gedauert, bis die Fortbildungsvorträge der lokalen Ärztekammer ohne Sponsor aus der Industrie geplant wurden. Bedauerlicherweise werden aber nach wie vor von der Industrie gesponserte Vorträge für die erforderlichen Fortbildungspunkte der Ärzte anerkannt.

Zunehmend kompromisslos setzt sich bei mir die Erkenntnis durch, dass eine vorurteilslose wissenschaftliche Betrachtungsweise und eine ausschließlich an den Interessen des Patienten oder der Patientin orientierte Medizin nur durch einen völligen Verzicht auf Zuwendungen durch die Industrie, insbesondere auch im Zusammenhang mit der Fortbildung, zu erreichen sind.

11.13 Ethikkommission

Unter den ehrenamtlichen Tätigkeiten auf dem Gebiet der klinischen Pharmakologie ist noch die Tätigkeit in der Ethikkommission der Ärztekammer Nordrhein zu erwähnen, der ich 18 Jahre lang angehörte. Wenngleich sich die Arbeit dieser Kommission nicht ausschließlich auf Pharmastudien konzentrieren soll, nehmen diese doch bei weitem den größten Raum ein. In den ersten Jahren der Arbeit dieser Ethikkommission wurde auch noch häufig über die zu testenden Medikamente, über mögliche Risiken und Nebenwirkungen und über den zu erwartenden therapeutischen Fortschritt, diskutiert. Die inhaltliche Diskussion ist aber in den letzten Jahren immer weiter in den Hintergrund getreten und fast vollständig einer ausschließlich formalen Bewertung nach Vorgaben des Arzneimittelrechts gewichen, für die es eigentlich keines medizinischen Sachverstandes mehr bedurfte. Bedauerlicherweise wurden auch Studien positiv beschieden, die allenfalls geeignet waren, bereits bekannte Tatsachen zu bestätigen. Dies ist nach meiner Überzeugung ethisch nicht vertretbar.

Die Mitwirkung in der Ethikkommission habe ich im Jahre 2005 mit meiner Pensionierung zugunsten einer Mitarbeit in der Gutachterkommission für ärztliche Behandlungsfehler bei der Ärztekammer Nordrhein beendet.

Die Ethik von klinischen Studien und deren Grenzen habe ich im Anschluss an einen entsprechenden Vortrag schriftlich zusammengefasst und publiziert [259]. Dabei habe ich ausgeführt, dass die Durchführung klinischer Studien bei Beachtung bestimmter Grenzen ethisch nicht nur vertretbar, sondern sogar geboten ist, wie sich

aus der „*Charter of medical professionalism*" ergibt, die in der Deutschen Übersetzung den Titel „Charta der ärztlichen Berufsethik" führt [260]. Im Gegensatz zu einer
weit verbreiteten Meinung gilt dies auch für Studien unter Einsatz von Placebo-Prä-
paraten.

11.14 Institut für Klinische Pharmakologie

Sehr bald nach Beginn meiner Tätigkeit in Wuppertal hatte ich erkannt, dass in großen Krankenhäusern ein dringender Bedarf an kompetenter Unterstützung in klinischer Pharmakologie besteht. Als beispielhaft wurde das am Zentralkrankenhaus
St. Jürgenstraße in Bremen angesiedelte Institut für Klinische Pharmakologie angesehen, das für die kommunalen Kliniken der Freien Hansestadt Bremen im Jahre 1983
eingerichtet wurde. Mehrfach hatte ich mich mit dem Direktor des Bremer Institutes,
Peter Schönhöfer, ausgetauscht, der, wie ich erst später erfuhr, über ausgezeichnete
politische Kontakte verfügte. Ihm ist es zu verdanken, dass das Ministerium für Arbeit, Gesundheit und Soziales des Landes Nordrhein-Westfalen im Jahre 1989 die
Übertragung des Bremer Modells auf eine oder zwei Westdeutsche Kliniken geplant
hat und hierbei „zufällig" bei den Kliniken der Stadt Wuppertal nachgefragt hat, ob
Bereitschaft bestehe, bei der Einrichtung eines solchen Instituts für Klinische Pharmakologie mitzuarbeiten.

Es mussten viele Gespräche mit Politikern, Krankenhausvertretern, Krankenkas-
senvertretern, der Pharmaindustrie und der Ärztekammer geführt werden, und
schließlich konnte ich im Jahre 1993 die Verantwortlichen der Stadt Wuppertal dazu
bringen, einen offiziellen Antrag auf Einrichtung eines Instituts für Klinische Pharmakologie bei den Kliniken der Stadt Wuppertal zu stellen. Parallel zu Wuppertal
war übrigens auch das Klinikum in Dortmund angefragt worden, aber die dortigen
ärztlichen Kollegen haben sich massiv dagegen gewehrt. Offenbar befürchten nach
wie vor viele Ärzte, durch eine professionelle Begleitung bei der Pharmakotherapie
einen Kompetenzverlust zu erleiden.

Schnell wurde in den Gesprächen mit dem Land klar, dass die Einrichtung eines
solchen Institutes nachdrücklich unterstützt werde, dass das Land aber nicht plane,
die entsprechenden Kosten zu übernehmen. Ich habe wiederum mehrere Jahre inten-
sive Gespräche geführt und unterschiedliche Modelle für eine Trägerschaft, auch mit
gemischter Finanzierung, entwickelt. Bemerkenswerterweise hatte auch die über-
regionale „Stiftung Arzneimittelsicherheit" ihre Unterstützung angekündigt, Mittel
jedoch nicht bereitstellen wollen.

Zu meiner großen Überraschung hat sich im Jahre 1996 die Klinikum Wuppertal
GmbH bereit erklärt, ein solches Institut in eigener Trägerschaft zu gründen und zu
finanzieren. Die Stelle wurde ausgeschrieben und es haben immerhin zehn Bewerber
aus deutschen Universitäten Unterlagen eingereicht. Sechs Kandidaten wurden eingeladen, unter ihnen eine junge Privatdozentin aus Frankfurt, Petra Thürmann, die

nach der Papierform lediglich eine Außenseiterrolle spielen konnte. Ihr Auftritt und das von ihr dargestellte Konzept für das Institut waren jedoch so überzeugend, dass sie schließlich im März 1997 den Ruf erhielt. Auf meinen Vorschlag hin wurde das ihr zugeordnete Institut nach Philipp Klee benannt [158]. Professor Klee war von 1927–1954 ärztlicher Direktor bei den Städtischen Kliniken in Wuppertal Elberfeld. Er war bei der Erforschung der ersten Sulfonamide und der ersten Antituberkulotika jeweils der klinische Partner von Gerhard Domagk. Seine Berichte über die ersten klinischen Studien mit diesen Substanzen sind auch heute noch lesenswert. Der Nobelpreis ist damals aber leider nur an Domagk gegangen.

Das Philipp-Klee-Institut für Klinische Pharmakologie mit seiner Direktorin Petra Thürmann ist inzwischen zu einer festen Institution in Wuppertal geworden und überregional bekannt. In einem langen Artikel habe ich über diese sehr positive Entwicklung im Wissenschaftsteil der Frankfurter Allgemeinen Zeitung berichtet. Aus der täglichen Arbeit in der Klinik mit vielen Fachgesprächen zu allgemeinen Fragen der Pharmakotherapie und mit konkreten Empfehlungen in Einzelfällen lassen sich nur gute Erfahrungen berichten.

Als besonderen Glücksfall hat sich die Berufung von Petra Thürmann als Leiterin des Instituts erwiesen. Die Medizinische Fakultät der Universität Witten Herdecke hat ihr einen Lehrstuhl angeboten, so dass neben der klinischen Arbeit auch die akademische Arbeit in Forschung und Lehre fortgesetzt werden konnte. Über viele Jahre hin haben wir einen für beide Seiten fruchtbaren Austausch von Mitarbeiterinnen und Mitarbeitern vorgenommen, indem Kollegen aus der Klinik für einen Zeitraum von ein bis zwei Jahren vollzeitig in der klinischen Pharmakologie beschäftigt wurden und auf diese Weise später ihr erworbenes Wissen in die klinische Arbeit einbringen konnten. Neben der gemeinsamen Arbeit in Wuppertal konnte ich in vielen nationalen Gremien, Positivliste, Ethikkommission der Ärztekammer, Arzneimittelkommission der Deutschen Ärzteschaft und Wissenschaftlicher Beirat des IQWiG, mit Petra Thürmann zusammenarbeiten. Glücklicherweise ist der Kontakt zu ihr auch nach meinem Wechsel zu den Kliniken St. Antonius nie abgebrochen, und weiterhin durfte ich Ihren Rat schätzen.

Als Krönung ihrer Laufbahn und damit auch als eine Ehrung und Anerkennung der Wuppertaler Klinischen Pharmakologie ist die Berufung von Petra Thürmann in den Sachverständigenrat der Bundesregierung zur Weiterentwicklung des Gesundheitswesens zu nennen.

11.15 Kleinkonferenz „Risikoaufklärung vor Arzneimittelgaben"

Im Januar 2006 hatte ich zu einer eintägigen Kleinkonferenz zum Thema „Rechtssicherheit und Rechtspraxis bei der Risikoaufklärung vor Arzneimittelgabe" nach Wuppertal eingeladen. Die wissenschaftliche Leitung wurde gemeinsam mit Dieter Hart, Bremen (Rechtswissenschaft), und Petra Thürmann, Wuppertal (Klinische Pharmakologie) vorgenommen. Eingeladen waren Vertreter aus Kliniken, Behörden, Pharmaindustrie, klinischer Pharmakologie und besonders aus dem Medizinrecht.

Der aktuelle Anlass für diese Tagung war ein in Medizinerkreisen viel diskutiertes Urteil des Bundesgerichtshofes (sog. Cyclosa-Urteil, BGHZ 162,320, 0 GesR 2005, 257 = VersR 2005, 834), nach dem ein Arzt für die Folgen eines Schlaganfalles bei einer jungen Frau haften sollte, weil er nicht über das besondere Risiko der Einnahme von Ovulationshemmern bei Rauchern aufgeklärt hatte. Unterstützt von manchen Kommentaren der Arztrechts-Presse hatte sich nach diesem Urteil in Ärztekreisen der Eindruck verbreitet, dass grundsätzlich vor jeder Medikamentengabe über alle bekannten Risiken aufzuklären sei und dass hierüber eine schriftliche Dokumentation, etwa mit Hilfe von vorbereiteten Aufklärungsbögen zu erfolgen habe. Die entsprechenden Bögen werden inzwischen angeboten und beworben. Die Nicht-Aufklärung soll auch bei Schäden nach fehlerfreier Behandlung einen Haftungsanspruch begründen können.

Dass die zunehmend streng formulierten Anforderungen an die Aufklärung vor Arzneimittelgabe nicht mit der Realität übereinstimmen, braucht kaum weiter dargestellt zu werden. Damit ergibt sich die Situation, dass Ärztinnen und Ärzte regelmäßig einer wichtigen Obliegenheit nicht nachkommen und im Berufsalltag auch kaum nachkommen können. Fast durchweg geschieht dies ohne Unrechtsbewusstsein und oft ohne zu wissen, dass man sich damit selbst einem Haftungsrisiko aussetzt. Ärzte arbeiten in Deutschland ohnehin unter Bedingungen, die dazu führen, dass auf verschiedenen Ebenen eine erhebliche Diskrepanz zwischen den Anforderungen an ihre professionellen Tätigkeiten und der Realisierbarkeit besteht. In dieser Situation wäre es bedauerlich, wenn die nicht erfüllbaren Anforderungen an die Aufklärungspflicht vor Medikamentengabe zur Abstumpfung des Gewissens und zur allgemeinen Frustration im Berufsleben beitragen würden.

Wenn aber akzeptiert werden könnte, dass nicht für jede Medikamentengabe, sondern nur für besonders risikobehaftete Stoffe eine ausführliche Aufklärung gefordert werden kann, auf welcher Basis könnte dann der Arzt entscheiden, ob bei einem bestimmten Medikament oder in einer konkreten Anwendungssituation eine formale Aufklärung mit schriftlicher Einverständniserklärung notwendig ist? Trägt er allein das Risiko für diesbezügliche Fehlbeurteilungen?

Die Hoffnung, mit der Diskussion in der Kleinkonferenz eine höhere Rechtssicherheit zu erzielen, hat sich nur bedingt erfüllen lassen. Immerhin konnte aber folgender Konsens erzielt werden [261]:

Es gibt keine Pflicht zur vollständigen Aufklärung aller denkbaren Risiken bei jeder Arzneimittelgabe. Es besteht aber eine eigenständige Anspruchsgrundlage zu einer „Grundaufklärung". Diese hat situationsbezogen zu erfolgen und betrifft vor allem solche Risiken, die in die zukünftige Lebensgestaltung des Patienten entscheidend eingreifen könnten. Die Aufklärung hat partnerschaftlich im persönlichen Gespräch mit dem Patienten zu erfolgen, wobei auch der Wunsch des Patienten bezüglich der Aufklärungstiefe zu berücksichtigen ist. Dem Arzt bleibt ein nicht unerheblicher Spielraum bei der Beurteilung der Angemessenheit einer Aufklärung im Einzelfall. Maßstab ist dabei nicht die Häufigkeit oder Wahrscheinlichkeit des Eintretens. Aufzuklären ist besonders über typische, schwere und potentiell die Lebensführung beeinträchtigende unerwünschte Arzneimittelwirkungen. Die verbleibende Unsicherheit ist in Kauf zu nehmen.

Neben den genannten „weichen" Kriterien, gibt es keine allgemein gültigen Kriterien zu der Frage, bei welchen Medikamenten eine Aufklärung zu erfolgen hat. Während der Konferenz haben wir den Juristen verschiedentlich Wirkstoffe genannt und um eine Meinung zu der Frage gebeten, ob hierzu wohl eine Aufklärung empfohlen werde. Ein klares Bild hat sich hieraus nicht ergeben. Als wir die Vorsitzende Richterin am Bundesgerichtshof, die selbst für das oben zitierte „Cyclosa-Urteil" verantwortlich war, bezüglich eines bestimmten Präparates gefragt haben, ob nach ihrer Ansicht hierfür eine Aufklärung erforderlich wäre, hat sie uns geantwortet „das kann ich nicht wissen, darüber haben wir noch nicht geurteilt".

Es kann also passieren, dass erst nachträglich, „ex post", entschieden wird, dass bei einer bestimmten Konstellation eine Aufklärung nötig gewesen wäre. Das Risiko, bei der Entscheidung für oder gegen eine Aufklärung falsch gelegen zu haben, trägt allein der Arzt.

Die im Zusammenhang mit der Aufklärungsfrage erforderlichen Überlegungen über die möglichen Risiken tragen aber andererseits ohne Zweifel auch zu einer verstärkten Auseinandersetzung mit der Indikation im speziellen Fall bei. Sie können damit zu einer Qualitätsverbesserung des ärztlichen Handelns beitragen [262].

Nichts setzt dem Fortgang der Wissenschaft mehr Hindernis entgegen, als wenn man zu wissen glaubt, was man noch nicht weiß. In diesen Fehler fallen gewöhnlich die Erfinder von Hypothesen.
Georg Christoph Lichtenberg

12.1 Deutsche Gesellschaft für Innere Medizin

Die Deutsche Gesellschaft für Innere Medizin (DGIM) mit ihren jährlichen Internistenkongressen in Wiesbaden spielte schon im Berufsleben meines Vaters eine wichtige Rolle. Er hatte schon den von Hans Eppinger in Wien organisierten letzten Internistenkongress vor dem Kriegsende besucht und war in den Nachkriegsjahren regelmäßiger Besucher der Wiesbadener Kongresse. Er hat sich sehr gefreut, fast 60 Jahre nach seinem ersten Kongressbesuch auch 1997 an der Eröffnungssitzung des von mir geleiteten Kongresses in Wiesbaden teilnehmen zu können.

Ich selbst habe mich bereits in frühen Assistentenjahren mit Vorträgen am Internistenkongress beteiligt. Im Jahre 1982 habe ich erstmals im Auftrag der Sektion Endokrinologie des Berufsverbandes Deutscher Internisten ein Symposium über Diagnostik und Therapie von Schilddrüsenkrankheiten am Vortage des Kongresses organisiert. Aus dieser Initiative hat sich eine langjährige Tradition der Vorsymposien der Endokrinologen entwickelt. Zur Eröffnung der Vorkongresse wurden die jeweiligen Kongresspräsidenten eingeladen, wodurch ich zunehmend Einblicke in die Arbeitsweise der DGIM bekommen konnte.

Ende der 80er Jahre wurde ich in den Beirat der DGIM gewählt, der bei dieser Gesellschaft „Ausschuss" heißt, und mit den Aufgaben eines Pressesprechers betraut. Über mehrere Jahre habe ich ausführliche Berichte über den Internistenkongress für die Zeitschrift Medizinische Klinik verfasst.

Im Herbst 1993 erhielt ich dann die Mitteilung, dass man beabsichtige, mich zum Vorsitzenden der Gesellschaft für das Geschäftsjahr 1996/1997 zu wählen. Da meine in vielen Aspekten kritische Grundhaltung, die nicht immer der Linie der Gesellschaft entsprach, durchaus bekannt war, war die Wahl auch für mich selbst eine Überraschung.

Umso erfreuter war ich aber über die anstehende Wahl. Mehrere meiner Vorgänger im Amt des Vorsitzenden der Deutschen Gesellschaft für Innere Medizin (DGIM) haben berichtet, dass ihr Präsidentenjahr mit der Organisation des Internistenkongresses der Höhepunkt ihres beruflichen Lebens darstellte. Dieser Einschätzung möchte ich mich anschließen.

https://doi.org/10.1515/9783110676594-012

12.2 Der Wiesbadener Internistenkongress 1997

Die Organisation eines solchen großen Kongresses, der damals bereits von über 6000 Ärzten besucht wurde, stellte eine große Herausforderung dar, an der sich viele Mitarbeiter unserer Wuppertaler Klinik zu beteiligen hatten, und die trotzdem an die Grenzen der Zumutbarkeit und Machbarkeit stieß. Zum damaligen Zeitpunkt hatte die Deutsche Gesellschaft für Innere Medizin noch keine Kongressorganisation beauftragt und die Geschäftsstelle der Gesellschaft wurde von einer einzigen Person geleitet, so dass fast alle organisatorischen Aufgaben und die gesamte Korrespondenz mit möglichen Rednern von Wuppertal aus zu erledigen waren. Der Kongresssekretär, Hartmut Tillil, wurde für fast ein ganzes Jahr von allen klinischen Aufgaben freigestellt. Neben ihm waren acht weitere ärztliche Kollegen aus unserer Klinik an Vorbereitung und Durchführung des Kongresses beteiligt Die Möglichkeiten der EDV-Unterstützung waren noch sehr begrenzt. So haben wir z. B. die Zuordnung der Posterbeiträge und der Kurzvorträge vornehmen müssen, in dem wir entsprechend beschriftete Papierstreifen auf einem großen Tisch verschoben haben.

Inhaltlich hatte ich das Programm des Kongresses unter das Oberthema „Methoden des Erkenntnisgewinnes in der Medizin" gestellt. Um den interdisziplinären Charakter moderner klinischer Wissenschaft zu demonstrieren, hatten wir Biometriker, Chirurgen, Dermatologen, Gynäkologen, Mikrobiologen, Neurologen, Ökonomen, Pädiater, Pathologen, Pharmakologen, Psychosomatiker, Radiologen und sogar Journalisten zu Vorträgen eingeladen. Jeweils ein zum Kongress erschienenes Sonderheft der Zeitschriften „Medizinische Klinik" und „Internist" wurden mit Beiträgen zur Methodologie der klinischen Forschung bestückt.

Ein inhaltlicher Höhepunkt des Kongresses war ein öffentlicher Vortrag von Professor Friedrich W. Vogel, Heidelberg, zum Thema „Die Analyse des menschlichen Genoms – Chance und Risiken", in dem er viele Aspekte, die den Diskurs in den Folgejahren beherrschen sollten, vorwegnahm. In Erinnerung ist mir die Formulierung von Vogel geblieben, dass eine nicht widerlegbare Aussage grundsätzlich nicht wissenschaftlich sei. Ganz allgemein hinge die wissenschaftliche Tiefe einer Hypothese vom Ausmaß der Möglichleiten für eine Widerlegung ab. Damit hatte er genau den Tenor des Kongresses getroffen, wie er in meinem Eröffnungsvortrag zum Ausdruck gebracht war.

Die Hauptsitzungen, Seminare und Symposien des Kongresses wurden grundsätzlich mit drei Zeitstunden angesetzt, wodurch eine Tiefe der Beschäftigung mit den Problemen erreicht werden konnte, die angesichts der heute auf dem Internistenkongress üblichen „Symposien" von maximal 90 Minuten nicht mehr möglich ist.

Um dem 103. Kongress im Jahre 1997 einen Wiedererkennungswert zu geben, hatte ich den Künstler Horst Gläsker aus Düsseldorf gebeten, ein künstlerisch gestaltetes Kongress-Logo zu entwickeln. Bei vielen Besuchen in seinem Atelier konnte ich die Entstehung des Kunstwerks verfolgen, das unter dem Titel „Chaos und Ordnung" dann alle Drucksachen des Kongresses zierte. Auf dem Kongress haben wir in der

Nähe der Industrieausstellung eine „Kunstoase" eingerichtet, in der als Erholung vom Kongressstress kurze Phasen der Ruhe genossen werden konnten. Diese Kunstoase wurde ausschließlich von unserem „Kongresskünstler", Horst Gläsker, gestaltet. Gläsker hat auch bei einer Abendveranstaltung mit feierlicher Übergabe der Posterpreise eine „Tischkonzert" genannte sehr unterhaltsame musikalische „Performance" mit Klangvariationen veranstaltet, bei der ausschließlich ein Holztisch als Resonanzköper diente.

Auf dem Kongress musste ich insgesamt 16 Reden bei verschiedenen Gelegenheiten halten. Von besonderer Bedeutung war dabei die Rede anlässlich der Eröffnungsveranstaltung zum Kongress unter dem Titel „Der Wissenschaft verpflichtet". Die vielfältigen Reaktionen auf diese Rede, die als Anhang beigefügt ist, gaben schließlich Anlass für dieses Buch.

Die Eröffnungsveranstaltung sowie der Festabend am Folgetag, das „Präsidenten-Dinner", wurden mit Hilfe Wuppertaler Künstler gestaltet. Für die musikalische Ausgestaltung der Eröffnungsveranstaltung hatte ich die Kantorei Wuppertal Gemarke gewinnen können, in der u. a. die leitende Oberärztin unserer Klinik, Helene Höhler, die Laborleiterin, Edith Briehl, der damalige Assistenzarzt Jürgen Windeler und weitere Mitarbeiter der Klinik als Sänger vertreten waren. So kam es, dass nach 120 Jahren zum ersten Mal ein Deutscher Internisten-Kongress mit einem Psalm eröffnet wurde. Die weiteren musikalischen Darbietungen des a cappella Chores wurden aber natürlich lockerer und bereiteten den Zuhörern viel Vergnügen. Auch beim sog. Präsidenten-Dinner wurde eine musikalische Umrahmung durch die japanische Sängerin Hiroko Kashiwagi aus Wuppertal geboten. Als kleinen Scherz hatte ich mir erlaubt, bei dem als Zugabe dargebotenen Lied „die unsichtbare Flöte" von Saint-Saëns selbst unerkannt aus dem Hintergrund dieses Instrument zu spielen.

Auf dem Kongress wurden Symposien zu verschiedenen Problemen der Medizin und ihrer Randgebiete mit Referaten ausgewiesener Experten abgehalten, die es Wert waren, geschlossen publiziert zu werden. Sie alle standen im weitesten Sinne in Beziehung zu dem Hauptanliegen des Kongresses, nämlich der Verpflichtung zur Wissenschaft. In einem Band „Zeitfragen der Medizin" [263] wurden elf Referate zu „Wissenschaft und Erkenntnisgewinn", fünf Referate zu „Ökonomie" und drei Referate zu „Qualitätssicherung" zusammengefasst. Daneben wurde eine ausführliche Zusammenfassung eines Seminars zum Thema „Akzeptanz klinischer Arzneimittelforschung in Deutschland" in diesen Band aufgenommen. Acht weitere Referate auf dem Kongress, die den Problemen der Publikation wissenschaftlicher Arbeiten gewidmet waren, wurden in einem von Werner Creutzfeldt und Wolfgang Gerok herausgegebenen Sammelband „Medizinische Publizistik – Probleme und Zukunft" zusammengefasst (Thieme Verlag, 1997).

Es hat mir große Freude gemacht, ein Jahr lang die Aktivitäten der Deutschen Gesellschaft für Innere Medizin thematisch zu prägen. Dass es gelungen ist, dabei neue Themen aus den Bereichen der evidenzbasieren Medizin oder der Qualitätssicherung einzuführen, war besonders befriedigend. Die Erfahrungen während dieses Kongresses und die dort geknüpften Kontakte haben mein weiteres Berufsleben stark geprägt. Die zitierte Bezeichnung als „Höhepunkt des beruflichen Lebens" ist nicht übertrieben. Die durch den Eröffnungsvortrag eingeleitete Debatte ist bis heute nicht erschöpft. Sie gibt immer wieder Anlass für Einladungen zu Vorträgen, Diskussionsrunden oder sogar Talkshows.

12.3 Schriftleiter der Zeitschrift „Medizinische Klinik"

Als Präsident der Deutschen Gesellschaft für Innere Medizin hatte ich mit dem Verlag Urban und Vogel verhandelt, um die in diesem Verlag erscheinende Zeitschrift „Medizinische Klinik" als offizielles Organ der Deutschen Gesellschaft für Innere Medizin zu übernehmen. Um einen Erfolg dieser Zusammenarbeit sicherzustellen, wollte ich in den Anfangsjahren die Schriftleitung für die Zeitschrift selbst übernehmen. Nach Übernahme von Urban und Vogel durch den Springer Verlag habe ich die Aufgabe zunächst weitergeführt und schließlich ist hieraus eine Tätigkeit von über 15 Jahren entstanden.

Anders, als sonst bei wissenschaftlichen Zeitschriften üblich, wurden wesentliche Aufgaben, die eigentlich Verlagsmitarbeiter übernehmen könnten, dem Schriftleiter übertragen. Dies ließ sich gemeinsam mit mehreren von der DGIM benannten Mitherausgebern für spezielle Fragen der Schwerpunkte der Inneren Medizin und dem sehr tüchtigen Mitarbeiter vor Ort, Stefan Pasche, bewältigen. Einen Bericht über die 15 Jahre als Schriftleiter habe ich im Dezember 2010 in einem Schlusseditorial in der Zeitschrift veröffentlicht [264]. Mit Ablauf des Jahres 2010 wurde die Zeitschrift „Medizinische Klinik" leider aus Kostengründen eingestellt.

Wir haben konsequent versucht, die Kriterien der Wissenschaftlichkeit in dieser Zeitschrift aufrecht zu erhalten. Wissenschaftlichkeit bezieht sich in diesem Zusammenhang nicht auf besonders hochkarätige Originalartikel, sondern darauf, dass in allen Beiträgen, auch den zur Fort- und Weiterbildung gedachten Artikeln, die Kriterien der evidenzbasierten Medizin berücksichtigt wurden. Damit ergab sich, dass diese Zeitschrift eine deutlich geringere „Nähe" zur Pharmaindustrie aufwies, als vergleichbare Journale. So kam es, dass in der Zeitschrift auch deutlich weniger Werbung zu finden war als in vergleichbaren Zeitschriften. Immer wieder wurde ich von Verlagsseite angesprochen, doch bitte Artikel zu lancieren, die auch für die Pharmaindustrie interessant sein könnten, um auf diese Weise Anzeigen einwerben zu können. Da ich diesbezüglich wenig kompromissbereit war, ist es verständlich, dass diese Zeitschrift für den Verlag keinen großen wirtschaftlichen Gewinn darstellte. Die wirtschaftliche Stabilität wurde aber durch das Abonnement sämtlicher Mitglieder der Deutschen Gesellschaft für Innere Medizin garantiert. Mehrfach habe ich versucht, den Verlag oder auch die Verantwortlichen der Gesellschaft dazu zu bewegen, diese Distanz zur werbenden Pharmaindustrie nicht bedauernd zu betrachten, sondern als ein Qualitätsmerkmal der Zeitschrift herauszustellen. Ich bin davon überzeugt, dass die Mitglieder der Deutschen Gesellschaft für Innere Medizin bereit gewesen wären, einen etwas höheren Betrag für die Zeitschrift zu entrichten, wenn durch einen Verzicht auf Pharmawerbung die wissenschaftliche Unabhängigkeit jederzeit hätte deutlich gemacht werden können. Leider ist mir dies nicht gelungen, und mit den Argumenten eines Kostendrucks und einer sich anbahnenden Umstellung auf ausschließlich elektronische Publikationsmedien wurde diese Zeitschrift trotz ständig ansteigender Beliebtheit eingestellt.

Ich muss aber einräumen, dass auch in unserer Zeitschrift „Medizinische Klinik" die Qualität deutschsprachiger Originalarbeiten zu wünschen übrig ließ. Schon im Jahre 1988 hatte ich gemeinsam mit Jürgen Windeler und Klaus Richter eine Abhandlung über die Qualität von wissenschaftlichen Arbeiten publiziert, die sich mit diagnostischen Maßnahmen befassten. Die eigene Zeitschrift schnitt dabei keineswegs besser ab, als vergleichbare andere deutsche Journale [265]. Eine weitere Arbeit über die Qualität deutscher medizinischer Zeitschriften unter Einschluss der Medizinischen Klinik wurde von mir im Jahre 2000 publiziert [266]. Ich habe immer wieder betont, dass sich die Zeitschrift keinesfalls primär über ihre wissenschaftlichen Originalarbeiten definieren darf, obgleich sogar ein ständig ansteigender sogenannter Impact Faktor zu begrüßen war. Die Qualität beruhte vielmehr auf den Beiträgen in verschiedenen anderen Sparten, wie sie in meinem Schlusseditorial beschrieben wurden.

Ein Erlebnis im Zusammenhang mit der Schriftleitung der Zeitschrift „Medizinische Klinik" hat viele Jahre später Aktualität erlangt. Überraschend erhielt ich im Urlaub einen Anruf eines mir bekannten Kollegen, der mich bat, eine Kasuistik in Form einer Originalarbeit für die Zeitschrift anzunehmen. Bedingung sei allerdings, dass die Arbeit nicht noch vorher einem Review-Verfahren unterzogen werde und dass die Publikation sehr schnell erfolge. Dafür könne ich, da es sich um eine wissenschaftliche Sensation handele, sicher sein, dass der sog. Impact Faktor der Zeitschrift deutlich steigen würde. Ich habe den Vorschlag ohne eine inhaltliche Auseinandersetzung abgelehnt, da es mir als deutlichen Verstoß gegen wissenschaftliche Grundsätze erschien, die Arbeit ohne angemessener Prüfung durch Dritte zu veröffentlichen.

Der Autor hat seine Arbeit daraufhin der Deutschen Medizinischen Wochenschrift angeboten, die tatsächlich eine Publikation unter Umgehung der Fachgutachter vorgenommen hat. Der Impact Faktor bei dieser Zeitschrift ist daraufhin auch messbar angestiegen.

In dieser Arbeit wurde der Fall eines Patienten beschrieben, dem nach einem Herzinfarkt eigene Knochenmarkstammzellen in die Koronararterien injiziert wurden und bei dem es offenbar zu eine deutlichen klinischen Besserung gekommen war. Seitdem sind mehrere weitere Publikationen aus der Arbeitsgruppe dieses Kollegen erschienen und auch weitere Gruppen haben sich mit dem Thema beschäftigt. Nie wurden aber saubere Studien mit Vergleichsgruppen publiziert, so dass unter seriösen Kardiologen Zweifel an der Validität der Ergebnisse aufkamen. Wissenschaftsintern wurden aber lange Zeit keine Schritte zu einer Klärung oder zur Überprüfung der Resultate unternommen. Eine Vielzahl von Patienten wurde weiterhin einer derartigen „experimentellen" Behandlung unterzogen.

Erst viele Jahre später sind „von außen", bemerkenswerterweise über einen Patienten, Hinweise eingegangen, dass es bei den Untersuchungen nicht mit rechten Dingen zugegangen sein könnte. Jetzt erst hat die zuständige Universität wegen der „ernstzunehmenden Hinweise" ein Verfahren zur Klärung möglichen wissenschaftlichen Fehlverhaltens eingeleitet. Ernsthafte Sanktionsmaßnahmen sind nicht erfolgt, aber die Reputation des inzwischen emeritierten Kollegen ist unwiderruflich zerstört.

Der geschilderte Fall zeigt deutlich, wie leicht die übertriebene Fokussierung auf den Impact Faktor bei Zeitschriften dazu führen kann, dass grundlegende Regeln missachtet werden, wenn die Verpflichtungen zur Wissenschaftlichkeit nicht ausreichend ernst genommen werden. In diesem Fall hatte sich die Missachtung der Wissenschaftlichkeit durch den Autor und das Publikationsorgan eindeutig zum Nachteil von Patienten ausgewirkt, da ihnen ein invasiver Eingriff ohne medizinischen Nutzen zugemutet wurde.

12.4 Der Europäische Kongress für Innere Medizin, Berlin 2003

Im Jahre 1996 wurde die Europäische Föderation für Innere Medizin (EFIM) gegründet. Als designierter Präsident der Deutschen Gesellschaft für Innere Medizin war ich an der Gründung beteiligt. Ein erster Kongress der EFIM wurde im Jahre 1997 in Maastricht, abgehalten, gefolgt von Kongressen in Florenz und Edinburgh. Leider hatte es sich als recht schwierig herausgestellt, diese Kongresse hinreichend attraktiv zu gestalten, so dass die Zahl der Teilnehmenden enttäuschend niedrig blieb. Die Hoffnung, über die Kongressorganisation finanzielle Überschüsse zu erwirtschaften, um die EFIM zu unterstützen, blieb unerfüllt. Das Interesse der Industrie an Satellitensymposium und Ausstellungsfläche war sehr begrenzt.

In dieser Situation hatte die EFIM große Hoffnungen darin gesehen, einen vierten Kongress im September 2003 in einem der großen europäischen Länder und in einer attraktiven Stadt zu veranstalten. Nicht ahnend, welche Schwierigkeiten damit verbunden sind, hatte ich mich bereit erklärt, diese Aufgabe zu übernehmen, und ich hatte Berlin als Kongressort vorgeschlagen. Auch für diesen Kongress waren die Probleme aber nicht geringer. Eine von der EFIM beauftragte Schweizer Kongressorganisation musste wenige Monate vor dem Kongress ihren Rückzug antreten, weil ein beträchtliches Defizit zu erwarten war, für das keine Kostendeckung bestand.

Kurzfristig konnte ich die kleine, aber sehr effiziente Organisationsfirma von Nicola Bock-Schildbach gewinnen, mit mir gemeinsam in das Wagnis einzusteigen. Von verschiedenen deutschen wissenschaftlichen Gesellschaften haben wir uns Teilbeträge für eine Ausfallbürgschaft erbeten, um das Risiko in Grenzen halten zu können. Mit viel Fleiß und Innovationskraft ist es uns dann doch gemeinsam gelungen, nicht nur ein attraktives Programm zusammenzustellen, sondern auch genügend Firmen zur Abhaltung von Satellitensymposien oder zur Anmietung von Ausstellungs-flächen zu gewinnen, so dass am Ende sogar ein nicht unbeträchtlicher Betrag als Gewinn aus dem Kongress an die EFIM überwiesen werden konnte.

Erneut hatte ich einen Künstler für das Kongresslogo gewinnen können, nämlich den Berliner Professor Bernd Koberling. Sein abstraktes Bild zum Titel „Spirit of September" zierte, ähnlich wie das Gläsker-Bild beim Deutschen Internistenkongress, alle Druckwerke im Zusammenhang mit dem EFIM-Kongress.

Der Kongress fand in dem relativ kleinen Berliner Kongresszentrum am Kölnischen Park statt, das in einer ehemaligen Schule der DDR-Staatssicherheit untergebracht war. Mit etwa 1000 Teilnehmenden war der Kongress besser besucht als befürchtet. Das inhaltliche Programm mit Frühmorgensitzungen unter dem Titel „meet the expert", mit Symposien zu verschiedenen Themen der Inneren Medizin, Rundtischgesprächen und Pro- und Kontradebatten war durchaus anspruchsvoll, und manche der Vorträge werden bis heute zitiert. Erfreulich war auch die große Zahl von angemeldeten Kurzreferaten jüngerer Kollegen aus allen europäischen Ländern. Der Abschlussvortrag wurde über die Creutzfeldt-Jakob-Erkrankung gehalten, die damals auf dem Höhepunkt der BSE-Welle viel zitiert wurde. Ich hatte meinen früheren Chef aus Göttingen, Werner Creutzfeldt, gebeten, ein paar einführende Worte zu seinem Vater zu sprechen. Ihm lag aber so viel auf der Seele, dass er den vorgegebenen Zeitrahmen weit überzog.

Mit einer Spreefahrt und einem gemeinsamen Besuch des Pergamonmuseums vor Beginn eines Festabends konnten etwas vom Berliner Flair und der Berliner Kultur vermittelt werden. In bleibender Erinnerung bei vielen Teilnehmerinnen und Teilnehmern blieb auch der gemeinsame Abend, den wir in der Ruine der alten Pathologie von Rudolf Virchow verbrachten. Viel Beachtung fand in der dort ausgestellten Präparatesammlung der perforierte Blinddarm von Friedrich Ebert, dessen dadurch bedingter früher Tod die Weltgeschichte entscheidend beeinflusst hat.

Auch die Nachfolgekongresse der EFIM, u. a. in Paris, Lissabon, Rom und Istanbul, waren von ähnlichen Problemen wie der Berliner Kongress gekennzeichnet. Der eigentliche wissenschaftliche Gedankenaustausch unter den Internisten findet auf europäischer Ebene vorwiegend auf den Tagungen der Schwerpunktgesellschaften der Inneren Medizin statt. Fortbildungskongresse werden bevorzugt lokal und in der jeweiligen Muttersprache besucht. Der geeignete Stellenwert der Jahreskongresse der EFIM wurde m. E. noch nicht gefunden. Nach mehrjährigen und leider nur begrenzt erfolgreichen Versuchen, kleinere nationale Gesellschaften dazu zu bewegen, ihre Jahrestagung in englischer Sprache abzuhalten und diese dann mit einem Europäischen Kongress zu kombinieren, ist man nun wieder zu einem eigenständigen Kongress der EFIM zurückgekehrt.

12.5 Als deutscher Vertreter in der EFIM

Als Präsident der Deutschen Gesellschaft für Innere Medizin (DGIM) war ich an der Gründung der Europäischen Föderation für Innere Medizin (EFIM) beteiligt und bis 2016 war ich 20 Jahre lang Delegierter der DGIM für alle Aufgaben im Zusammenhang mit der EFIM. Es handelt sich bei der EFIM nicht um eine Mitgliedergesellschaft, sondern um eine Föderation der nationalen Gesellschaften für Innere Medizin.

Unabhängig von den Jahreskongressen ist die EFIM zu einer wichtigen Klammer für die nationalen Gesellschaften für Innere Medizin in Europa geworden. Gemeinsam mit neun Kollegen aus sieben europäischen Ländern haben wir ein Positionspapier über die „Bedeutung und Aufgaben der Inneren Medizin im Gesundheitswesen" verfasst, das ich ins Deutsche übersetzt und in der Zeitschrift Medizinische Klinik publiziert habe [267]. Dieses offizielle Papier aller europäischen Gesellschaften für Innere Medizin wurde inzwischen von der Deutschen Gesellschaft für Innere Medizin mehrfach nachgedruckt und sowohl innerhalb als auch außerhalb der Gesellschaft verbreitet.

Jährlich wird von der EFIM eine „Summer School" veranstaltet, zu der sich 60 bis 70 junge Internisten aus allen europäischen Ländern für eine Woche zusammenfinden. Ich selbst durfte einmal als Dozent im südspanischen Alicante teilnehmen und war von der Begeisterungsfähigkeit der jungen Kolleginnen und Kollegen, aber auch von der fachlichen Kompetenz sehr angetan. Über 15 Jahre habe ich die Ausschreibung von Stipendien durch die DGIM für eine Teilnahme an der Summer School organisiert und regelmäßig die am besten geeigneten Bewerber ausgewählt.

12.6 Charta zur ärztlichen Berufsethik

Im Jahr 2002 wurde von der Europäischen Föderation für Innere Medizin (EFIM) gemeinsam mit dem American Board of Internal Medicine, der American Society of Internal Medicine und dem American College of Physicians eine Dokumentation unter dem Titel „Medical Professionalism in the New Millennium: a Physician Charter" erarbeitet. Diese Charta, an deren Formulierung ich mich beteiligt hatte, habe ich ins Deutsche übersetzt. Sie wurde unter dem Titel „Charta der ärztlichen Berufsethik" publiziert. Neben der Originalpublikation in der Zeitschrift Medizinische Klinik [260] wurde die Charta in mehreren weitern Zeitschriften, u. a. „Die Medizinische Welt", „Der Internist", „Nuklearmedizin" und „Zeitschrift für ärztliche Fortbildung und Qualitätssicherung" im vollen Wortlaut nachgedruckt. Zur Rezeption dieser Charta in der Deutschen medizinischen Öffentlichkeit habe ich mich in einem Artikel in der Zeitschrift für ärztliche Fortbildung und Qualitätssicherung befasst [268].

Die Verbreitung dieser Charta zur ärztlichen Berufsethik erscheint unverändert wichtig, weshalb sie nach zehn Jahren noch einmal in den Mitteilungsblättern der DGIM nachgedruckt wurde. Der öffentliche Diskurs über Ethik in der Medizin geht leider häufig an den wesentlichen Fragen vorbei. So findet der Begriff Ethik vor allem bei Diskussionen über die Zulässigkeit bestimmter medizinischer Verfahren, wie der Präimplantationsdiagnostik, des Schwangerschaftsabbruchs oder der Verwendung von Magensonden bei terminalen Krankheitszuständen Verwendung. Über die ethischen Anforderungen bei der täglichen ärztlichen Berufsausübung wird dagegen selten diskutiert. Die Ärzteschaft sieht sich aber mit einer Explosion von Technologien konfrontiert, die zusammen mit erheblichen Veränderungen der wirtschaftlichen Rahmenbedingungen dazu führen, dass es den Ärzten immer schwerer fällt, ihrer Verantwortung gegenüber den Patienten und der Gesellschaft gerecht zu werden. Unter diesen Umständen ist es umso wichtiger, die grundlegenden und allgemeinen Prinzipien und Werte des ärztlichen Berufsstands zu bekräftigen. Das Vertrauen der Öffentlichkeit in die Integrität der einzelnen Ärzte und das hohe Ansehen des Ärztestandes insgesamt beruhen darauf, dass die Interessen des Patienten jederzeit über die des Arztes gestellt und diese nicht durch ökonomische Interessen, gesellschaftlichen Druck und administrative Anforderungen vernachlässigt werden.

Die Europäischen und die Nordamerikanischen Gesellschaften für Innere Medizin haben im Jahr 2002 unter der Bezeichnung „*Medical Professionalism in the New Millennium*" eine Charta der ärztlichen Berufsethik entwickelt, in der neben dem Primat des Patientenwohls, des Selbstbestimmungsrechts des Patienten und der sozialen Gerechtigkeit auch die Verpflichtung zur Wissenschaft genannt wird.

In der Charta werden zunächst drei grundlegende Prinzipien besprochen: a) das Primat des Patientenwohls, b) das Selbstbestimmungsrecht des Patienten und c) die soziale Gerechtigkeit. Die hohen ethischen Anforderungen im Zusammenhang mit dem Primat des Patientenwohls werden in der Charta unter der Überschrift „Ärztliche Verantwortlichkeiten" ausführlich in zehn Punkten erläutert. Bemerkenswert ist, dass dabei an mehreren Stellen die Einhaltung einer hohen medizinischen Qualität als eine ethische Anforderung bezeichnet wird. So heißt es unter Punkt 1, „Verpflichtung zur fachlichen Kompetenz", dass Ärzte sich zu einem lebenslangen Lernen verpflichten müssen und dass sie selbst für den Erhalt der Kenntnisse und Fertigkeiten, die zur Beibehaltung der Versorgungsqualität erforderlich sind, Verantwortung tragen.

Es folgen die „Verpflichtung zur Wahrhaftigkeit im Umgang mit Patienten" (Punkt 2) „Verpflichtung zur Vertraulichkeit" (Punkt 3) und die „Verpflichtung zur Pflege angemessener Beziehungen zum Patienten" (Punkt 4).

Unter Punkt 5, „Verpflichtung zur ständigen Qualitätsverbesserung" heißt es, dass Ärzte sich einer ständigen Verbesserung der Qualität der medizinischen Versorgung verpflichtet fühlen müssen. Diese Verpflichtung bezieht sich nicht nur auf den Erhalt der persönlichen Kompetenz, sondern auch auf eine Zusammenarbeit mit Kollegen oder mit anderen Berufsgruppen. Ziele müssen dabei die Verminderung ärztlicher Fehler, die Steigerung der Patientensicherheit, die Reduzierung einer Überversorgung mit Vergeudung finanzieller Mittel sowie die Optimierung der Therapieerfolge sein.

Weniger der individuelle Arzt oder die Ärztin als die Standesorganisationen sind in der „Verpflichtung zum Erhalt des Zugangs zu medizinischen Leistungen" (Punkt 6) sowie in der „Verpflichtung zur gerechten Verteilung begrenzter Mittel im Gesundheitswesen" (Punkt 7) angesprochen.

Unter Punkt 8, „Verpflichtung zur Nutzung wissenschaftlicher Erkenntnisse" wird ausgeführt, dass Ärzte und Ärztinnen die Pflicht haben, wissenschaftliche Standards aufrecht zu halten, die Forschung zu fördern, neue Erkenntnisse zu gewinnen und deren angemessenen Gebrauch sicherzustellen. Die Ärzteschaft ist für die Richtigkeit dieser Erkenntnisse, die sowohl auf wissenschaftlicher Evidenz als auch auf ärztlicher Erfahrung beruhen, verantwortlich.

Der Punkt 9, „Verpflichtung zum angemessenen Verhalten bei Interessenskonflikten" befasst sich mit den vielen Gelegenheiten für Ärzte und deren Organisationen, durch Erzielung privaten Gewinns oder persönlicher Vorteile ihre ethische Verantwortung zu kompromittieren, insbesondere durch persönliche oder institutionelle Verflechtung mit einer gewinnorientierten Industrie. Ärzte haben die Verpflichtung, Interessenskonflikte, die im Laufe ihres Berufslebens und sonstiger Aktivitäten auftreten, zu erkennen, diese gegenüber der Öffentlichkeit kundzutun und in angemessener Weise beizulegen. Dies gilt insbesondere für ärztliche Führungskräfte (*opinion leader*), wenn diese die Kriterien für klinische Prüfungen und deren Publikationen festlegen, wenn sie Editorials oder Leitlinien verfassen oder als Herausgeber wissenschaftlicher Zeitschriften fungieren.

Der zehnte und letzte Abschnitt befasst sich mit der „Verpflichtung zur kollegialen Verantwortung". Von den Ärzten wird erwartet, dass sie bei der Patientenversorgung kollegial zusammenarbeiten, respektvoll miteinander umgehen und sich am Prozess der Selbstkontrolle beteiligen. Die weitergehende Forderung, solche Kollegen, die sich von gültigen ethischen Standards entfernt haben, zu korrigieren oder zu disziplinieren ist für traditionell denkende Ärzte ungewohnt. Ärzte haben aber sowohl eine persönliche als auch eine kollektive Verpflichtung, sich an der Definition von Standards zu beteiligen. Dies schließt eine Mitwirkung bei internationalen Vergleichen und eine Akzeptanz externer Vergleiche bezüglich aller Aspekte der beruflichen Tätigkeit ein.

Bemerkenswert ist, wie deutlich in der Charta zur ärztlichen Berufsethik auf die Verpflichtungen zur fachlichen Kompetenz, zur Qualitätssicherung und zur Nutzung wissenschaftlicher Erkenntnisse als ethische Anforderungen an Ärzte formuliert werden. Damit ergibt sich auch aus ethischen Gesichtspunkten, dass Ärzte der Wissenschaft verpflichtet sind.

Für einen Vortrag über „Zur Ethik von Klinischen Studien – Grenzen beachten" [259], den ich für den Berufsverband der Deutschen Urologen gehalten hatte, konnte ich mich weitgehend auf diese Charta zur ärztlichen Berufsethik beziehen. Alle ethischen Grenzen, die bei einer Studienplanung zugrunde zu legen sind, lassen sich aus der Charta ableiten.

12.7 Leopold-Lichtwitz-Medaille

Bei der Vorbereitung für meine Rede auf dem Deutschen Internistenkongress 1997 habe ich eine Reihe der Reden früherer Vorsitzender gelesen, unter anderem auch Reden aus der NS-Zeit. Mehrere dieser Reden ließen eine eklatanten Verletzung der Verpflichtung zur Wissenschaft erkennen, und in den meisten Reden fanden sich erschütternde Dokumente der Anpassung an den verbrecherischen Zeitgeist. Das Lesen solcher Dokumente berührt sehr unangenehm, und die meisten Kollegen scheuen eine Auseinandersetzung mit diesem Thema.

Die Flucht vor der Auseinandersetzung mit diesem Aspekt aus der Geschichte der Deutschen Gesellschaft für Innere Medizin wurde sehr deutlich, als der damalige Generalsekretär der DGIM, Hanns Gotthard Lasch, die bis zum Jahr 1982 gehaltenen Kongress-Reden der Vorsitzenden zu einem Band zusammenfasste. Lasch hat hierfür die in den Jahren zwischen 1933 und 1945 gehaltenen Reden „redigiert", indem er alle kompromittierenden Passagen der NS-Ideologie herausgestrichen hat, ohne dies in dem Band zu deklarieren. Durch kleinere Textveränderungen wurde im Druckbild der Eindruck erweckt, es handele sich um faksimilierte Seiten der Original-Kongress-dokumentation. Als Lasch später die von 1983 bis 1996 gehaltenen Reden in einem ergänzenden Band zusammenfasste, habe ich als damaliger Vorsitzender der Gesellschaft sehr kritisch mit ihm über diese Form der Geschichtsfälschung gesprochen. Er begründete sein Vorgehen damit, dass er der Leserschaft die NS-Bezüge in den Reden der Vorsitzenden nicht zumuten wolle. Diese hätten zudem auch keinen Bezug zum eigentlichen Wirkungsfeld der Fachgesellschaft. Lasch hielt es für gerechtfertigt, zum Schutze einzelner Personen, nicht zu dem der Gesellschaft, Striche im Originaltext vorgenommen zu haben.

Es hat drei weitere Jahrzehnte gedauert, bis die Deutsche Gesellschaft für Innere Medizin beschloss, sich gründlich mit ihrer Vergangenheit auseinanderzusetzen. Im Jahre 2011 wurden zwei renommierte Historiker, Ralf Forsbach und Hans Georg Hofer aus dem Institut für Ethik, Geschichte und Theorie der Medizin der Universität Münster, mit einer gründlichen historischen Aufarbeitung beauftragt. Die Ergebnisse ihrer Untersuchungen waren die Grundlage für eine denkwürdige Ausstellung beim Internisten-Kongress 2015, in der exemplarisch an verfolgte jüdische Ärztinnen und Ärzte und an verbrecherische Humanexperimente erinnert wurde. In einem Segment der Ausstellung zum Thema Opposition und Widerstand stand das Agieren der DGIM und ihrer Vorsitzenden im Zentrum.

Bei der historischen Aufarbeitung wurde deutlich, in welchem Ausmaß in den Nachkriegsjahren die Ereignisse vor 1945 verdrängt worden waren. Eine große Zahl von verdienten Internisten, die in der Nachkriegszeit zu Ehrenmitgliedern der Gesellschaft ernannt wurden, waren durch Äußerungen oder aktive Tätigkeiten in der NS-Zeit schwer belastet. Nachdem diese Erkenntnisse nicht mehr zu verdrängen waren, ergab sich für die DGIM die Frage, wie hiermit umgegangen werden sollte. Es stand die Furcht im Raum, dass sich die gesellschaftsinterne Auseinandersetzung zu einer belastenden öffentlichen Diskussion ausweiten könnte.

Die Historiker hatten eine Liste mit den zehn am stärksten belasteten Ehrenmitgliedern zusammengestellt, denen man die Ehrenmitgliedschaft aberkennen könnte. Zur Vorbereitung entsprechender Maßnahmen rief der Vorstand der DGIM im Jahr 2014 eine Gruppe von verantwortungsvollen ehemaligen Vorsitzenden der Gesellschaft zusammen, an der ich mitgewirkt habe. Uns wurde klar, dass mit der Aberkennung von Ehrenmitgliedschaften nicht eine „Reinigung" der Gesellschaft erreicht werden kann. Wie sollte auch eine Grenze zwischen stark belasteten und weniger stark belasteten Ehrenmitgliedern gezogen werden. Ich plädierte deshalb sehr dafür, auf die Aberkennung von Ehrenmitgliedschaften zu verzichten. Stattdessen haben wir die folgende Erklärung formuliert, die auch den Medien zur Verfügung gestellt wurde.

> „Die Deutsche Gesellschaft für Innere Medizin ist beschämt, weil sie 70 Jahre hat verstreichen lassen, bis ihr Handeln in der Zeit des Nationalsozialismus wissenschaftlich untersucht und öffentlich gemacht wurde.
> Die DGIM missbilligt die Akte der Anpassung an das Unrechtsregime. Sie verurteilt die Ausgrenzung und Verfolgung von Mitgliedern und Nichtmitgliedern, sowie die Verbrechen, die von Mitgliedern der Fachgesellschaft begangen wurden.
> Insbesondere verurteilt sie die Vertreibung von Kolleginnen und Kollegen jüdischer Herkunft sowie die Misshandlungen und Tötungen von Menschen in Konzentrationslagern, Lazaretten und Kliniken.
> Die DGIM bekennt sich zu ihrer historischen Verantwortung, die Geschehnisse in Erinnerung zu halten.
> Einige an NS-Unrecht Beteiligte sind in der Nachkriegszeit zu Ehrenmitgliedern der DGIM ernannt worden. Die DGIM erklärt ausdrücklich, dass diese Ernennungen unter den uns heute bekannten Umständen nicht zu billigen sind. Sie sieht aber von einer nachträglichen Aberkennung der Ehrenmitgliedschaft ab, um deutlich zu machen, dass im historischen Bewusstsein bleiben soll, welche Verfehlungen Mitglieder der DGIM im Nationalsozialismus begangen haben und in welcher Weise diese Vergehen über lange Zeit verdrängt oder verschwiegen wurden.
> Mit dieser Haltung betont die DGIM, wie verletzlich die Errungenschaften freiheitlicher Gesellschaften sind, und wie wichtig das permanente Ringen um Toleranz, Offenheit und Rechtsstaatlichkeit ist."

Diese offene Darstellung hat dazu geführt, dass in der Öffentlichkeit keine kritischen Stimmen über die Haltung der DGIM zu ihrer Vergangenheit bekannt geworden sind.

Ein in der Nachkriegszeit hoch angesehenes Mitglied der DGIM war Gustav von Bergmann, bis 1953 Direktor der II. Medizinischen Universitätsklinik in München. Ihm zu Ehren hatte die Deutsche Gesellschaft für Innere Medizin ab 1994 jährlich die „Gustav-von-Bergmann-Medaille" als ihre höchste Auszeichnung vergeben (nicht zu verwechseln mit der Ernst von Bergmann Medaille der Bundesärztekammer für Verdienste um die Ärztliche Fortbildung).

Zunehmend wurde wurden aber Einzelheiten aus dem Wirken von Bergmanns in der NS-Zeit bekannt. Als Prodekan an der Berliner Charité im Jahr 1933 setzte von Bergmann diskussionslos in der Fakultät um, dass schon 1933 alle jüdischen Kollegen entlassen wurden. 1939 wirkte er am DFG-Forschungsprojekt „Untersuchungen über die Möglichkeiten der Leistungssteigerung bei körperlicher Arbeit unter Sauerstoffmangel" mit. Im Jahr 1942 wurde er von Adolf Hitler zum Mitglied des Wissenschaftlichen Senats des Heeressanitätswesens ernannt und 1944 wurde er Beirat von Karl Brandt, dem Koordinator der medizinischen Forschung und Leiter des Gesundheitswesens, der in der Nachkriegszeit im Nürnberger Ärzteprozess als Hauptschuldiger zum Tode verurteilt wurde.

Gustav von Bergmann war maßgeblich daran beteiligt, dass der für den Internisten-Kongress 1933 vorgesehene Präsident, Leopold Lichtwitz, wegen seiner jüdischen Abstammung aus dem Amt gedrängt und durch den strammen Nationalsozialisten Alfred Schittenhelm ersetzt wurde, der die Gesellschaft in die Gleichschaltung führte. Sowohl Gustav von Bergmann als auch Alfred Schittenhelm wurden im Jahr 1949 zu Ehrenmitgliedern der Deutschen Gesellschaft für Innere Medizin ernannt, ein aus heutiger Sicht kaum verständlicher Vorgang.

Im Jahr 2010 wurde deshalb die Verleihung der Gustav-von-Bergmann-Medaille eingestellt und ab 2013 durch die Leopold-Lichtwitz-Medaille ersetzt.

Leopold Lichtwitz, eine Autorität auf dem Gebiet der Stoffwechselforschung, hatte sich 1908 an der Universität Göttingen im Fach Innere Medizin habilitiert. Von 1910 bis 1916 war er Leiter der Universitäts-Poliklinik in Göttingen. 1916 wechselte er zum städtischen Krankenhaus Altona und 1931 zum Rudolf Virchow Krankenhaus in Berlin. Nach seiner Absetzung als Kongress-Präsident emigrierte Lichtwitz noch im selben Jahr in die USA. Seine 1936 in Leiden erschienene Schrift „Pathologie der Funktionen und Regulationen", wurde von den Nationalsozialisten auf der sogenannten Liste des schädlichen und unerwünschten Schrifttums erfasst und gehörte damit in Deutschland zu den verbannten Büchern.

Zum Gedenken an Lichtwitz „und in Erinnerung an tausende Ärzte jüdischer Abstammung, die während dieser Zeit geächtet, verfolgt und umgebracht wurden", hat die DGIM im Jahr 2013 die Leopold-Lichtwitz-Medaille ins Leben gerufen, die jährlich auf dem Jahreskongress verliehen wird. Mit der Medaille zeichnet die DGIM Personen aus, die sich durch ihre Arbeit und ihren Einsatz für die Interessen der Inneren Medizin und der DGIM in außergewöhnlichem Maße hervorgetan haben. Die Fachgesellschaft ehrt auf diese Weise klinische Lehrer und Forscher für ihr Lebenswerk. Sie drückt damit jenen Menschen ihren Dank und ihre Anerkennung aus, die das gesamte Gebiet der Inneren Medizin und ihre Fachgesellschaft vorangebracht haben.

Dass die deutsche Gesellschaft für Innere Medizin mir im Jahr 2019 die Leopold-Lichtwitz-Medaille verliehen hat, empfinde ich als besondere Ehre. Bei der Verleihung auf dem Internistenkongress habe ich in einer kurzen Dankesansprache auf die Vorgänge aus dem Jahr 1933 und den unsensiblen Umgang in den Nachkriegsjahren mit den Untaten durch führende Mitglieder der DGIM in der Nazizeit hingewiesen.

13 Evidenzbasierte Medizin

Dinge zu bezweifeln, die ganz ohne weitere Untersuchung jetzt geglaubt werden, das ist die Hauptsache überall.
Georg Christoph Lichtenberg

13.1 Eine neue Bewegung oder nur ein neuer Begriff?

Ein Begriff, der ganz eng mit der Verpflichtung zur Wissenschaft in der Medizin zusammenhängt, lautet „evidenzbasierte Medizin" (EbM). Dieser Begriff und die damit zusammenhängende Bewegung tauchten erstmals Mitte der 90er Jahre in Deutschland auf. Offensichtlich ging von dieser Bewegung, die ihren Ursprung in den angelsächsischen Ländern genommen hatte, eine große Faszination aus, denn innerhalb von sehr kurzer Zeit erfuhr der Begriff eine ganz ungewöhnliche Verbreitung. Nicht alle haben hierunter dasselbe verstanden, und so wurde in den Anfangsjahren sehr viel über Begrifflichkeiten und die damit verbundenen Inhalte diskutiert. Einen breiten Raum nahm die häufig wiederholte Beteuerung ein, dass das deutsche Wort Evidenz, das eine für jedermann klare Sache („vollständige Einsehbarkeit eines Sachverhaltes") ohne die Notwendigkeit von Beweisen beschreibt, nicht mit dem englischen Wort *evidence* im Sinne von Beweis, auch im Sinne von Wahrscheinlichkeitsbeweis, gleichzusetzen sei. Evidenzbasierte Medizin ist also eine etwas unscharfe Eindeutschung der englischen Bezeichnung „*evidence-based medicine*", aber so lange Einvernehmen darüber herrscht, was gemeint ist, spielt diese Unschärfe keine Rolle.

Nach einer Definition des Netzwerkes evidenzbasierte Medizin ist EbM „der gewissenhafte, ausdrückliche und vernünftige Gebrauch der gegenwärtig besten externen, wissenschaftlichen Evidenz für Entscheidungen in der medizinischen Versorgung individueller Patienten".

Ein wesentliches Charakteristikum der evidenzbasierten Medizin ist darin zu sehen, dass sie sich nicht auf Meinungen oder Übereinkünfte stützt, sondern Belege zu Grunde legt, die mit möglichst objektiven wissenschaftlichen Methoden erhoben wurden. Bei diesen Belegen handelt es sich häufig, aber lange nicht immer, um klinische Studien. Die ärztliche Entscheidungsfindung soll nicht mehr auf der persönlichen Erfahrung des Arztes beruhen, sondern auf der externen Evidenz, wobei einschränkend immer hinzugefügt wird, dass die externe Evidenz nur in der Kombination mit der ärztlichen Erfahrung sinnvoll in Handeln umgesetzt werden kann. Anhänger der evidenzbasierten Medizin fühlen sich uneingeschränkt der Wissenschaft verpflichtet.

Im Zentrum der EbM-Diskussion steht die Methodik, mit der Ergebnisse klinischer Studien analysiert und bewertet werden können, wobei insbesondere ein Augenmerk auf mögliche Verfälschungen oder Verzerrungen der Ergebnisse gelegt wird. Derartige Kenntnisse werden in sog. EbM-Kursen vermittelt.

https://doi.org/10.1515/9783110676594-013

Nach einer Definition des Netzwerkes evidenzbasierte Medizin ist EbM „der gewissenhafte, ausdrückliche und vernünftige Gebrauch der gegenwärtig besten externen, wissenschaftlichen Evidenz für Entscheidungen in der medizinischen Versorgung individueller Patienten".

Ich selbst habe sehr früh an der Diskussion über EbM teilgenommen. So habe ich als Zuhörer und Referent mehrere EbM-Kongresse besucht und einige Arbeiten über EbM publiziert [269–271]. Auch an der Gründung des sogenannten „Netzwerk evidenzbasierte Medizin" in Deutschland war ich beteiligt. Immer wieder habe ich zwischen den Tugenden und den Fertigkeiten von EbM unterschieden. Die Fertigkeiten, für die ein gewisses biometrisches Grundwissen erforderlich ist, beziehen sich auf die Befähigung zum kritischen Lesen und Analysieren von wissenschaftlichen Arbeiten. Mit dem Begriff der Tugenden soll dagegen die Denk- und Handlungsweise bezeichnet werden, die den der EbM verpflichteten Arzt auszeichnet, also vor allem die Orientierung an externer Evidenz, natürlich gepaart mit persönlicher Expertise.

13.2 Das Problem des unterdrückten Zweifels in die Medizin

Die Bereitschaft zum Zweifel, der bekanntlich untrennbar mit Erkenntnisgewinn verbunden ist, gehört zu den wesentlichen Merkmalen der mit EbM bezeichneten Denk- und Handlungsweise. Es gibt aber immer wieder Situationen, in denen ein naheliegender Zweifel aus kaum verständlichen Gründen blockiert ist.

Für das im Jahre 2000 erstmals erschienene deutsche Lehrbuch über evidenzbasierte Medizin habe ich ein ausführliches Einleitungskapitel mit dem Thema „Der Zweifel als Triebkraft des Erkenntnisgewinns in der Medizin" geschrieben [272]. Ich habe hier mehrere Beispiele aufgeführt, aus denen deutlich wird, wie die mangelnde Bereitschaft zum Zweifel zu einer Stabilisierung gefährlicher Irrtümer in der Medizin führen kann. Als ein Beispiel habe ich dabei die Geschichte vom Chlorpropamid-Alkohol-Test erwähnt, die im Kapitel über Diagnoseevaluierung ausführlich dargestellt wurde. Als ein weiteres sehr eindrucksvolles Beispiel habe ich die Geschichte der sog. Abwehrfermente von Emil Abderhalden geschildert. Schon im Jahr 2009 hatte Abderhalden erstmals über „Schutzfermente" berichtet. Nach seiner Theorie produzieren Tiere und Menschen spezifische Proteasen, wenn sie mit Fremdeiweiß in Berührung kommen. Aufbauend auf dieser bestechenden aber falschen Theorie hat er ein ganzes Gebäude von möglichen therapeutischen und diagnostischen Anwendungen entwickelt. Viele Wissenschaftler unterschiedlicher Fachgebiete haben sich von seiner Täuschung anstecken lassen und Versuchsergebnisse vermeintlich bestätigen können. Man war derart überzeugt von Abderhaldens Hypothese, dass ein Forscher meinte, paradoxe Reaktionen könnten nur Ausfluss von Versuchsfehlern sein. Bemerkenswert ist, dass Abderhalden Herausgeber einer Zeitschrift für Ethik und eines in 28 Auflagen erschienenen Lehrbuchs der Physiologie war. Seinen Einfluss und seine Macht in der Wissenschaftsszene nutze er gnadenlos gegenüber möglichen Zweiflern aus. Einige Wissenschaftler haben deutliche Beschränkungen ihrer Wissenschaftskarriere hinnehmen müssen, nachdem sie Zweifel an Abderhalden Ergebnissen geäußert hatten. Bis in die 40er Jahre wurde weiter über die Abwehrfermente geforscht. Auch nachdem eindeutig feststand, dass seine Entdeckungen ausschließlich auf Selbsttäuschung und Betrug beruhten, hat dies Abderhaldens Ruf nicht nachhaltig geschadet. Von 1931 bis 1950 war er Präsident der Leopoldina, der bekanntesten deutschen wissenschaftlichen Akademie.

Aufbauend auf solchen Beispielen habe ich versucht, die Gründe für fehlenden oder unterdrückten Zweifel bei der Gewinnung von wissenschaftlichen Erkenntnissen zu analysieren. Viel häufiger als vermutet findet eine Selbstblockade gegenüber einem an sich naheliegenden Zweifel statt. Wenn der Zweifel erst einmal ausgeblieben ist und die Geschichte von vielen Menschen, besonders auch von Meinungsbildern, geglaubt und weiterverbreitet wird, wird es immer schwieriger, den Zweifel zu äußern. Hierfür wurde der Begriff. *„too big to fall"* geprägt. Als Vorbild für eine Überwindung derartiger Blockaden habe ich mehrfach das Kind in Andersons Märchen von des Kaisers neuen Kleidern genannt, das mit seinem naiven Ausruf die Blockade des Zweifels bei den Erwachsenen, die natürlich auch die Nacktheit des Kaisers gesehen hatten, aufgebrochen hat.

13.3 Die „intelligenten" Pferde von Wuppertal und die Blockade des Zweifels

Ein eindrucksvolles, allerdings nicht aus der Medizin stammendes, Beispiel dafür, wie hemmend sich die Unterlassung eines gesunden Zweifels auswirken kann, stellt die Geschichte über die Elberfelder denkenden Pferde dar. Anlässlich einer Einführungsveranstaltung nach meinem Wechsel zu den Kliniken St. Antonius im Jahr 2000 habe ich einen kleinen Vortag zu dem Thema „Ein heimatkundlicher Beitrag zur Wissenschaftsgeschichte" gehalten und über die Experimente des Wuppertaler Juweliers Karl Krall zur Intelligenz von Pferden aus den Jahren kurz vor dem ersten Weltkrieg berichtet. Diese Geschichte über die klugen Pferde von Elberfeld hat damals die Wissenschaft in Deutschland und angrenzenden Ländern stark bewegt.

Krall hatte seinen beiden Hengsten beigebracht, durch Stampfen mit den Hufen Zahlen zu benennen, rechter Huf für die Einer-, linker Huf für die Zehnerziffern. Auf diese Weise konnte er relativ schnell komplexe Zahlen wiedergeben und Aufgaben, die ihm mündlich oder schriftlich auf großen Tafeln übermittelt wurden, beantworten. Selbst eine Sprachkommunikation soll möglich gewesen sein, wofür die Tiere eine Buchstabiertafel erlernt hatten, bei der einzelne Buchstaben bestimmten Zahlen zugeordnet waren. Ein Pferd konnte bereits nach 14-tägigem Unterricht einzelne Additionen ausführen, später Subtraktionen und nach zweieinhalb Wochen ging man zur Multiplikation und Division über. Nachdem auch das Ziehen von Quadratwurzeln

144 Evidenzbasierte Medizin

erlernt war, wurden sehr komplexe mathematische Aufgaben gelöst. Als das Pferd in Algebra fit war, begann Krall mit Französischunterricht.

Krall hat ein umfangreiches Buch über „Denkende Pferde" herausgegeben und eine Gesellschaft für Tierseelenkunde gegründet. Viele berühmte Zeitzeugen, so ein Professor für Neurologie aus Frankfurt, ein Physiker aus Berlin, Ärzte aus Köln und Brüssel sowie vom Institut Pasteur in Paris hatten berichtet, dass sie sich selbst von der Echtheit der angeblichen Kenntnisse der Pferde überzeugt hätten. Sogar der berühmte Naturphilosoph Ernst Haeckel, Beschreiber des „biogenetischen Grundgesetzes", hat folgendes an Krall geschrieben „Ihre sorgfältigen und kritischen Untersuchungen stellen die selbstständige Denktätigkeit des Tieres, die für mich niemals zweifelhaft war, überzeugend dar".

Es liegt eine ausführliche Schrift von immerhin 40 Druckseiten des Genfer Professors Claparède vor, die in der angesehenen Zeitschrift „Tierseele, Blätter für vergleichende Tierseelenkunde" im Jahre 1914 publiziert wurde. Mit Hilfe des ehemaligen Kanzlers der Wuppertaler Universität, Klaus Peters, gelang es mir, diese Schrift im Original einzusehen. Claparède beschreibt hierin ausführlich die sehr komplizierten Leistungen der Tiere, stellt dann aber fest, dass einfache Additionen mit reproduzierbaren Ergebnissen ihn mehr überzeugen würden, als die komplexen Leistungen. Schließlich beendet er seine Schrift mit verschiedenen Hypothesen, wobei er meint, Trick und Betrug sicher ausschließen zu können, vor allem mit der interessanten Begründung, dass sich ein so bedeutender Juwelier kaum in ein derartiges Risiko begeben hätte. Hier liegt ein klassisches Beispiel für *„too big to fall"* vor, eine Denkweise, die einen ansonsten naheliegenden Zweifel behindert. Claparèdes Erörterungen enden mit der Feststellung, dass die einzige Frage bezüglich der Hypothese einer selbstständigen Geisteshaltung der Pferde diejenige sei, ob die Tatsachen beweiskräftig genug sind, um zur Annahme dieser Hypothese zu zwingen. Bei dem Versuch, diese Frage zu beantworten störte ihn, dass alle Versuche so angelegt waren, dass sie die jeweils Anwesenden überzeugen sollten, so als ob sie die Leistung mit eigenen Augen und Ohren geprüft hätten. Die Versuche seien aber nicht unter Bedingungen angelegt worden, die genau und knapp genug wären, um „auch die Zustimmung derer zu erhalten, die ihnen nicht mit eigenen Augen folgen konnten".

Claparède hatte immerhin Ansätze des Zweifels, hat diese aber nicht konsequent durchgehalten. Die Lösung hätte für ihn auf der Hand gelegen. In einem Nebensatz berichtet er nämlich, dass bei einem alleinigen Zusammentreffen mit dem Pferd im Stall dieses zu keinerlei Leistung in der Lage war. Diese Beobachtung allein hätte zur Widerlegung der Hypothese von der Intelligenz der Pferde ausgereicht.

Claparède ging also davon aus, dass zu prüfen sei, ob die beobachteten Tatsachen ausreichen, um zur Annahme der Hypothese über die Geistesleitungen der Pferde zu zwingen. Ein solcher Ansatz führt in der Regel in die Irre. Nach Popper ist bekanntlich vielmehr die Frage nach der Falsifikation entscheidend, also nach Beobachtungen, die die Hypothese ausschließen.

Unter den verschiedenen Möglichkeiten, die zu den Täuschungen beigetragen haben können, ist eine erwähnenswert, das sog. „Kluge Hans Phänomen", das nach einem der Pferde von Krall benannt ist. Die Tiere können sehr fein bestimmte Erwartungen der Zuschauer wahrnehmen und darauf im Sinne der Erwartung reagieren, so dass der Eindruck entsteht, als habe das Pferd selbst aktiv entschieden. Zu einer abschließenden Beurteilung der Vorgänge um die Elberfelder denkenden Pferde ist es aber nie gekommen. Beide Pferde wurden im ersten Weltkrieg eingezogen und ihre Spur hat sich verlaufen.

Die Geschichte von den intelligenten Pferden aus Wuppertal klingt etwas lustig, sie ist aber paradigmatisch für das, was ich häufig als einen Block in der Bereitschaft zum Zweifeln bezeichnet habe. Geschichten wie diese werden in der Wissenschaft bis heute immer wieder beobachtet Sie sind meist etwas weniger skurril, aber sie sind, gerade in der Medizin, häufig mit wesentlich größeren Konsequenzen verbunden. Aus diesen Gründen, so habe ich meinen damaligen Vortrag beendet, halte ich die Erziehung zum Zweifel und die Erhaltung einer Kultur des Zweifelns für eine ganz wichtige Aufgabe aller klinischen Lehrer.

13.4 Was ist evidenzbasierte Medizin (EbM) nicht?

Die evidenzbasierte Medizin wird von vielen Ärzten zunächst als unangenehm empfunden. Sie muss sich daher gegenüber vielfältigen Anfeindungen zur Wehr setzen. Die meisten Argumente gegenüber der EbM basieren aber auf nicht zutreffenden Aussagen und Unterstellungen. Auch die Verteidiger der EbM bedienen sich nicht selten unzutreffender Behauptungen, was natürlich den Gegnern ihre Argumentation leichter macht.

Bei einer Konferenz über „Die evidenzbasierte Medizin im Lichte der Fakultäten" im Oktober 1999 in Mainz wurde ich aufgefordert, zur Bedeutung von EbM aus der Sicht eines Klinikers zu sprechen. Wegen der verbreiteten Fehlvorstellungen habe ich für diesen Vortrag zusammengefasst, was EbM nicht ist. Dies sollte helfen, die Anhänger von EbM gegenüber Anfeindungen zu immunisieren.

- Evidenzbasierte Medizin ist *nicht* in erster Linie die Anwendung computergestützter Entscheidungsfindung am einzelnen Patienten. Informationstechnologien sind lediglich Mittel zum Zweck, niemals Selbstzweck.
- Evidenzbasierte Medizin ist *nicht* Kochbuchmedizin. Individualität und persönliche Präferenzen, Erfahrungen und Besonderheiten von Ärzten und Patienten finden auch bei ihr ausreichende Beachtung. Bei den Überlegungen zur Übertragbarkeit von Ergebnissen aus Studien auf den individuellen klinischen Fall ist ein besonderes Ausmaß an klinischer Urteilsfähigkeit, Erfahrung und Selbstkritik des Arztes erforderlich.

- Erkenntnisse der evidenzbasierten Medizin sind *nicht* sakrosankt, sie sind niemals eine „Keule" um mit vermeintlich gesicherten Wahrheiten einen Diskurs zu unterbinden.
- Evidenzbasierte Medizin ist *nicht* ein Marketinginstrument für die Pharmaindustrie. Der Eifer, mit dem sich manche Industriezweige der EbM bemächtigen, ist mit großem Misstrauen zu betrachten.
- Evidenzbasierte Medizin ist *nicht* ein Instrument zur Generierung neue Daten, sondern zur Aufbereitung und optimalen Nutzung des Wissens aus internationalen Forschungen. Durch die Aufbereitung von Daten werden aber häufig auch neue Erkenntnisse generiert, so dass EbM nicht immer nur reproduktiv, sondern unter Umständen auch selbst originär wissenschaftlich ist.
- Evidenzbasierte Medizin sucht *nicht* nach pathophysiologischen Erklärungen. Sie ist immer primär an der Wirkung als solche ausgerichtet, also weniger am „wie" als am „ob" einer Wirksamkeit. Dementsprechend wird die Wirksamkeit nicht an klinischen Surrogatkriterien, sondern an patientenorientierten Endpunkten wie Lebensqualität und Lebensdauer ausgerichtet.
- Evidenzbasierte Medizin ist *nicht* ein Instrument zur Kosteneinsparung. EBM dient in erster Linie der Qualitätsverbesserung. Sie dient dazu, Kosten von weniger nützlichen Leistungen auf nützliche Leistungen umzuschichten, um auf diese Weise zu einer besseren Nutzung der limitierten Ressourcen im Gesundheitswesen beizutragen.

Positiv ausgedrückt ist es vor allem die Denk- und Handlungsstruktur, also der „Geist" von evidenzbasierter Medizin, der zur Verbesserung der Patientenbetreuung beiträgt, auch wenn, wie ich ausgeführt habe, die „Infektiosität" dieser Geisteshaltung leider nicht sehr groß ist. So machen sich in erster Linie solche Ärzte die EbM zu eigen, die auch vorher bereits über eine kritische und nach Belegen für ihr Handeln suchende Grundstruktur verfügen, während Kollegen, die in autoritären oder interessensgesteuerten Denkstrukturen verhaftet sind, häufig auch gegenüber EbM resistent sind.

Im Gegensatz zu vielen EbM Protagonisten halte ich ein häufig im Zentrum der EbM-Diskussion stehendes Merkmal nicht für entscheidend, nämlich die Orientierung am eigenen Quellenstudium, also an der eigenständig vorgenommenen Analyse wissenschaftlicher Studien. Die Vorstellung, dass praktisch tätige Ärzte regelmäßig die wissenschaftliche Originalliteratur verfolgen, ist aus verschiedenen Gründen unrealistisch. Natürlich ist zu fordern, dass sich Lehrbuchautoren und andere Meinungsbildner in der Medizin konsequent der EbM-Tugenden befleißigen. Aber ist es dann wirklich erforderlich, dass der Arzt am Krankenbett sich selbst an die Quellen begibt, wie dies häufig, insbesondere von angelsächsischen Autoren, dargestellt wird?

13.5 Verbessert EbM die Patientenbetreuung?

Niemand bestreitet mehr, dass es sich bei der evidenzbasierten Medizin um die Integration individueller klinischer Erfahrung mit der jeweils besten externen Evidenz aus wissenschaftlichen Studien handelt. Verbessert EbM dann das Verhalten eher bei Ärzten mit hoher oder eher bei solchen mit niedriger klinischer Erfahrung? Kann eine evidenzbasierte Medizin eine mangelnde klinische Erfahrung kompensieren? Könnte nicht sogar durch die Überbewertung der EbM-Tugenden die Notwendigkeit klinischer Erfahrung und kontinuierlicher Fortbildung in Vergessenheit geraten?

Ich bin fest davon überzeugt, dass EbM hilft, den unter Ärzten leider verbreiteten Autismus zu bekämpfen, weil das eigene ärztliche Handeln kontinuierlich am Ergebnis anderer gemessen werden muss. Damit wirkt EbM disziplinierend und rationalisierend für den Arzt, wobei die Verbesserung der Handlungskompetenz mehr durch die Förderung des Zweifels als durch die Bereitstellung von Evidenzen erfolgt. Trotzdem gilt bis heute, dass es keine überprüfbaren Belege für eine Verbesserung der Patientenbetreuung durch EbM gibt. Dies erscheint aber auch nicht erforderlich und darf die Propagierung dieser Denk- und Handlungsweise nicht einschränken.

EbM kann natürlich nur dann zur Verbesserung der Patientenbetreuung beitragen, wenn die gewonnenen Erkenntnisse auch im klinischen Alltag umgesetzt werden. Eine konsequente Orientierung an EbM-gestützten Kenntnissen bei der Patientenversorgung gerät aber auch aus anderen Gründen in Gefahr, denn zunehmend klagen Ärzte darüber, dass sie bei ihren Entscheidungen stark unter einem ökonomischen Druck leiden. Im Rahmen einer im Deutschen Ärzteblatt zitierten Studie mit dem Titel „Ökonomisierung patientenbezogener Entscheidungen im Krankenhaus" haben die befragten Ärzte bekundet, dass sie ihre medizinische Entscheidungsfreiheit nicht nur als bedroht ansehen, sondern dass sie selbst an ethisch fragwürdigen Entscheidungen teilgenommen haben. In einem Editorial zu dieser Arbeit [273] habe ich mich hierzu geäußert. Die Verpflichtung zur Wissenschaft und ein konsequentes Bekenntnis zu evidenzbasierten Entscheidungen kann in derartigen Konfliktsituationen helfen, sich vor der Gefahr einer Verletzung ethischer Anforderungen an den ärztlichen Beruf zu schützen.

13.6 Die Wuppertaler EbM-Kurse

Im April 1999 haben wir den ersten Wuppertaler Grundkurs zu evidenzbasierter Medizin für Kliniker ausgerichtet. Drei weitere Kurse schlossen sich in den beiden folgenden Jahren an. An diesen Wuppertaler EbM-Kursen haben viele namhafte Wissenschaftler Deutschlands als Referenten teilgenommen, so z. B. der Medizinhistoriker Ulrich Tröhler aus Freiburg, der Ärztekammerpräsident Günter Jonitz aus Berlin, der Epidemiologe und Sozialmediziner Hainer Raspe aus Lübeck, der Biometriker Jürgen Windeler aus Heidelberg der Leiter des Deutschen Cochrane-Zentrums Gerd

Antes aus Freiburg und die klinische Pharmakologin Petra Thürmann aus Wuppertal. Im allgemeinen Teil wurden Vorträge zu Statistik und Epidemiologie, zur Beurteilung diagnostischer Tests oder kontrollierter Studien sowie Metaanalysen dargeboten. An den Nachmittagen erfolgten jeweils Analysen einzelner beispielhafter Studien in Kleingruppen. Wie üblich haben die Teilnehmer die Kurse am Schluss evaluiert. Die Antwort einer sehr engagierten Teilnehmerin möchte ich zitieren, weil in ihr das Ziel unserer Bemühungen hervorragend zusammengefasst wird: „Wie können wir unsere Handlungskompetenz als Kliniker angesichts der Flut neuer wissenschaftlicher Erkenntnisse erhalten, ohne uns in Abhängigkeit von Meinungsbildern und Experten zu begeben oder alleine auf Erfahrungswerte und Bewährtes zurückzugreifen? Die evidenzbasierte Medizin, verstanden als eine Verbindung von zur Falsifizierung offenen Hypothesen, die aus der Analyse patientenbezogener klinischer Forschung gewonnen wird, mit der individuellen Erfahrung der Persönlichkeit des Arztes ist eine anspruchsvolle und für die moderne Medizin höchst wichtige Methode. Es besteht die Hoffnung, dass unsere Berufsgruppe endlich aus sich heraus durch das Praktizieren von EbM einen Ansatz zur Lösung des gesundheitsstrukturpolitischen Dilemmas bieten kann. Wichtig ist vor allem die Umsetzung der erlernten Methoden im jeweiligen klinischen Alltag, die sicherlich häufig ein grundsätzliches Umdenken und eine Verhaltensänderung fordert."

Nicht nur die positive Bewertung und die Dankbarkeit der Teilnehmerinnen und Teilnehmer waren Motivation und Stimulus für diese Kurse, sondern auch die erkennbaren Veränderungen innerhalb der eigenen Klinik. Viele unserer Mitarbeiter und Mitarbeiterinnen haben sich an der Durchführung der Kurse beteiligt, und deren Begeisterung hat sich auch auf die übrigen Kollegen der Klinik übertragen.

Leider wurde es angesichts der fortlaufenden Einschränkungen im Personalschlüssel zunehmend schwieriger, derartige Kurse in einer Versorgungsklinik nebenbei durchzuführen. Nicht zu verkennen ist auch, dass die Begeisterung junger Kollegen für derartige Aktivitäten eindeutig nachgelassen hat. Eigene EbM-Kurse haben wir seit 2002 in Wuppertal nicht mehr durchführen können, aber einzelne Kollegen aus der Klinik haben noch Kurse in anderen Orten besucht. Der Assistenzarzt Michael Wehner aus unserer Klinik hat sich von dem EbM-Gedanken so begeistern lassen, dass er eine schöne Übersicht über den Wirksamkeitsbeleg für Diagnose- und Therapieverfahren verfasst hat, die sich durch klare und einfache Worte und durch eine Nähe zu praktisch medizinischen Problemen auszeichnet [274].

In der Erkenntnis, dass Klinikmanager selten eine Vorstellung davon haben, auf welcher Grundlage Ärzte Ihre Entscheidungen treffen und deshalb häufig unangemessene Forderungen an Klinikmitarbeiter stellen, haben wir im Jahr 2002 von Wuppertal aus einen EbM-Kurs für Klinikmanager organisiert und bei den St. Franziskus-Kliniken in Münster abgehalten. Der Fokus lag nicht so sehr auf der Analyse von Studien als vielmehr ganz allgemein auf Fragen des medizinischen Erkenntnisgewinns und der Entscheidungsregeln. Die Teilnehmer waren sehr dankbar und bekundeten, dass Sie persönlich viel von dem Kurs profitiert hätten. Trotzdem ist ein solches Angebot leider nicht auf großen Widerhall gestoßen, jedenfalls wurden wir nicht wieder aufgefordert, einen solchen Kurs anzubieten.

13.7 Immunisiert EbM gegenüber der Paramedizin?

Wir unterstellen gern, dass sich Ärzte, die mit EbM vertraut sind, in ihrem Berufsalltag auch entsprechend verhalten und den Versprechungen und Verlockungen der Paramedizin widerstehen können. An einem eindrucksvollen Beispiel muss ich leider darstellen, dass eine solche Annahme nicht generell gültig ist.

Den durchweg sehr begeisterten Teilnehmerinnen und Teilnehmern an den EbM-Kursen aus der eigenen Klinik habe ich mehrere Doktorarbeiten zu Themen der evidenzbasierten Medizin angeboten, und es sind daraus auch einige schöne Dissertationen entstanden. Eine junge Kollegin, die sich als Tutorin in unserem Kurs hervorgetan hatte, bekam den Auftrag, die vorhandene Evidenz zu der Frage zu sichten, ob es noch sinnvoll ist, vor der Gabe von Röntgenkontrastmitteln eine Schilddrüsenuntersuchung durchzuführen. Sie kam zu dem eindeutigen Ergebnis, dass das verbreitete Vorgehen durch keinerlei Daten gesichert ist und, unabhängig von den Kosten, eher mit Nachteilen als mit Vorteilen für den Patienten verbunden ist. Immer wieder hat diese Kollegin bestätigt, wie sehr ihr diese kritische Analyse von Daten nach EbM-Kriterien intellektuelle Freude bereitet hat.

Als diese Kollegin ihre Dissertation endgültig bei mir abgab, hat sie mir beiläufig erzählt, dass sie demnächst einen Kurs in „klassischer Homöopathie" absolvieren werde. Sie wolle sich niederlassen und halte die Homöopathie in diesem Zusammenhang für eine gute Ergänzung zur sogenannten Schulmedizin. Auf meinen offenbar entsetzten Gesichtsausdruck hin ergänzte sie, dass sie natürlich wisse, wie ich darüber denke, auch dass die Homöopathie nicht EbM-basiert sei, aber sie habe selbst persönlich gute Erfahrungen mit der Homöopathie gemacht.

Ich habe versucht, die Kollegen daran zu erinnern, dass genau solche Aussagen nicht zu EbM-geschulten Medizinern passen, konnte aber keinerlei Verständnis hervorrufen. Auch ein Versuch, mit ihr über Grundlagen der Homöopathie zu sprechen, scheiterte, denn ich erhielt die Antwort, dass wir es doch nicht sicher wissen könnten, ob nicht vielleicht in den homöopathischen Mitteln bestimmte „Informationen" enthalten seien. Wenn die Behandlung den Patienten nütze, und diese Erfahrung habe sie gemacht, dann müsse ja zweifellos auch eine spezifische Wirkung in den Präparaten enthalten sein.

Diese kurze Begegnung hat mich sehr nachdenklich gestimmt. Konnte die Kollegin den Widerspruch wirklich nicht verstehen? Sie bestätigte auf Nachfrage, dass sie sich an unsere ausführlichen Diskussionen über Betrug und Selbsttäuschung in der Medizin während der Kurse erinnern konnte. Für sie selbst schien dies alles aber nicht zu gelten. Offenbar bedeutet das Verstehen der Zusammenhänge noch lange nicht, dass sich daraus eine Verhaltensänderung ergibt.

Vor vielen Jahren hatte ich den Fall eines Patienten zu begutachten, der unter einer Infusionstherapie wegen Hörsturzes an einer septischen Infektion an der Einstichstelle einer Dauerkanüle verstorben war. Ein Hygienefehler lag nicht vor, aber tragischerweise hatte dieser Patient eine Milzextirpation in der Anamnese, wodurch es zu der fulminanten Sepsis bei einer eher trivialen Infektion gekommen war. Der Richter fragte mich in der mündlichen Verhandlung, wie streng denn die Indikation für die Infusionsbehandlung bei diesem Patienten mit einem Hörsturz gewesen sei. Ich musste ihm erklären, dass es keine Belege für die Wirksamkeit dieses Therapieverfahrens gibt. Dass eine solche Therapie in allen einschlägigen Leitlinien zu finden ist, obwohl ihre Wirksamkeit mehr als zweifelhaft ist, löste bei dem Richter völliges Unverständnis aus.

Dies war Anlass für eine weitere EbM-orientierte Dissertation zum Thema „Determinanten ärztlichen Handelns in der Akuttherapie des Hörsturzes". Insgesamt ließ sich auf der Basis der ausführlichen Analyse der Literatur feststellen, dass aufgrund der Studienlagen für keine der Substanzen, die als Infusionstherapie des Hörsturzes zur Anwendung kommen, eine Wirksamkeit belegt oder ausreichend wahrscheinlich gemacht werden kann. Für alle Substanzen gibt es Studien, in denen die Wirksamkeit der Substanzen im Vergleich zu einer anderen Therapie oder einer Placebogabe untersucht wurde. In keinem Falle fand sich eine statistisch gesicherte Überlegenheit. Diese Tatsache ist den meisten HNO-Ärzten bekannt, wie die Doktorandin in einer strukturierten Befragung ermitteln konnte, aber fast alle Kollegen setzten trotzdem eine Infusionstherapie ein.

Warum war trotz der nicht belegten Wirksamkeit die Infusionstherapie des Hörsturzes mit unterschiedlichen Substanzen so verbreitet? Den behandelnden Ärzten wurde von den Meinungsbildnern in der Hals-Nasen-Ohrenheilkunde, beispielsweise in Fachzeitschriften, immer wieder zu einer Behandlung des Hörsturzes geraten, wobei als Argument vorwiegend auf die traditionell guten Erfahrungen mit der Therapie verwiesen wird. Ein weiterer Grund für eine Therapie ist auch der starke Wunsch des Patienten nach einem Behandlungsversuch des von ihm als bedrohlich erlebten Symptoms des plötzlichen Hörverlustes. Ärzte befürchten zudem offenbar, durch das Weglassen einer medikamentösen Therapie einen Behandlungsfehler zu begehen, zumal sich in den meisten Leitlinien zum Hörsturz eine mehr oder weniger deutliche Empfehlung zum Einsatz von Infusionen findet.

Die evidenzbasierte Medizin (EbM) sollte eine geeignete Methode sein, derartig fest gefügte wenngleich widersprüchliche Verhaltensweisen aufzubrechen. Die Meinungsbildner in der Hals-Nasen-Ohren-Heilkunde, die die Beleglage natürlich genau kennen, sollten sich der Verantwortung stellen und die Erkenntnisse den Mitgliedern ihrer Fachgesellschaft und der Öffentlichkeit bekannt machen. Dabei sollte klar formuliert werden, dass es keine nachgewiesenermaßen wirksame Therapie des Hörsturzes, jedenfalls nicht in Form der genannten Infusionen, gibt. Als Schlussfolgerung wurde in der Arbeit formuliert, dass es nach der EbM – „Philosophie" auch möglich sein sollte, von außen auf diese Situation hinzuweisen, wenn dies nicht selbst aus der Fachgesellschaft heraus geschehe.

13.9 EbM und IGeL

Im Oktober 2009 hat der Vorsitzende der Fachgesellschaft für HNO-Heilkunde erstmals in einem Artikel im Deutschen Ärzteblatt eingeräumt, dass es für die Infusionstherapien keine Wirksamkeitsbelege gibt. Dieses klare Bekenntnis ist zwar sehr zu begrüßen, aber es fehlte die Aussage, dass unwirksame Therapien nicht „neutral", sondern schädlich sind, denn alle genannten Therapieoptionen sind auch mit Risiken verbunden.

Mit einer gewissen Erschütterung musste ich dann den folgenden Satz in der Arbeit zur Kenntnis nehmen: „Seit kurzem propagiert daher der Deutsche Berufsverband der Hals-Nasen-Ohren-Fachärzte die Behandlung des Hörsturzes nicht als Kassenleistung, sondern als individuelle Gesundheitsleistung (IGeL) abzurechnen." Ich habe daraufhin in einem Leserbrief für das Deutsche Ärzteblatt darauf hingewiesen, dass hier offen bekannt wird, dass eine Therapie, die zugegebenermaßen nicht die Kriterien von Wirksamkeit und Unbedenklichkeit erfüllt, weiterhin propagiert oder zumindest angeboten wird. Ein solches Vorgehen ist geeignet, das Vertrauen in die Ärzteschaft nachhaltig zu erschüttern. Während der Niederschrift dieses Kapitels wurde ich mit einem Beschwerdebrief eines Patienten befasst, der genau diesen Vertrauensverlust beklagt. Der Patient hatte sich mit einem akuten Hörsturz in die Notfallambulanz der HNO-Ärzte der Stadt geben. Dort wurde ihm vermittelt, dass er dringend und sehr schnell eine Infusion erhalten müsste. Er wurde mit einem Rezept in die Apotheke geschickt, um auf eigene Rechnung zehn Infusionsflaschen zu kaufen. Bei der Vorstellung bei seinem persönlichen HNO-Arzt am folgenden Werktag hat der Patient erfahren, dass es für solche Infusionen, es handelte sich nur um Kochsalzlösungen, keine Wirksamkeitsbelege gibt, er könne die Menge an Flüssigkeit auch oral zu sich nehmen. Mit Recht beklagt der Patient, dass keinerlei Aufklärung in diesem Sinne erfolgt war. Offenbar meinen manche Ärzte, dass bei unwirksamen Maßnahmen eine Aufklärung entfallen kann.

Im Jahr 2007 hat meine Frau Gertrud einen Vortrag zum Thema „Wie schützt man sich bei IGeL(n) vor den Stacheln?" gehalten. Sie hat dabei ausgeführt, dass neben sinnvollen Leistungen wie etwa Impfungen vor Auslandsreisen oder Erstellung von Gesundheitszeugnissen vor Aufnahme des Tauchsportes, kosmetischen Eingriffen oder Entfernen von Tätowierungen, auch solche Leistungen angeboten werden, bei denen nach unabhängigen medizinischen Bewertungen ein therapeutischer Nutzen nicht besteht oder zumindest nicht ausreichend belegt ist. Fast 40 % aller „Individuellen Gesundheitsleistungen" stellen Früherkennungstests dar, also Untersuchungen bei Gesunden, die den primären Anschein erwecken, dass hiermit immer nur Gutes erreicht werden könne. Dies aber ist keineswegs der Fall, wie an mehreren Beispielen erläutert wird. Die möglichen negativen Folgen überflüssiger diagnostischer Maßnahmen werden leider auch von Ärzten häufig falsch eingeschätzt.

Auch größter medizinischer Unsinn, sogar frei erdachte oder bewusst zur Täuschung erfundene diagnostische oder therapeutische Verfahren, werden als IGeL angeboten. Mit der Zuordnung zur Gruppe der IGeL ist aber keinerlei Qualitätsstandard verbunden. Ärzte und Arzthelferinnen werden intensiv in Verkaufsstrategien geschult. Damit besteht die Gefahr, dass dieses „Verkaufen" in den Praxen das ärztliche Ethos untergräbt, eine Gefahr, die innerärztlich unzureichend wahrgenommen wird. Um verkaufen zu können, verzichten viele Ärzte sogar auf die gesetzlich vorgeschriebene Aufklärung. Im Zusammenhang mit diesem Vortrag habe ich einen neuen Begriff für des Akronym IGeL vorgeschlagen: „**I**ntransparentes **G**emisch **e**ntbehrlicher **L**eistungen".

Bedauerlicherweise scheint die Entwicklung in Richtung der unheilvollen IGeL-Medizin, die sich sicherlich nicht der Wissenschaft verpflichtet fühlt und die sehr häufig nicht mehr primär das Wohl des Patienten im Auge hat, weit fortgeschritten zu sein. IGeL darf auf keinen Fall zum Sammelbecken solcher Methoden werden, die wegen fehlender Qualitätsanforderungen nicht mehr als Kassenleistung abrechenbar sind.

> Die außerhalb der vertragsärztlichen Leistungen angebotenen sog. individuellen Gesundheitsleistungen (IGeL) sind meist nicht wissenschaftlich begründet und unterliegen keiner Qualitätskontrolle. Viele der angebotenen Leistungen sind überflüssig, zum Teil sogar schädlich. Ich habe hierfür den Begriff **I**ntransparentes **G**emisch **e**ntbehrlicher **L**eistungen geprägt.

In mehreren Vorträgen habe ich eine selbstkritische Reflexion und eine Korrektur dieser Entwicklung aus der Ärzteschaft heraus angemahnt. Lange Zeit hat aber die verfasste Ärzteschaft die sich anbahnenden Probleme nicht wahrnehmen wollen und lediglich unverbindliche Regelungen zu IGeL aufgestellt. Inzwischen setzt aber langsam ein Umdenken ein. Der leider verstorbene langjährige Präsident der Bundesärztekammer, Jörg-Dietrich Hoppe, hat eine seiner letzten Reden vor Ende seiner Dienstzeit auf dem Kongress der Deutschen Gesellschaft für Innere Medizin im April 2011 ganz auf das Problem der IGeL gerichtet. Er hat den verbreiteten Missbrauch angeprangert und deutlich ausgeführt, wie hierdurch das Vertrauen in die Ärzteschaft untergraben wird.

Das IGeL-Unwesen macht ein Defizit in der Gesundheitsversorgung sichtbar. Während im Leistungskatalog der gesetzlichen Krankenversicherungen (GKV) zunehmend klare Qualitätsvorgaben erarbeitet werden, fehlen diese außerhalb der GKV fast völlig. Dies gilt leider auch für einige der im Rahmen der privaten Krankenversicherungen abgerechneten Leistungen. In einer Körperschaft, die sich der Wissenschaftlichkeit verpflichtet fühlt, darf ein solches strukturelles Defizit, das auch immer wieder mit Patientengefährdungen verbunden ist, nicht hingenommen werden.

13.10 EbM und Meinungsstabilität

Auf dem 4. Kongress der Europäischen Föderation für Innere Medizin im September 2003 in Berlin habe ich eine Pro- und Kontra-Debatte über „*Cancer Screening in healthy people*" organisiert. Während dieser Debatte wurden immer wieder Abstimmungen mit Hilfe roter und grüner Meinungskarten durchgeführt. Zu Beginn der Sitzung waren 51,5 % der Teilnehmer der Meinung, dass ein Screening bei gesunden Personen zur Reduktion der Krebsmortalität beitragen werde. Nach einem sehr kritischen Einführungsreferat von Jürgen Windeler, in dem er ausgeführt hat, dass möglichen Vorteilen eines Screenings eindeutig auch Nachteile gegenüberstehen, und dass sorgfältige prospektive Prüfungen erforderlich sind, bevor ein Screening-Programm eingeführt werden kann, wurde die Abstimmung wiederholt. Das Ergebnis war erstaunlicherweise praktisch identisch.

Im Anschluss daran wurden zwei Referate zum Prostata-Screening gehalten. Nach einem Referenten, der sich für ein solches Screening aussprach, wurde in einem zweiten Referat die Evidenzlage sehr kritisch zusammengefasst, und es wurde klar zum Ausdruck gebracht, dass die gegenwärtigen Methoden ein solches Screening-Programm nicht rechtfertigen.

99 % der Teilnehmer haben anschließend auf eine entsprechende Frage hin bekundet, dass die Referate geeignet gewesen seien, ihre eigene Position bezüglich des PSA-Screenings zu überdenken. Auf die abschließende Frage, wer denn nun seine eigene Meinung bezüglich des PSA-Screenings tatsächlich geändert habe, entweder von ja nach nein oder von nein nach ja, meldete sich kein einziger Teilnehmer. Diese Beobachtung und das Abstimmungsverhalten geben Anlass zu nachdenklicher Betrachtung. Offensichtlich gibt es eine gewisse intellektuelle Freude am Austausch wissenschaftlicher Argumente, wobei diese Argumente weniger zur Korrektur der eigenen Meinung als vielmehr zu einer Verfestigung oder Untermauerung vorbestehender eigener Positionen aufgenommen werden. Wenn selbst sorgfältige mit Daten belegte wissenschaftliche Argumente nicht mehr dazu dienen können, eine eigene Meinung zu ändern, ist dies Ausdruck von verkrusteten Denkstrukturen. Es kann nicht sein, dass sämtliche Teilnehmer die vorgetragenen Daten und Argumente des Spezialisten bereits vorher kannten, und es kann auch nicht sein, dass diese nicht im Widerspruch zum vorbestehenden Wissenstand der Teilnehmer waren. Warum haben sie dann aber bei keinem einzigen Teilnehmer zu einer Neubewertung geführt? Wird es vielleicht auch unter Wissenschaftlern inzwischen als nicht mehr angemessen betrachtet, seine Meinung zu ändern?

Eigentlich sollte doch erwartet werden, dass nach einem betont EbM-orientierten wissenschaftlichen Disput auch mögliche Irrtümer korrigiert werden. In einem kurzen Bericht über diese Beobachtungen [275] habe ich die Befürchtung ausgedrückt, dass die Tendenzen zur Beharrung und Rechthaberei, die außerhalb der Wissenschaft den Zeitgeist prägen, sich auch innerhalb der Medizin festsetzen.

13.11 „Eminenzbasierte" Medizin und andere Alternativen zur EbM

Nachdem ein vom Institut für Qualität und Wirtschaftlichkeit im Gesundheitswesen (IQWiG) beauftragtes Gutachten zu dem eindeutigen Ergebnis kam, dass nach der vorliegenden Literatur die sog. Insulinanaloga keinen Vorteil gegenüber kurzwirksamen Human-Insulinen haben, hatte es eine sehr heftige Diskussion in den Medien gegeben. Zur Unterstützung der Forderung, diese teureren Insulinanaloga auch weiterhin als Kassenleistung zur Verfügung zu stellen, wurden umfangreiche Unterschriftensammlungen durchgeführt, und Eltern diabetischer Kinder haben zu Demonstrationen vor dem Bundesgesundheitsministerium aufgerufen. Auch in diabetologischen Fachkreisen wurde sehr heftig gegen das Gutachten polemisiert, wobei die Diskussion zunehmend emotionale Züge annahm.

In dieser aufgeheizten Situation sollte bei einem Kongress der Deutschen Diabetesgesellschaft in Leipzig eine Podiumsdiskussion über den Wert der Insulinanaloga stattfinden, wozu der damalige Leiter des IQWIG, Peter Sawicki, oder ein Stellvertreter geladen wurden. In der Hoffnung, hiermit eine sachliche Diskussion erwirken zu können, hatte Sawicki darauf bestanden, dass mir die Leitung dieser Podiumsdiskussion übertragen werde. Hierauf hatte sich die Diabetesgesellschaft nach einigem Zögern eingelassen.

Ich habe in meinen einleitenden Worten zu dieser Podiumsdiskussion dringend darum gebeten, sich auf sachliche Argumente zu konzentrieren und insbesondere mögliche Fehler in der Studienauswahl oder Studiendeutung durch das IQWiG zu benennen. Diese Bitte, die ich mehrfach wiederholen musste, wurde von den Diskutanten aus dem Auditorium allerdings konsequent ignoriert. Ordinarien deutscher Universitäten meldeten sich zu Wort, um zu unterstreichen, dass sie als Spezialisten die Notwendigkeit dieser Präparate besser beurteilen könnten, als die Mitarbeiter eines theoretisch arbeitenden Instituts. Es kam zu unsachlichen Beschimpfungen, wie ich sie in wissenschaftlichen Auseinandersetzungen sonst nicht erlebt habe. Ich selbst habe dann mehrfach vom Podium herab festgestellt, dass bisher keine Argumente vorgetragen wurden, die das IQWiG-Gutachten entkräften oder zumindest relativieren könnten.

Schließlich kam aus dem Auditorium die Bemerkung, dass hier eine sehr große Zahl von Fachleuten versammelt sei, und dass man doch bitte abstimmen möge, ob aus der Sicht dieser Fachleute die Insulinanaloga zur Diabeteseinstellung erforderlich seien. Auch als Versammlungsleiter konnte ich diese Abstimmung nicht verhindern. Sie führte unter den ca. 800 anwesenden Diabetologen zu einem fast einstimmigen Votum für diese neuen Insuline. Lediglich der Kollege Ulrich Alfons Müller aus Jena, der sich schon mehrfach uneingeschränkt zur EbM bekannt hatte, hatte den Mut, sich zu der von der Mehrheit abweichenden Meinung zu bekennen.

Für mich als Vorsitzender und Diskussionsleiter stellte es eine erhebliche Herausforderung dar, immer wieder die „Eminenzen" der deutschen Diabetologie zu einer sachlichen Diskussion und zu einer Beachtung der Kriterien der evidenzbasierten Medizin ermahnen zu müssen. Insbesondere mit der Abstimmung wurde ganz eindeutig gegen alle Gebote einer Verpflichtung zur Wissenschaftlichkeit verstoßen. Anstelle von Sachargumenten wurde lediglich auf den angeblichen Sachverstand und die große Bedeutung der Befürworter von Insulinanaloga verwiesen, – aus evidenzbasierter Medizin wurde eine eminenzbasierte Medizin.

Gelegentlich lassen sich bestimmte Botschaften am besten durch eine Ironisierung vermitteln. Im April 2002 habe ich deshalb zusammen mit meinem Mitarbeiter Michael Wehner in der „Zeitschrift für Ärztliche Fortbildung und Qualitätssicherung" eine Arbeit zum Thema „Alternativen zur evidenzbasierten Medizin publiziert" [276]. In dieser Arbeit haben wir in ironischer Form die „vehemenzbasierte" Medizin, die „eminenzbasierte", die „eloquenzbasierte", die „konfidenzbasierte", die „providenzbasierte", die „konsensbasierte", die „ignoranzbasierte", die „dividendenbasierte", die „flexibilitätsbasierte" und die „akzeptanzbasierte" Medizin erläutert und ihre Merkmale, Messmethoden und Maßeinheiten in einer Tabelle zusammengestellt.

Einige Monate später habe ich in der gleichen Zeitschrift eine kurze Notiz mit der Überschrift „Jede Satire ist noch zu toppen" publiziert [277]. Dafür habe ich Textpassagen aus einem Artikel der Wochenzeitung „Die Zeit" zitiert, die immerhin von einem Autor stammten, der mehrfach in aussichtsreicher Stelle auf Berufungslisten für internistische Ordinate zu finden war. In seinem Artikel über die sog. anti-aging-Medizin schrieb dieser Autor „wenn ein älterer Herr sich überschwänglich bei mir bedankt, er hätte gar nicht mehr gewusst, wie es ist, sich gesund und fit zu fühlen, Fahrrad zu fahren, ohne Durchfälle zu leben: ist das nicht Bestätigung genug". Der gleiche Autor äußert sich dann generell sehr skeptisch gegenüber Studien und meint, diese seien „etwas für Schulmediziner, die nur an klinisch belegbare Fakten glauben" und diese dogmatisch umsetzen. Die natürlichen Schwankungen, die von Mensch zu Mensch auftreten, fielen bei Studien unter den Tisch. Der genannte Autor gehe lieber den Weg der „individuumbasierten" Medizin, wie er es nennt. Um Nebenwirkungen vorzubeugen, müssten die Behandelten kontinuierlich beobachtet werden – sprich oft zum Arzt gehen. Wörtlich heißt es in dem zitierten Text der Wochenzeitung „Mit seiner Huldigung des Individuums liegt der Autor voll im Trend. Anti-Aging-Medizin ist Lifestyle-Medizin, etwas für Leute, die selbst bestimmen wollen, wie es ihnen im Alter gehen wird. Der moderne Mensch ist es schließlich gewöhnt, dass er sich auch mal gegen Kassen und Schulmedizinern durchsetzen muss". Ich hatte in meinem Kommentar vorgeschlagen, dem neuen und vom Autor tatsächlich ernst gemeinten Begriff der „individuumbasierten" Medizin auch noch den Begriff der „trendbasierten" Medizin hinzuzufügen.

13.12 „Individualisierte Medizin"

Den Begriff der individuumbasierten Medizin hatte ich also in keiner Weise ernst genommen. Umso überraschter war ich, als vor einigen Jahren mit „individualisierte Medizin" ein neuer Modebegriff aufkam. Bei oberflächlicher Betrachtung klingt ein solcher Begriff durchaus positiv. Durch genetische Analysen und andere Möglichkeiten der Stratifizierung soll es möglich werden, für jeden einzelnen Patienten, nicht mehr nur Patientengruppen, eine maßgeschneiderte Therapie zu planen. Außerordentlich hohe Forschungsmittel sind inzwischen für Programme in dieser Richtung ausgeschrieben, wobei dies insbesondere mit dem Ziel erfolgt, langfristig Mittel im Gesundheitswesen einzusparen. Ein Institut für Technikfolgen-Abschätzung beim Deutschen Bundestag wurde beauftragt, eine Bewertung der mit der individualisierten Medizin verbundenen Erwartungen vorzunehmen.

Die Jahrestagung 2011 des Netzwerkes evidenzbasierte Medizin wurde deshalb unter das Thema „EbM und individualisierte Medizin" gestellt. Dabei stellte sich schnell heraus, dass es sich um eine Phantomdiskussion handelt. Bei genauem Nachdenken wird klar, dass eine belegbare Vorhersage für ein einzelnes Individuum einen Widerspruch in sich darstellt, wie Jürgen Windeler in seinem Referat herausgestellt hat. Seit jeher wird in der wissenschaftlichen Medizin stratifiziert, wo immer dies möglich ist, aber ein neuer Begriff hierzu suggeriert Versprechungen, die in keiner Weise haltbar sein können. Auch die Leiterin des o. g. Instituts für Technikfolgen-Abschätzung hat bei diesem Symposium einen sehr kritischen Vortrag gehalten. Ob die neuen therapeutischen Verfahren in der Onkologie mit spezifisch gegen einen Tumor erzeugten Antikörpern unter diesen Begriff zu subsummieren ist, halte ich für fraglich.

13.13 EbM und „konsensbasierte" Leitlinien

Etwa zur gleichen Zeit, als sich der Begriff evidenzbasierte Medizin (EbM) verbreitete, begann in der Medizin die Entwicklung von Leitlinien. Die Methodik der Leitlinienentwicklung machte rasche Fortschritte und inzwischen ist der Prozess der Formulierung guter Leitlinien, der sog. S3 Leitlinien, fest etabliert. Grundlage ist immer die Berücksichtigung der Erkenntnisse aus der evidenzbasierten Medizin [278,279]. Allein ein Konsens unter Fachleuten gilt dabei nicht als zuverlässige Grundlage.

Der verstorbene Frankfurter Soziologe Hondrich hat sich intensiv mit dem Phänomen von gesellschaftlichen Konsensen auseinandergesetzt und dabei den Begriff der „Wissenschaftsfeindlichkeit gesellschaftlicher Konsense" geprägt. Hierbei bezog er sich in erster Linie auf die „gewachsenen" Konsense in einer Gesellschaft über bestimmte Fragen oder Phänomene, die kaum hinterfragt werden oder bei denen ein Zweifel gar einen Tabubruch bedeuten würde. Im Rahmen eines Kolloquiums über Konsensbildungen in Leitlinien habe ich die Frage aufgeworfen [280], ob nicht auch aktiv erarbeitete oder sogar in einem strukturierten Verfahren entwickelte Konsense wissenschaftsfeindlich sein können. Eine Konsensbildung basiert nämlich zumeist auf nicht überprüfbaren Überzeugungen. Wegen der mangelnden Überprüfbarkeit sind Sekundärinteressen unterschiedlichster Art prinzipiell nicht erkennbar oder nicht auszuschließen. Häufig besteht ja gerade bezüglich der Sekundärinteressen ein Konsens. Auch sehr breit getragene Konsense können daher durch sachfremde Einflüsse geprägt und inhaltlich falsch sein.

Mit Beginn des EbM-orientierten Fachdiskurses schien die Bedeutung von Konsensbildungen erfreulicherweise zunächst zurückzugehen. Auch Leitlinien sollten nach stringenten methodischen Vorgaben und nur noch unter EbM-Kriterien erstellt werden. Mit umso größerer Überraschung war vor einiger Zeit zu beobachten, dass als neuer Goldstandard für Leitlinien wieder auch der Konsens der beteiligten Wissenschaftler aufgetaucht ist. Ich habe mich mit deutlichen Worten gegen diese Tendenz zur Wehr gesetzt. Wenn die Ergebnisse von Studien unterschiedliche Interpretationen zulassen, dann müssen diese ausdiskutiert werden. Gegebenenfalls sind weitere Studien zu fordern, und wenn eine Übereinstimmung nicht zu erzielen ist, müssen die unterschiedlichen Interpretationen offengelegt werden. Ein Zudecken der Dissense durch Konsensbildung erscheint dagegen dem EbM-Gedanken sehr zuwiderzulaufen.

Ein Konsens wird meist gerade dann angestrebt, wenn die eigene Position nicht gut zu belegen ist, häufig in der Vorstellung, dass ein breit getragener Konsens eine Begründung überflüssig macht. Ganz besonders hoch erscheint das Risiko eines Ausweichens auf Konsense, wenn diese innerhalb einer Fachgesellschaft erarbeitet werden.

Der stabile Konsens in der HNO-Heilkunde über die Infusionstherapie bei Hörsturz wurde bereits erwähnt. Noch eindrucksvoller ist das erwähnte Beispiel der „Abstimmung" unter den ca. 800 Teilnehmern eines Symposiums auf dem Deutschen Diabetes-Kongress, als mit nur einer Gegenstimme ein „Konsens" bezüglich der Überlegenheit eines bestimmten Insulintyps erzielt wurde. Diese und ähnliche Fälle, die sich aus verschiedenen Fachgebieten zusammenstellen lassen, machen deutlich, dass der Begriff Konsens im Zusammenhang mit EbM und Leitlinien besser nicht verwendet werden sollte.

13.14 Das Institut für Qualität und Wirtschaftlichkeit im Gesundheitswesen

Im Jahr 2004 wurde durch die Bundesregierung das Institut für Qualität und Wirtschaftlichkeit im Gesundheitswesen (IQWiG) gegründet, das u. a. für den Gemeinsamen Bundesausschuss (GBA) Entscheidungen vorbereiten soll. Da die Entscheidungen des GBA eine verbindliche Grundlage für die Vergütung durch die gesetzlichen Krankenkassen sind, sind die Stellungnahmen des IQWiG von sehr großer Bedeutung. Im Methodenpapier des Instituts sind die Methoden und Kriterien für die

Bearbeitung auf der Grundlage der in den jeweiligen Fachkreisen anerkannten internationalen Standards der evidenzbasierten Medizin und der Gesundheitsökonomie definiert. EbM stellt hier also auf der Basis einer gesetzlichen Verpflichtung offiziell die Grundlage des Erkenntnisgewinns dar.

Von Anfang an hatte ich eine gute Beziehung zum IQWiG, dessen erster Leiter, Peter Sawicki, mir aus der Diabetologie als kritischer Kollege bekannt war. Im Jahr 2007 bat er mich, in den wissenschaftlichen Beirat des Instituts einzutreten. Im Jahr 2009 wurde ich schließlich mit dem Vorsitz dieses Gremium betraut.

Nach fünfjähriger sehr engagierter Tätigkeit für das Institut wurde der Vertrag von Sawicki nicht verlängert. Die Begründungen, die dieser Entscheidung zu Grunde lagen, und die Begründungen, die in der Öffentlichkeit genannt wurden, waren widersprüchlich. Von vielen Kollegen wurden diese Vorgänge als sehr unerfreulich wahrgenommen.

Glücklicherweise wurde aber mit Jürgen Windeler als Nachfolger von Sawicki ein in jeder Hinsicht hervorragend geeigneter Kollege gefunden. Windeler war schon von 1983 bis 1985 mein Doktorand an der Universität Göttingen. Er hatte sich mit der belegbaren Wirksamkeit des Hämoccult-Testes befasst und dabei seine Affinität zur kritischen Bewertung von medizinischen Verfahren entdeckt [130]. Als klinisch tätiger Assistenzarzt hatte er mich von Göttingen nach Wuppertal begleitet, bis er sich ganz der Biometrie zuwandte. Über all die Jahre haben wir enge Kontakte gewahrt und mehrere gemeinsame Publikationen verfasst. Immer wieder stellen wir fest, wie kongruent unsere Auffassungen zu vielen Fragen im Gesundheitswesen sind.

Auch der stellvertretende Leiter des IQWiG, Stefan Lange, der schon bei Peter Sawicki tätig war und weiterhin großen Einfluss auf die innere Leitung des Instituts hat, ist ein früherer Doktorand von mir. Er hatte sich mit dem Aussagewert der Knochendichte befasst und hierüber eine Monographie geschrieben [281]. Auch er wechselte bald darauf von der klinischen Medizin zur Biometrie.

Die achtjährige Tätigkeit als Vorsitzender des wissenschaftlichen Beirats des IQWiG gab mir häufig Gelegenheit für einen fruchtbaren Gedankenaustausch mit meinen beiden früheren Doktoranden, die sich voll der EbM und der wissenschaftlichen Medizin verschrieben haben.

13.15 Studienregistrierung

Eine Kernkompetenz der EbM ist die kritische Bewertung klinischer Studien, vor allem unter dem Aspekt, mögliche Verfälschungen (Bias) zu erkennen. Auch bei sorgfältiger Analyse der Einzelstudien lässt sich aber der sogenannte Publication-Bias nicht erkennen. Das Ausmaß dieses Problems und seine Bedeutung wurden im Zusammenhang mit der Verleihung des Sacket-Preises des Deutschen EbM-Netzwerkes anlässlich der Jahrestagung 2011 in Berlin deutlich. Die prämierte Arbeitsgruppe aus dem IQWiG hat in einem kurzen Vortrag nach der Preisverleihung geschildert, wie viele Studien zu einem vom IQWiG zu beurteilenden Arzneimittel unveröffentlicht waren und welche Mühe und fast kriminalistische Phantasie es gekostet hat, an die Ergebnisse der unveröffentlichten Studien zu gelangen. Das Bewertungsergebnis fiel unter Berücksichtigung dieser Studien völlig anders aus, als es unter Berücksichtigung nur der publizierten Studien ausgefallen wäre.

Mit dem Problem des Publication-Bias und möglichen Lösungsansätzen haben wir uns in Wuppertal schon Anfang der 90er-Jahre beschäftigt, wobei bereits damals eine Registrierung von Studien als eine naheliegende Maßnahme zur Eingrenzung des Publication-Bias erschien.

Bald nach meiner Wahl zum kommenden Vorsitzenden der Deutschen Gesellschaft für Innere Medizin begannen die Vorbereitungen für den Jahreskongress 1997, für den das Leitthema „Methoden des Erkenntnisgewinns in der Medizin" vorgesehen war. In diesem Zusammenhang hatte ich zu einem Initiativtreffen eingeladen, in dem Fragen im Zusammenhang mit möglichen Studienregistern diskutiert wurden.

Das Problem wurde in der Einladung folgendermaßen formuliert: „Die methodischen Defizite in der klinischen Forschung werden in ihren Auswirkungen häufig unterschätzt. Wesentliche Probleme bestehen im Zusammenhang mit der Publikation von Ergebnissen klinischer Studien. Ein großer Teil von Studien mit nicht eindeutigen oder negativen (unerwarteten) Ergebnissen wird nie publiziert. Dies gilt insbesondere für „gesponserte" Forschungsvorhaben. Dass diese bevorzugte Publikation nur positiver Forschungsergebnisse zu einem verfälschten Bild führt, liegt auf der Hand. Ebenso problematisch ist die Publikation von Ergebnissen unter anderen Fragestellungen, als sie bei der Studienplanung vorgegeben waren. Auch andere Formen der nachträglichen „Anpassung" des Studiendesigns mit dem Ziel, publikationsfähige oder -würdige Ergebnisse zu erhalten, führen zu Verfälschungen. Verbreitet sind nachträgliche Modifikationen von Ein- und Ausschlusskriterien, Fallzahlen, Beobachtungszeiten, statistischen Prüfverfahren und anderen Details des Studienprotokolls. Dies geschieht nicht nur unkontrolliert sondern, wohl in den meisten Fällen, ohne dass den Autoren die damit verbundenen Fehlermöglichkeiten bewusst werden (Bewusste trügerische Verfälschung von Forschungsergebnissen wird bei den hier vorliegenden Betrachtungen nicht berücksichtigt). Die medizinisch-wissenschaftliche Gemeinschaft, aber auch alle mit dem Gesundheitswesen verbundenen Institutionen müssen ein Interesse daran haben, dass die genannten Probleme überwunden werden."

An der Diskussionsrunde im November 1994 in Wuppertal haben klinisch tätige Ärzte, Biometriker und je ein Vertreter der forschenden Pharmaindustrie sowie eines großen Medizinverlages teilgenommen, u. a. auch Jürgen Windeler, der heutige Leiter des Instituts für Qualität und Wirtschaftlichkeit im Gesundheitswesen (IQWiG), und Thomas Weihrauch, langjähriger Sprecher der korporativen Mitglieder der deutschen Gesellschaft für Innere Medizin, damit ein Vertreter der forschenden Pharmaindustrie. Die Gesprächsteilnehmer waren sich darin einig, dass es möglich wäre, die genannten Risiken der Studienverfälschung deutlich zu verringern und dies zu kontrollieren. Zur Erreichung dieses Zieles müsste der Prozess der Publikation bereits mit der Planung der Studie beginnen, d. h. die Annahme zur Publikation müsste unabhängig von den Ergebnissen der Studie erfolgen. Dies ließe sich durch eine Registrierung erreichen.

Die Entwicklungen des Internet waren zum damaligen Zeitpunkt noch nicht absehbar, so dass sich die Diskussion allein auf Print-Publikationen bezog. Eine Regelung durch staatliche Organe war in keiner Weise abzusehen, weshalb nur freiwillige Lösungen in Frage kamen. Die Freiwilligkeit müsste durch den Anreiz erreicht werden, dass registrierte Studien ein Qualitätssiegel erhalten und damit sowohl in der wissenschaftlichen Community als auch bei Zulassungsbehörden einen höheren Stellenwert erlangen.

Als Lösung wurde die Gründung einer Zeitschrift „Clinical Studies" vorgeschlagen, die in englischer Sprache erscheinen müsste. Eine solche Zeitschrift müsste an eine hierfür zu gründende Institution (Stiftung? Wissenschaftliche Institution? Gesellschaft?) angebunden werden, an der erfahrene Forscher und Biometriker Aufgaben zu übernehmen hätten, die deutlich über die von Herausgebern oder Referenten hinausgehen.

Es ergab sich eine ausführliche Diskussion über eine mögliche Finanzierung des Projektes. Eine Lösung hierfür erschien schwierig, weil nur wenige Institutionen an einem solchen Vorhaben Interesse haben würden. Öffentliche Fördermittel schienen in der damaligen Situation unerreichbar. In der Folgezeit wurden ein Verlagsvertreter und ein erfahrener Herausgeber medizinischer Zeitschriften kontaktiert, um auszuloten, ob von dieser Seite eine Bereitschaft zu einer aktiven Beteiligung bestehe. Bei beiden Seiten wurde eine große Zurückhaltung deutlich. Das Projekt wurde daraufhin leider nicht weiter verfolgt.

Die Diskussion zu dieser Frage wurde aber Jahre später auf anderen Ebenen fortgesetzt, besonders unter Beteiligung des Deutschen Cochrane-Zentrums unter der Leitung von Gerd Antes. Seit Oktober 2008 existiert jetzt das Deutsche Register Klinischer Studien (DRKS), das von der WHO als Primär-Register mit allen Anforderungen anerkannt ist. Auch die Europäische Arzneimittelbehörde (EMA) hat inzwischen ein Online-Register für klinische Studien freigeschaltet. Eine Verbindlichkeit für Studienregistrierungen wird erst in jüngster Zeit diskutiert.

Im Gegensatz zu unseren früheren Vorschlägen ist aber in diesen Registern bisher nicht eine obligatorische Veröffentlichung von Studienergebnissen vorgesehen. Es bleibt abzuwarten, ob die Registrierung zur Qualitätsverbesserung von Studien beitragen wird und ob es gelingt, die Publikation von Studienergebnissen in transparenter Weise sicher zu stellen.

13.16 Ernst-von-Bergmann-Plakette

Zu meiner Überraschung aber natürlich auch zu meiner Freude wurde mir aus Anlass des 10-jährigen Bestehens des Deutschen Netzwerkes EbM im Jahr 2009 vom Präsidenten der Bundesärztekammer die Ernst-von-Bergmann-Plakette für Verdienste um die ärztliche Fortbildung verliehen. In der Laudatio wurde gewürdigt, dass ich schon ein Jahrzehnt bevor der Begriff *„evidence-based medicine"* in Amerika erfunden wurde, die EbM in Forschung und Klinik praktiziert habe. So seien von mir schon in den 70er und 80er Jahren Themen und Methoden aufgegriffen worden, die als neue und spezifische Errungenschaften der evidenzbasierten Medizin zu charakterisieren seien. Die kämpferische Art, mit der ich mich in meinem gesamten Berufsleben gegen die Unwissenschaftlichkeit in der Medizin gewendet habe, sei beeindruckend. Dabei wurde auch der häufig von mir zitierte Satz von Karl Jaspers aufgegriffen, der schon 1947 gesagt hatte „Die Unwissenschaftlichkeit ist der Boden der Inhumanität". EbM sei auch zum Markenzeichen der von mir herausgegebenen Zeitschrift „Medizinische Klinik", einem der meistverbreiteten Fachjournale in Deutschland, geworden. Besonders gefreut habe ich mich über den Schlusssatz der Laudatio: „Die breite klinische, wissenschaftliche und berufspolitische Expertise kommt seit Jahren zahlreichen Institutionen und Gremien von Ärzteschaft, gemeinsamer Selbstverwaltung und Wissenschaftsorganisationen zu Gute."

Der Mensch ist ein solches Wunder an Seltsamkeit, dass ich überzeugt bin, es gibt Leute die mei-
nen, sie glaubten etwas und glauben's doch nicht, die sich selbst belügen, ohne es zu wissen.
Georg Christoph Lichtenberg

In den letzten Jahren meiner aktiven klinischen Tätigkeit und vor allem nach Beendigung der regulären Berufstätigkeit habe ich mich zunehmend mit Fragen des Umgangs mit Behandlungsfehlern befasst. Die Fehlerkultur im Klinikalltag wurde damit
zu einem wesentlichen Inhalt meiner nachberuflichen Tätigkeiten.

Geprägt von den an anderer Stelle beschriebenen Vorgängen um den Unfallchi-
rurgen am Ferdinand Sauerbruch Klinikum in Wuppertal, der bezüglich seines ärztlichen Handelns die Selbstkontrolle verloren hatte, war mir zunehmend deutlich geworden, welche Gefahr von der verbreiteten Tabuisierung medizinischer Behandlungsfehler unter Ärzten ausgeht. Nach mehreren weiteren Beobachtungen von Kollegen, die sich aus einem falschen Ehrgeiz heraus übernommen und damit Behandlungsfehler hervorgerufen oder zumindest riskiert hatten, habe ich in einem Vortrag
vor einem Krankenkassenverband hierzu ausführlich Stellung genommen und ausgeführt, dass das Aufbrechen eines solchen Tabus zu den wichtigsten Bestandteilen
einer Qualitätssicherung in Kliniken gehört [282].

Ärzte haben immer noch große Hemmungen, Behandlungsfehler von Kollegen
anzusprechen. Der früher geläufige Begriff „Kunstfehler" wird in diesem Zusammenhang heute nicht mehr verwandt. Das Aufrechterhalten eines solchen Tabus steht
aber sicher nicht im Einklang mit einer der Wissenschaft verpflichteten Medizin, zu
deren Prinzip es ja gehört, sich selbst immer wieder in Frage zu stellen und offen für
Korrekturen zu sein. Ein wirksamer Ansatz zur Überwindung dieses Tabus und der
verkrusteten Fehlerkultur ergibt sich mit dem sog. *Critical Incident Reporting System*
(CIRS).

14.1 Critical Incident Reporting System (CIRS)

Im Jahr 2001 hatte ich an einer Tagung zum Thema „Aus Fehlern wird man klug" in
Zürich teilgenommen und hierbei das aus der Schweiz und einigen angelsächsischen
Ländern stammende Prinzip des CIRS, *Critical Incident Reporting System*, kennen gelernt. Von mehreren Rednern wurde dabei betont, dass die wichtigste Voraussetzung
für CIRS in einem „Kulturwandel" bezüglich des Umgangs mit eigenen Fehlern und
solchen aus dem medizinischen Umfeld besteht.

Sehr schnell habe ich daraufhin begonnen, in unserer eigenen Klinik ein CIRS
aufzubauen. Noch im gleichen Jahr wurden uns Mittel aus der Paul Kuth-Stiftung in
Wuppertal zur Verfügung gestellt, so dass wir den Kliniketat nicht belasten mussten.

https://doi.org/10.1515/9783110676594-014

Obwohl CIRS in Deutschland damals noch weitgehend unbekannt war, gelang es leicht, Mitarbeiter aus dem eigenen Haus für eine solche Neuerung zu begeistern.

Die „Philosophie" des CIRS beruht auf der Erkenntnis, dass die meisten schwerwiegenden Zwischenfälle ihre Ursache in kleinen Abweichungen von Regeln und Standards haben oder auf Kommunikationsdefiziten beruhen. Aus solchen Ablaufstörungen, auch wenn sie ohne Folgen geblieben sind, lässt sich für die Fehlervermeidung das Gleiche lernen, wie aus größeren Zwischenfällen mit eingetretenen Schäden. Da folgenlos gebliebene Ablaufstörungen, manchmal auch als Beinahe-Fehler bezeichnet, um Größenordnungen häufiger vorkommen, als realisierte Behandlungsfehler, stellen sie ein „Kapital" dar, um die Erkennung und Vermeidung von Risiken in den Kliniken zu erlernen.

Bereits wenige Monaten nach Beginn unserer Bemühungen berichtete der bekannte Medizinjournalist Klaus Koch, heute für die Öffentlichkeitsarbeit des IQWiG zuständig, im Deutschen Ärzteblatt über die Wuppertaler CIRS-Aktivitäten. Dies führte auch zu verschiedenen weiteren Berichten in der Laienpresse. Eine ausführliche Übersichtsarbeit über CIRS als Mittel zur Qualitätssicherung habe ich schon Anfang 2005 veröffentlicht [283]. In der Folgezeit wurde ich zu einer Vielzahl von Vorträgen in deutschen Krankenhäusern eingeladen, um über Erfahrungen mit CIRS zu berichten. Inzwischen hat CIRS einen hohen Bekanntheitsgrad erreicht, gefördert u. a. von der ärztlichen Zentralstelle zur Qualitätssicherung (ÄzQ). Das Aktionsbündnis Patientensicherheit hat eine Anleitung zur Einrichtung von CIRS in deutschen Krankenhäusern im Internet publiziert.

Eine wichtige Voraussetzung für ein funktionierendes CIRS in einer Klinik ist die Veränderung der Fehlerkultur. Den meisten Menschen ist seit frühester Kindheit eine Fehlerkultur geläufig, die heute als Typ A bezeichnet wird, nach der für jeden aufgetretenen Fehler ein Verantwortlicher zu suchen ist, und nach der in unterschiedlicher Weise Sanktionen zu erfolgen haben. Bei der modernen Fehlerkultur Typ B spielt die Suche nach persönlicher Schuld keine oder eine ganz untergeordnete Rolle. Es wird davon ausgegangen, dass Fehler grundsätzlich menschlich sind, und dass nicht der gemachte Fehler entscheidend ist, sondern der in der Zukunft zu vermeidende Fehler. Im Übrigen sind nur in der Minderzahl aller Ablaufstörungen in der Klinik Einzelpersonen als Verantwortliche auszumachen. Fast immer handelt es sich um Probleme an den Schnittstellen, also häufig um Strukturprobleme, manchmal aber auch um Probleme mit baulichen Gegebenheiten oder apparativen Ausrüstungen.

Um deutlich zu machen, welche Art von Erkenntnissen aus einem CIRS gezogen werden, und wie diese konkret zur Risikoreduktion in Kliniken beitragen können, habe ich im Jahre 2008 eine Arbeit publiziert, in der zehn Einzelkomponenten des Behandlungsverlaufs bei einem tatsächlich beobachteten Fall unter medizinischen und juristischen Aspekten untersucht und beschrieben wurden [284]. Durch eine Kette von jeweils kleinen Fehlern und Ablaufstörungen war es insgesamt zu einem dramatischen Ereignis gekommen. In dem geschilderten tragischen Fall war der Patient, der zu Fuß zu einer geplanten Operation in die Klinik gekommen war, schließlich nach einer Kette von Komplikationen, an denen Chirurgen, Internisten und Anästhesisten sowie Pflegekräfte beteiligt waren, zu Tode gekommen.

14.2 Das CIRS-Anwendertreffen

Nachdem wir sehr häufig von anderen Kliniken Rückmeldung erhalten hatten, dass sie zwar mit großem Aufwand ein CIRS gestartet aber kaum Meldungen erhalten hatten, wodurch sich eine zunehmende Frustration breit gemacht hatte, haben wir Anfang 2007 zu einem kleinen Symposium nach Wuppertal eingeladen. Mit Hilfe der publizierten Qualitätsberichte der Kliniken haben wir versucht, alle Krankenhäuser ausfindig zu machen, die von sich selbst angaben, ein CIRS-System zu betreiben. Vertreter von insgesamt 14 Kliniken waren der Einladung gefolgt.

In einer offenen Diskussion haben wir diese Probleme diskutiert und hierüber auch einen ausführlichen Bericht publiziert [285]. Auffallend war, wie heterogen die Organisationsformen in den verschiedenen Kliniken waren. Die Unterschiede beziehen sich auf die Planung, die Durchführung und die allgemeinen Erfahrungen mit CIRS. Eine einheitliche Darstellung, wie CIRS in deutschen Kliniken durchgeführt wird, erschien kaum möglich. Wir kamen zu der Erkenntnis, dass gemeinsame Auswertungen von CIRS-Berichten sehr schwierig sein werden. Wichtig erschien allen Teilnehmenden, dass überhaupt ein CIRS betrieben wird. Die konkrete Form erscheint dabei weniger wichtig zu sein. Trotz der von fast allen CIRS-Gruppen genannten Probleme und trotz des häufig nicht zu verkennenden Frusts äußerte aber niemand die Absicht, die CIRS-Arbeit zu beenden. Alle Teilnehmenden beurteilten ihre CIRS-Arbeit insgesamt als positiv, weil hiermit zumindest die innerbetriebliche Kommunikationskultur verbessert wird.

14.3 Integriertes Risikomanagement

Behandlungsfehler kommen bekanntlich in jeder Klinik vor. Der Umgang mit tatsächlich eingetretenen oder behaupteten Behandlungsfehlern kann für eine Klinik aber von großer Bedeutung sein. Um die Mitarbeiter in der Klinik einen angemessenen Umgang erlernen und ausüben zu lassen, haben wir auf meine Initiative vor einigen Jahren ein integriertes Risikomanagement eingeführt.

Mit der Einführung des CIRS und der Gewöhnung an die moderne Fehlerkultur hat sich bereits eine offene Gesprächsatmosphäre für derartige Fragen entwickelt. Ein wesentlicher weiterer Schritt war die Einführung der interdisziplinären Fallbesprechungen bei Behandlungsfehlervorwürfen. Alle beteiligten Ärzte, Pflegekräfte und sonstigen Beteiligten am Geschehen aus den verschiedenen Fachgebieten treffen sich hierbei und diskutieren in voller Offenheit unter einer externen Moderation die Vorgänge. Diese Diskussionen finden zunächst meist ohne die Klinikleitung statt, um deutlich zu machen, dass es sich nicht um disziplinarisch zu untersuchende Angelegenheiten handelt, sondern ausschließlich um eine Analyse von Vorgängen. Wenn jedoch zivil- oder strafrechtliche Verfahren anhängig oder zu erwarten sind, muss selbstverständlich die Klinikleitung über die Ergebnisse der Analysen informiert werden.

In sehr kurzer Zeit wurde dieses Verfahren der interdisziplinären Fallbesprechungen in der Klinik akzeptiert, und tatsächlich können derartige Gespräche in voller Offenheit stattfinden. Dass dies keine Selbstverständlichkeit ist, wird immer wieder deutlich, wenn neue Kollegen erstmals an solchen Diskussionen teilnehmen und in der Anfangszeit eine Scheu und Skepsis erkennen lassen. Kollegen, die sich der evidenzbasierten Medizin verpflichtet fühlen, sind aber ausnahmslos auch bereit, sich in das System der offenen Fehlerkultur einzufinden und positiv und aktiv mitzuarbeiten.

Zu einer offenen Fehlerkultur gehört auch die Bereitschaft, bei möglichen Behandlungsfehlern Gespräche mit Patienten zu führen. Der Arzt muss dem Patienten vermitteln, dass jederzeit Gelegenheit gegeben wird, Kritik, Wünsche und Sorgen anzubringen. Eine mangelnde Gesprächsbereitschaft führt regelmäßig zu der Vermutung, dass etwas vertuscht werden solle. Dies kann sich bei Patienten bis hin zu regelrechten Verschwörungstheorien auswachsen, was dazu führt, dass nachträglich eine Verständigung kaum mehr möglich ist. Viele Vorwürfe, die schließlich bei der Gutachterkommission landen, sind lediglich Folge einer mangelnden Gesprächsbereitschaft der behandelnden Ärzte

Um situationsgerecht und sachlich mit dem Vorwurf eines möglichen Behandlungsfehlers umgehen zu können, ist es wichtig, auch für sich selbst zu akzeptieren, dass Fehler vorkommen können. Selbst der Vorwurf eines schwerwiegenden Behandlungsfehlers muss emotional ausgehalten werden. Die früher bei Ärzten verbreitete Null-Fehler-Mentalität ist dagegen gefährlich und kann zu sehr unangenehmen und manchmal auch selbstschädigenden Situationen führen.

> Die prinzipielle Fehlerhaftigkeit des Menschen gilt auch für Ärztinnen und Ärzte. Ein Null-Fehler-Anspruch entspricht nicht der Verpflichtung zur Wissenschaft und kann gefährliche Folgen haben.

14.4 Die Gutachterkommission für ärztliche Behandlungsfehler

Im März 2005 wurde ich als Mitglied in die Gutachterkommission für ärztliche Behandlungsfehler bei der Ärztekammer Nordrhein berufen. Die Arbeit der Gutachterkommission soll in erster Linie dazu dienen, möglicherweise geschädigten Patienten zu ihrem Recht zu verhelfen, ohne hierfür ordentliche Gerichte anrufen zu müssen. Die Arbeit hilft aber andererseits auch Ärzten, die hierdurch vor ungerechtfertigten

Angriffen von Patienten oder Angehörigen geschützt werden können. Bei richtiger Nutzung des Instrumentes der Gutachterkommission kann dieses auch zu einer Verbesserung der Fehlerkultur beitragen. Für Ärzte ist es viel leichter zu ertragen, auf der kollegialen Ebene einen Behandlungsfehler bescheinigt zu bekommen, als vor ordentlichen Gerichten.

In regelmäßigen Treffen werden ca. sechs bis zwölf Fälle ausführlich diskutiert. Interessant ist die Erfahrung, dass selbst in Gebieten der Medizin, die weit von den eigenen entfernt sind, ein Blick dafür entwickelt wird, welches ärztliche Handeln als fehlerhaft zu bezeichnen ist. Selbst verfasse ich drei bis fünf Gutachten pro Monat, diese natürlich aus dem engeren Gebiet der Inneren Medizin.

In nur wenigen Fällen liegt dem Behandlungsfehler eine Wissenslücke zu Grunde, meist sind es kleine Nachlässigkeiten im Alltag oder Organisationsdefizite. Nicht selten führt eine Selbstüberschätzung der eigenen Kompetenz oder eine mangelnde Bereitschaft zum Zweifel zu vermeidbaren Behandlungsfehlern. Einen solchen Fall, bei dem eine Unterdrückung des Zweifels trotz vieler kaum zu übersehender Hinweise zu einem Diagnosefehler führte, habe ich im Nordrheinischen Ärzteblatt publiziert [286]. Der entschuldbare Diagnoseirrtum wurde allein durch das Beharren auf dem Irrtum zu einem Diagnosefehler im Sinne eines haftungsrechtlich bedeutsamen Behandlungsfehlers.

Gemeinsam mit Beate Weber aus der Geschäftsstelle der Gutachterkommission und den beteiligten Juristen, Jürgen Kratz, Karl Joseph Schäfer, Rainer Rosenberger und Peter Lange, habe ich als Autor oder Co-Autor in mehreren kurzen Artikeln im rheinischen Ärzteblatt über Fälle aus der Gutachterkommission berichtet. Die darin geschilderten Behandlungsfehlervorwürfe bezogen sich auf Indikation oder Dosierungsfehler bei der Arzneimittelgabe, auf sonstige Therapiefehler, auf Missachtung von Hygienevorschriften und auf Verletzung der Aufklärungspflicht [286–292].

Bei den Fallbesprechungen in der Gutachterkommission richte ich ein besonderes Augenmerk auf mögliche Diagnosefehler als Ursachen von haftungsbegründenden Behandlungsfehlern. Systematisch versuche ich an Hand der Fälle die Abgrenzung von Diagnoseirrtümern, einfachen oder groben Diagnosefehlern und Befunderhebungsfehlern zu beschreiben. Während noch verständliche und entschuldbare Diagnoseirrtümer nicht zu einer Arzthaftung führen, werden nicht mehr verständliche Diagnosefehler bezüglich der Haftungsfrage wie Behandlungsfehler behandelt. Ein grober Diagnosefehler, also ein solcher, der einem Arzt „schlechterdings" nicht unterlaufen darf, führt, ähnlich wie grobe Therapiefehler, zu einer Beweislastumkehr und damit in der Regel zu einer Arzthaftung. Auch bei einem Befunderhebungsfehler kann es über ein spezielles juristisches Konstrukt zu eine Beweislastumkehr kommen. Zu diesem komplexen Thema habe ich eine Monographie verfasst, die ein großes Interesse gefunden hat und vielen klinischen, juristischen und gesundheitsökonomischen Zeitschriften referiert wurde [293].

Es ist sehr bedauerlich, wie häufig Anschuldigungen gegen Ärzte aus einem vom Patienten empfundenen Mangel an Sorgfalt entstehen. Ein Zurückziehen des Arztes hinter ein professionelles Gebaren wird als fehlende Anteilnahme interpretiert, und dies verstärkt das Empfinden des Patienten, im Stich gelassen zu werden. So entstehen viele Rechtsstreitigkeiten nur aus einem Mangel an Kommunikation, nicht aus einem echten ärztlichen oder pflegerischen Fehlverhalten. In solchen Fällen wären viele Vorwürfe sehr leicht auszuräumen gewesen, wenn es zu einem vernünftigen Gespräch zwischen Arzt und Patient bzw. Angehörigen gekommen wäre.

14.5 Monographie „Behandlungsfehler und Arzthaftung"

Unter anderem diese Beobachtungen waren für mich Anlass, ein Buch über „Behandlungsfehler und Arzthaftung – praktische Hinweise für Ärzte und Patienten" zu verfassen, das im Jahr 2016 im de Gruyter Verlag erschienen ist [294]. Der Medizinrechtler Peter Wolfgang Gaidzik hat ein sehr freundliches Vorwort zu dieser Monographie verfasst. Berichte über ärztliche Behandlungsfehler in den Medien sind meist von emotionalen Reaktionen und Empörung gegenüber Ärzten getragen. Dies hilft aber niemandem, denn eine sachgerechte Analyse der Vorgänge, insbesondere mit Hinblick auf die Haftungsfrage, erfordert eine nüchterne und möglichst wertfreie Betrachtung. Die hierzu erforderlichen Sachkenntnisse wurden in meinem Buch ausführlich und laienverständlich dargestellt. So ist es häufig schwer verständlich, dass ein schuldhaftes Verhalten des Arztes, sei es auch noch so schwer, für sich genommen noch nicht zu einer Haftung des Arztes führt. Für eine zivilrechtliche Haftung müssen immer drei Bedingungen erfüllt sein: das Vorliegen eines Behandlungsfehlers, das Vorliegen eines gesundheitlichen Schadens und ein ursächlicher Zusammenhang zwischen Fehler und Schaden.

Für eine sachliche Auseinandersetzung müssen aber beide Seiten, Patient oder Patientin als potentiell Geschädigte und Arzt oder Ärztin als Beschuldigte, in der Lage sein, offen zu kommunizieren und dabei über mögliche Fehler zu sprechen. Ausführlich werden in diesem Buch die Möglichkeiten zur Streitschlichtung unterhalb der Ebene ordentlicher Gerichte geschildert.

Daneben wurden in dem Buch auch die Ärzte angesprochen, die ihrerseits lernen müssen, dass ein Behandlungsfehlervorwurf nicht als Angriff auf die ärztliche Kompetenz aufzufassen ist und damit nicht automatisch Abwehrreaktionen auslösen muss. Bei vielen Ärzten führt ein Vorwurf über einen selbst begangenen Behandlungsfehler zu schweren emotionalen Reaktionen, die bis zu einer erheblichen Beeinträchtigung der Arbeitsfähigkeit führen können. In solchen Fällen ist es wichtig, eine rationale Verarbeitung der Vorgänge zu erreichen, nicht in Selbstvorwürfen oder Ängsten zu verharren.

Viele im Text eingestreute Beispiele mit authentischen Fällen dienen dazu, die theoretischen Darstellungen in konkrete Situationen zu übertragen. Sie entstammen überwiegend aus Gutachten und Bescheiden der Gutachterkommission für ärztliche

Behandlungsfehler der Ärztekammer Nordrhein oder aus publizierten Gerichtsentscheidungen.

Durchgehendes Ziel dieses Buches ist es, zu erläutern, wie Störungen im Vertrauensverhältnis zwischen Ärzten und Patienten vermieden werden können. Leider ist der Verkaufserfolg des Buches nicht ganz so, wie erhofft. Unter Fachkollegen wurde es zwar sehr positiv aufgenommen, aber in der Zielgruppe der Patienten blieb die Verbreitung sehr begrenzt.

Kurze Zeit nach Erscheinen des Buches wurde ich von den Herausgebern eines umfangreichen Lehrbuches „Gastroenterologie" gebeten, ein gesondertes Kapitel zum Thema „Behandlungsfehler und Arzthaftung" zu verfassen [295].

Auf Aufforderung meines Düsseldorfer Kollegen Werner Scherbaum beteilige ich mich an einem Internetauftritt unter dem Titel „Frag den Professor". Ich nehme dort ausführlich Stellung zu Frage von Behandlungsfehlern und Arzthaftung.

Es ist etwas sehr charakteristisches in den Deutschen, ein paar Erfahrungen sogleich in ein System zu ordnen. Nichts hindert den Fortschritt der Wissenschaft mehr.
Georg Christoph Lichtenberg

15.1 Selbstverständnis und Stellenwert der Wissenschaft in der Medizin

Im Jahre 1989 wurde ich zum Vorsitzenden der Medizinisch Naturwissenschaftlichen Gesellschaft in Wuppertal gewählt, einer Gesellschaft, die jährlich zehn Vortragsveranstaltungen zu interessanten Themen der Medizin, der Naturwissenschaft oder aus Randgebieten der Gesellschaftswissenschaften mit namhaften Referenten durchführt. Für die Vortragsserie 1989/1990 wurden alle Beiträge unter das Oberthema „Die Wissenschaft in der Medizin – Selbstverständnis und Stellenwert in der Gesellschaft" gestellt. Die hervorragenden Referate von so bekannten Persönlichkeiten wie Hans Schäfer, Heidelberg, Wolfgang Gerok, Freiburg, Ulrich Tröhler, Göttingen, Walter Krämer, Dortmund, wurden im Jahre 1992 in einer Sammelmonographie publiziert [296], die sogar in einer zweiten Auflage erschienen ist. Unvergesslich ist die öffentliche Abschlussvorlesung zu dieser Serie mit dem Thema *„Fraud and Self-Deception in Medical Research"* (Betrug und Selbsttäuschung in der medizinischen Forschung) von dem Amerikaner James Randi. Randi hatte sich seit vielen Jahren mit parawissenschaftlichen Behauptungen befasst und parapsychologische Experimente entlarvt. In seinen jungen Jahren hatte sich Randi als Zauberer Geld verdient, später wurde er zur Leitfigur einer Bewegung, die sich dem Skeptizismus gegenüber paramedizinischen und parapsychologischen Behauptungen verschrieben hat. Wir waren sehr stolz, den berühmten Randi zu einer Vorlesung in Wuppertal bewegen zu können. Er hat in dem Vortrag mit vielen Beispielen seinen Kampf gegen falsch gedeutete oder verfälschte Statistiken und gegen absichtliche Betrügereien in der Wissenschaft dargestellt. Unvergessen ist die Beschreibung des „Randy-Phänomens", nämlich die bewusste Vermeidung einer zu häufigen Nennung von erwarteten Werten, z. B. Mittelwerten, bei erfundenen Zahlenreihen. Die dadurch entstehende Eindellung in der Gauß'schen Verteilung lässt einen solchen Betrugsversuch leicht erkennen. Der frei gehaltene Vortrag von Randy ist in einer von Jürgen Windeler und mir verfassten Übersetzung und Zusammenfassung in der erwähnten Monographie nachzulesen.

Diese Skeptikerbewegung analysiert Fehlschlüsse und Lügengebäude aus verschiedenen Bereichen des gesellschaftlichen Lebens und der Wissenschaft, insbesondere auch aus der Medizin. Die Deutsche Gesellschaft zur wissenschaftlichen Erforschung der Parawissenschaften (GWUP), der ich seit ihrer Gründung angehöre,

https://doi.org/10.1515/9783110676594-015

gibt eine eigene Zeitschrift mit dem Namen „Der Skeptiker" heraus. An dieser Zeit-schrift habe ich längere Zeit im wissenschaftlichen Beirat mitgewirkt.

15.2 Ist die Wissenschaft in der Medizin in Gefahr

Als Vorwort zu dem genannten Sammelband über die Wissenschaft in der Medizin habe ich die verschiedenen Gefahren zusammengefasst, die den Wissenschafts-gedanken in der Medizin bedrohen. Genannt habe ich die Gefahr durch Mystizismus einerseits und Materialismus andererseits, durch Missachtung der Grenzen der wis-senschaftlichen Medizin, durch die Fixierung auf verbindliche (deterministische) Aussagen in der Medizin anstelle probabilistischer Denkweisen, durch Dogmatismus in der therapeutischen Evaluation und durch die Unfähigkeit zur Entscheidung für Zielvorgaben. Alle diese Aspekte wurden in der genannten Vortragsserie ausführlich dargestellt. Es handelt sich um bis heute lesenswerte Analysen, die nichts an Aktua-lität verloren haben.

Besonders hervorzuheben ist der Vortrag von Jürgen Windeler, der sich mit Ar-gumentationsstrukturen bei der Verteidigung nicht wissenschaftlich begründeter Verfahren in der Medizin befasst hat, ein Beitrag, auf den ich mich in den folgenden Jahren mehrfach berufen habe, und der auch Grundlage für später noch darzustel-lende eigene Untersuchungen zu dieser Thematik wurde. Windeler hatte u. a. he-rausgestellt, dass mit allen Begriffen wie Alternativmedizin, Komplementärmedizin, Naturheilkunde oder Ganzheitliche Medizin Inhalte transportiert werden sollen, für die es keine Rechtfertigung gibt. Ich selbst versuche, solche Begriffe weitgehend zu vermeiden und ziehe es vor, als Sammelbegriff für derartige Methoden „Paramedi-zin" zu verwenden.

Bis zum Ende meiner beruflichen Tätigkeit und darüber hinaus habe ich mich mit Fragen der Paramedizin befasst, vor allem mit den Ursachen für deren breite Ak-zeptanz in der Bevölkerung. Eine umfangreiche Übersicht hierzu wurde im Jahr 2015 von einer Gruppe gleichgesinnter Kollegen in der ausschließlich als EDV-Version er-scheinenden Zeitschrift German Medical Science in einer deutschen und einer eng-lischen Version publiziert [297].

15.3 Die Überprüfbarkeit paramedizinischer Verfahren

Ein häufig vorgetragenes Argument lautet, dass sich die Paramedizin nicht mit wis-senschaftlichen Verfahren überprüfen lasse. Das Argument ist falsch. Alle Behaup-tungen über die Wirksamkeit von paramedizinischen Verfahren, soweit sie über ka-suistische Beschreibungen hinausgehen und einen Anspruch auf allgemeine Gültig-keit erheben, lassen sich so formulieren, dass sie prinzipiell falsifizierbar und damit wissenschaftlich überprüfbar sind, worauf ich u. a. in einem Kommentar zu einem

Beitrag „Anthroposophische Medizin" in dem Sammelband „Biometrie und unkonventionelle Medizin" hingewiesen habe [298]. Viele Überprüfungen haben auch stattgefunden und – wie erwartet – ein negatives Ergebnis erbracht.

Die Behauptung, dass sich die Wirksamkeit paramedizinischer Verfahren nicht wissenschaftlich überprüfen lasse, ist falsch. Alle Behauptungen, die über kasuistische Beschreibungen hinausgehen, lassen sich so formulieren, dass sie prinzipiell falsifizierbar und damit wissenschaftlich überprüfbar sind.

Auch wir haben im Rahmen einer Dissertation eine primär sehr unplausible Behauptung aus der Esoterik wissenschaftlich überprüft. Unser Anliegen war dabei nicht, einen möglichen wahren Kern der Behauptungen zu entdecken, sondern zu demonstrieren, wie einfach eine Widerlegung sein kann. Als Beispiel haben wir die unter Esoterikern sehr verbreitete Vorstellung von „Biorhythmen" gewählt. In einem gleichbleibenden Rhythmus von Tagen, beginnend mit dem Tag der Geburt, soll es an den Gipfeln solcher Biokurven gehäuft zu dramatischen Ereignissen kommen, besonders zu gesundheitlichen Problemen. Anhänger dieser Lehre vermeiden z. B. gezielt, sich an solchen Tagen operieren zu lassen. Es soll unterschiedliche Frequenzen solcher Rhythmen geben, einen „Körperrhythmus" von 23 Tagen, einen „Seelenrhythmus" von 28 Tagen und einen „Geistesrhythmus" von 33 Tagen.

Ein sicher einschneidendes gesundheitliches Ereignis ist der Herzinfarkt, dessen Eintritt meist genau auf einen Tag bezogen werden kann. Für die Studie benötigten wir also lediglich zwei Daten von den Probanden, das der Geburt und das des Herzinfarktes. Für jeden der insgesamt 1641 Patienten nach Herzinfarkt musste mit einem einfachen Programm die Zahl der Tage zwischen Geburt und Infarkteintritt ermittelt werden. Dabei stellte sich heraus, dass eine reine Zufallsverteilung vorlag. Für keine der angenommenen Frequenzen eines „Biorhythmus" fanden sich Häufungen der Infarkteintritte an bestimmten Tagen.

Das Ergebnis der Studie wurde von der Doktorandin, Silke Langenbach, in der Zeitschrift „Der Skeptiker" (Heft 3,1994) veröffentlicht. Ob die Anhänger esoterischer Lehren das Ergebnis akzeptieren, ist sehr zweifelhaft. Der Wissenschaft verpflichtete Ärztinnen und Ärzte dürfen aber das Argument einer mangelnden Überprüfbarkeit grundsätzlich nicht akzeptieren.

15.4 Die Eröffnungsrede zum Internistenkongress

Im Jahr 1997 habe ich als Präsident der Deutschen Gesellschaft für Innere Medizin die Rede bei der feierlichen Eröffnung des Wiesbadener Internistenkongresses unter das Thema „Der Wissenschaft verpflichtet" gestellt. Nach einleitenden Worten über den Begriff der Wissenschaft in der Medizin habe ich mich ausführlich mit unwissenschaftlichen Verfahren in der Medizin auseinandergesetzt, die ich unter dem Sammelbegriff Paramedizin zusammengefasst habe. Nach einer kurzen Geschichte der Akzeptanz der Paramedizin habe ich deutlich die Grenzen und Unterschiede zwischen wissenschaftlicher Medizin und Paramedizin herausgestellt und ein leidenschaftliches Plädoyer gegen die Gewöhnung an die Missachtung der Wissenschaft in der Medizin gehalten. Hierbei mussten auch Defizite im wissenschaftlichen Medizinbetrieb deutlich angesprochen werden. In dieser Rede, die bis heute nichts an Aktualität verloren hat, sind meine Gedanken zur Bedeutung der Wissenschaftlichkeit in der Medizin, zusammengefasst. Sie wird deshalb als Anhang zu dieser Monographie wiedergegeben.

Bis heute noch werde ich gelegentlich auf diesen Vortrag angesprochen, wobei ich immer wieder überrascht bin, welche Details in Erinnerung geblieben sind. Wahrgenommen wurde insbesondere meine klare Ablehnung der unwissenschaftlichen Verfahren in der Medizin. Diese kompromisslose Auseinandersetzung mit der Paramedizin war allerdings nicht die primäre Botschaft meines Vortrages. Mir ging es vor allem darum, deutlich zu machen, dass durch die mangelnde Auseinandersetzung mit der Paramedizin und durch die schleichende Akzeptanz unwissenschaftlicher Gedanken auch die eigentlich wissenschaftliche Medizin Schaden leidet. Nur wenn die Grenzen klar sind, kann auch die Medizin wieder resistenter gegenüber den Einflüssen der Unwissenschaftlichkeit werden und das autistisch undisziplinierte Denken in der Medizin überwunden werden. Der Kampf gegen die unwissenschaftliche und dogmatische Medizin ist die Pflicht eines jeden Wissenschaftlers.

Die Presse hatte damals ausführlich über den Vortrag berichtet. Die Wochenzeitschrift „Die Zeit" hat den Vortag fast vollständig nachgedruckt.

15.5 Die Argumentationsstruktur der Anhänger der Paramedizin

Die Auseinandersetzung mit der Paramedizin kann durchaus schwierig und frustrierend sein, weil die von den Vertretern solcher Richtungen vorgetragenen Argumente sehr wechselnd, emotionsgeladen, unsachlich und polemisch sein können. Sehr häufig findet ein Oszillieren über verschiedene Argumentationsebenen statt. Es erscheint daher wichtig, die Argumentationsweise zu kennen und sich nicht unvorbereitet in Diskussionen zu begeben. Dies war Anlass, sich systematisch mit der Argumentationsweise der Gegner der wissenschaftlichen Medizin zu befassen.

Obgleich der Artikel in der „Zeit" eine wörtliche Wiedergabe meines Vortrages war, hatte man eine gewisse Verschiebung in der Zielsetzung vorgenommen. An Stelle des ursprünglichen Titels, der den Kern des Inhaltes umschreibt und mit „der Wissenschaft verpflichtet" eine Positivaussage beinhaltet, findet sich bei dem Zeitartikel in der Schlagzeile „Trug der sanften Medizin" eine negative Aussage. Besonders der Titelzusatz „Die Alternativmedizin ist meist Glaubenssache. Dennoch wollen Patienten, Richter und Politiker sie kassenfähig machen" könnte ein von mir nicht beabsichtigtes ökonomisches Motiv suggerieren.

Von der „Zeit" wurden mir 134 Leserbriefe übersandt, die als Reaktion auf meinen Vortrag eingegangen waren. Zusammen mit der Doktorandin Julia Seifert wurden diese 134 Leserbriefe analysiert, um die vor allem von Jürgen Windeler mehrfach angesprochenen unterschiedlichen Argumentationsstrukturen empirisch zu untermauern. Hierfür haben wir 26 Kategorien wiederkehrender Argumente gebildet, und alle Briefe diesen Argumenten, zum großen Teil natürlich auch mehrfach, zugeordnet. Leider hat die Doktorandin ihre Arbeit nie zum Abschluss gebracht hat, so dass die Ergebnisse auch nicht vollständig publiziert wurden. Viele Jahre später habe ich aber eine Zusammenfassung der Ergebnisse in der Zeitschrift für Evidenz, Fortbildung und Qualität im Gesundheitswesen publiziert [299].

Als Ergebnis der Analyse der Leserbriefe lässt sich feststellen, dass die Position der wissenschaftlichen Medizin in der öffentlichen Diskussion dringend gestärkt werden muss, um die Emotionalität und die oszillierende Argumentationsstruktur paramedizinischer Vertreter zu erkennen und zu entlarven. Nur wenn es gelingt, die typischen Argumentationsinhalte, wie z. B. eine verkürzte Darstellung von Sachverhalten, deformierende Anschuldigungen, nicht zu belegende Aussagen und die falsche Verwendung von Begriffen, die mit feststehenden Inhalten assoziiert sind, zu erkennen und zu widerlegen, kann den ständigen Versuchen der Diskriminierung gegenüber der wissenschaftlichen Medizin durch die Paramedizin entgegengewirkt werden. Das von Paramedizinern häufig geübte Oszillieren über die unterschiedlichen Argumentationsebenen erschwert einen sachlichen Diskurs. Die häufig zu beobachtende „Hilflosigkeit" bei dieser Auseinandersetzung und die sich daraus ergebende Passivität stärken dagegen die Paramedizin und führen zu einer schleichenden Anerkennung unwissenschaftlicher Verfahren.

Nicht immer ist die Unwissenschaftlichkeit bei der Darlegung paramedizinischer Inhalte leicht zu erkennen. Die Verwendung von (pseudo-)seriösen Formulierungen und Unterbringung der Beiträge im Kontext wissenschaftlicher Auseinandersetzungen machen es gelegentlich schwer, die fehlende Logik auf Anhieb zu erkennen [298].

In fast jeder Auseinandersetzung mit Anhängern der Paramedizin fällt der Satz „Wer heilt hat Recht", der wegen der möglichen Missdeutung sehr problematisch ist. Vertreter der wissenschaftlich orientierten Medizin können in diesem Satz die Aufforderung wiederfinden, die Sinnhaftigkeit ärztlicher Maßnahmen nur daran zu messen, ob dem Patienten geholfen wird, also nicht allein an Sekundärparametern wie einer Normalisierung pathologischer Laborwerte. Laien und viele Alternativmediziner verstehen den Satz aber, um aus dem eingetretenen Heilerfolg ex post auf die Sinnhaftigkeit der vorangehenden Therapiemaßnahmen zu schließen. Dass eine Wirksamkeitsbewertung immer ex ante zu erfolgen hat und vom Ergebnis im Einzelfall unabhängig ist, ist leider schwer zu vermitteln. Ärzte sollten diesen Satz deshalb grundsätzlich vermeiden.

15.6 Medienpräsenz

Durch den Vortrag beim Internistenkongress und die folgende Darstellung in der Presse wurde ich sehr schnell gewissermaßen zum „Spezialisten" für die Bekämpfung der Paramedizin erkoren. Ich erhielt die Aufforderung zu einer Vielzahl von Vorträgen und wurde mehrfach zu Talkshows in das Fernsehen geladen. Die erste größere Talkshow musste ich gemeinsam mit dem streitsüchtigen und exzentrischen Julius Hackethal durchstehen, der mit seinen Simplifizierungen und seinem ungebremsten Kampf gegen das Establishment in der Medizin viel Unheil angerichtet hat. Die Talkshows bei Marianne Koch in München, beim ZDF-„late night talk" in Berlin oder beim DocCheck Fight Club in Köln waren etwas differenzierter, aber auch sie waren nicht danach ausgerichtet, zu einer sachlichen Aufklärung beizutragen. Durch die jeweils parallele Einladung von Vertretern der anderen Seite dienten sie überwiegend einem mehr oder weniger heftigen Aufeinanderprallen von Meinungen und Positionen und damit letztlich zur Unterhaltung von Zuschauern. Die Erfahrung, dass Talkshows nicht einer inhaltlichen Auseinandersetzung dienen, sondern Show und Unterhaltung sind, machen ja auch Politikerinnen und Politiker regelmäßig. Der wesentliche Unterschied liegt jedoch darin, dass es den Politikern ganz unabhängig vom Inhalt auch auf die Darstellung in den Medien ankommt, ein Ansatz, der mir fern liegt. Eine Ausnahme, die deutlich zeigt, dass es auch anders gehen kann, bildete ein fast einstündiges sehr ernst geführtes Gespräch für den Fernsehsender „Arte" über Alternativmedizin mit Juliane Flügge, aufgenommen in unserer Wuppertaler Klinik.

Ganz unerträglich wurde die Medienshow in der Sendung „Menschen bei Maischberger" im Januar 2010. Neben einer Teilnehmerin, die im indianischen Outfit mit entsprechenden Utensilien angereist war und die Heilkräfte anpries, die in der Kultur der amerikanischen Ureinwohner verhaftet sind, war ein Diskutant geladen, dessen Heilmethode der „Geist" war. Er hatte hierzu mehrere Bücher publiziert und behauptete allen Ernstes, dass sich alle Krankheiten durch den eigenen Geist behandeln lassen. Wenn eine Heilung einmal nicht gelinge, habe man seinen Geist nur nicht ausreichend bemüht. Dies stellt eine rekursive und prinzipiell nicht widerlegbare Beweisführung dar, die jede wissenschaftliche Tiefe vermissen lässt, und die natürlich auch empirisch nicht haltbar ist. Als der Geistheiler als Beispiel sogar die Querschnittslähmung nannte, die man auf diese Weise selbst heilen könne, ist bei mir der Geduldsfaden, gerissen und ich habe ihn vor laufender Kamera heftig beschimpft.

Eine solche emotionale Reaktion ist natürlich falsch und kann leicht als Ausdruck einer argumentativen Schwäche verstanden werden. Sie zeigt aber auch, wie wichtig mir das Bemühen um Schutz der Patientinnen und Patienten vor solchen Scharlatanen ist. Den auf Aufmerksamkeit und Unterhaltung ausgerichteten Fernsehanstalten kann ein heftiges Aufeinanderprallen von Meinungen nur Recht sein.

Dies kann aber leicht zu dem falschen Eindruck führen, es gebe hier ein Gleichgewicht der Argumente, und die jeweiligen Positionen seien nur persönliche Vorlieben.

An dieser Stelle wurde mir erneut deutlich, wie gefährlich es ist, wenn man Leuten wie diesem Geistheiler immer wieder ein Forum schafft. Eine derartige breite öffentliche Darstellung führt doch bei den Menschen, die sich nicht selbst ernsthaft damit befassen, zu der Vorstellung, irgendetwas müsse an den paramedizinischen Verfahren doch dran sein.

Eine Diskussionsrunde bei Stern-TV im November 2012, bei der ich die wissenschaftliche Medizin gemeinsam mit Christian Weymayr, dem Autor des Buches „Die Homöopathie-Lüge", zu vertreten hatte, verlief dagegen schon fast zu friedlich. Es ging um die Homöopathie, deren Irrationalität schon vom Sender in einem kleinen Einspielfilm dargestellt wurde. Die an der anschließenden Diskussion beteiligte homöopathische Ärztin konnte einen schon fast leidtun, weil sie zugeben musste, dass es keine Erklärungsmöglichkeiten für die Wirkung gibt. Trotz Fehlens aller Argumente blieb sie aber erwartungsgemäß bei dem mehrfach wiederholten Bekenntnis zur guten persönlichen Erfahrung.

15.7 Die Gewöhnung an den Missbrauch der Wissenschaft

Der berühmte Philosoph Karl Jaspers hat sich schon vor über 60 Jahren im Zusammenhang mit der Psychoanalyse zu dem Thema des Missbrauchs der Wissenschaft geäußert: „Das Maß der Anerkennung in der Diskussion seitens der Nichtanalytiker, die Vorsicht als ob etwas dran sein könne, die Sorge durch radikale Verwerfung von Unwissenschaft sich zu blamieren, zeigt, wie tief die Wirkung dieser Glaubenswissenschaft geht". Ich hatte in meinem Vortrag in Wiesbaden darauf hingewiesen, dass sich dies bis heute kaum geändert hat, dass die unheilvolle Gewöhnung an Missachtung und Missbrauch der Wissenschaft viel bequemer ist. Man zieht sich auf Positionen zurück wie „es könnte ja etwas dran sein". Man hat Angst sich zu blamieren, wenn man z. B. die Homöopathie als unwissenschaftlich radikal verwirft. Viel zu wenige Wissenschaftler haben den Mut, deutlich, womöglich sogar in der Öffentlichkeit, zu sagen, dass an dem Lehrgebäude der meisten paramedizinischen Verfahren nichts wissenschaftlich Überprüfbares dran ist.

Karl Jaspers zur Psychoanalyse: „Das Maß der Anerkennung in der Diskussion seitens der Nichtanalytiker, die Vorsicht als ob etwas dran sein könne, die Sorge durch radikale Verwerfung von Unwissenschaft sich zu blamieren, zeigt, wie tief die Wirkung dieser Glaubenswissenschaft geht". Die Analogie zur Homöopathie liegt auf der Hand.

15.8 Es gibt nur eine Medizin

Diese unheilvolle Tendenz zur „Brückenbildung" wird neuerdings in einem „Dialogforum Pluralismus in der Medizin" deutlich. Auch hier werden aber die Grenzen, die überwunden werden sollen, künstlich falsch gesetzt, und es werden konsensfähige Aussagen an vielen Stellen mit hochproblematischen Aussagen vermischt, so dass eine Situation entsteht, die mehr zu einer Vernebelung als zu einer Klärung führt. Wenn es z. B. immer wieder heißt, die Schulmedizin sei „naturwissenschaftlich geprägt", kann dies nur als ein dialektischer Kunstgriff aufgefasst werden. Oft genug wurde betont, insbesondere auch in meinem Wiesbadener Vortrag, dass die Wissenschaft in der Medizin nicht mit Naturwissenschaft gleichzusetzen ist. Die einzig brauchbare Abgrenzung liegt darin, dass die wissenschaftlich ernst zu nehmende Medizin sich selbst immer wieder in Frage stellt und für eine Überprüfung aller ihrer Aussagen offen ist, während die Alternativmedizin die innerhalb ihrer Systeme angewandten Methoden nicht einer Prüfung bezüglich der Wirksamkeit unterzieht oder dort, wo Überprüfungen stattfinden, diese nicht akzeptiert.

Den ernsthaften Teilnehmern an dem Dialogforum ist natürlich klar, dass für die verschiedenen diagnostischen und therapeutischen Methoden der Alternativmedizin keinerlei Wirksamkeitsbelege vorliegen. Es wird dann aber als positiv betont, dass in der Alternativmedizin ein bewusster Einsatz unspezifischer Therapieeffekte (etwas verkürzt auch als Placeboeffekt bezeichnet) unter Verzicht auf wirksame spezifische Therapieverfahren im engeren Sinne erfolgt. Es wird ferner als positiv herausgestellt, dass die Alternativmedizin den ganzen Menschen und seine Leiden in den Fokus nimmt. Immer wieder wird die besondere menschliche Zuwendung und Empathie der Alternativmedizin betont.

Damit werden drei ganz wesentliche Aspekte guter Medizin, der Einsatz unspezifischer Heileffekte, die ganzheitliche Betrachtung des kranken Menschen und die Empathie exklusiv der Paramedizin zugeordnet. Niemand kann bestreiten, dass bezüglich aller dieser drei Aspekte Defizite im Medizinbetrieb herrschen. An der Beseitigung solcher Defizite muss konsequent gearbeitet werden. Es wäre aber völlig kontraproduktiv, diesbezüglich gewissermaßen ein „Outsourcing" vorzunehmen und diese wichtigen Merkmale guten ärztlichen Handelns einer „gesonderten Medizinrichtung" zuzuweisen. Besonders problematisch ist es, wenn sich die „gesonderte Medizinrichtung" aus unwirksamen, ungeprüften und der Magie nahestehenden Verfahren zusammensetzt. In einem an das Rheinische Ärzteblatt gesandten Artikel mit der Überschrift „Nur eine Medizin", der allerdings nur sehr verkürzt als Leserbrief abgedruckt wurde, habe ich dies deutlich ausgeführt. Die „Zeitschrift für Evidenz, Fortbildung und Qualität in der Medizin" (FEFQ) hat inzwischen aber eine ausführliche Darstellung meiner Kritik an dem „Dialogforum Pluralismus in der Medizin" als „Standort" publiziert [300].

> Vertreter paramedizinischer Verfahren nutzen gern den Einsatz unspezifischer Heileffekte und betonen eine ganzheitliche Betrachtung des kranken Menschen und die Notwendigkeit von Empathie. Diese Merkmale dürfen nicht exklusiv der Paramedizin zugeordnet werden. Trotz mancher Defizite gelten sie uneingeschränkt auch für die wissenschaftliche Medizin.

Bei dem gut gemeinten Aufruf zum Dialog zwischen unterschiedlichen „Medizinrichtungen" werden erst Gräben geschaffen, die zu überwinden seien, die aber eigentlich nicht vorhanden sind. Der Dialog, besser der ständige Diskurs, hat innerhalb der Medizin zu erfolgen.

15.9 Gegen die widerspruchslose Hinnahme der Unwissenschaftlichkeit

Dieses biographische Plädoyer für eine gute und humane Medizin durch die Verpflichtung zur Wissenschaft ist nicht als ein Aufruf für einen Feldzug gegen die Paramedizin zu verstehen. Die Medizin in Deutschland würde wahrscheinlich nicht besser und nicht schlechter, wenn die Angebote von Heilpraktikern oder von der Paramedizin verschriebenen Ärzten entfallen würden. Wichtig ist vor allem die Beachtung der Grenzen zwischen der ernst zu nehmen wissenschaftlich orientierten Medizin und den verschiedenen Facetten der Paramedizin. Dabei ist eine offensichtliche Scharlatanerie weniger gefährlich, als die unter dem Deckmantel positiver aber nicht zutreffender Attribute auftretende „Komplementär- oder Alternativmedizin".

Der Aufruf zur konsequenten Beachtung der Wissenschaft ist in erster Linie an die Medizin selbst gerichtet. Es besteht nämlich das Risiko, dass die widerspruchslose Hinnahme der Unwissenschaftlichkeit im alltäglichen Urteilen und die Gleichgültigkeit gegenüber Täuschungen und Unwahrheit zu Unsicherheiten im Umgang mit Wahrheiten führen. Die widerstandslose Gewöhnung an die Nicht-Wissenschaft hat dann leicht eine Trübung des Blicks im eigenen Bereich der wissenschaftlichen Medizin und damit eine schleichende Verbreitung unwissenschaftlicher Denkstrukturen auch bei solchen Ärzten und Ärztinnen zur Folge, die nicht zu den Anhängern der Paramedizin zählen. Dies kann der Medizin nicht guttun. Vermutlich sind manche Fehlentwicklungen in der modernen Medizin bereits mit dieser Akzeptanz der Unwissenschaftlichkeit zu erklären.

> Es besteht das Risiko, dass die widerspruchslose Hinnahme der Unwissenschaftlichkeit im alltäglichen Urteilen und die Gleichgültigkeit gegenüber Täuschung und Unwahrheit zu Unsicherheiten im Umgang mit Wahrheiten führen. Dies kann der Medizin nicht guttun.

Die Vertreter paramedizinischer Verfahren unterliegen immer dem „autistisch undisziplinierten Denken in der Medizin", wie Eugen Bleuler es schon vor über 100 Jahren formuliert hat. Ein solches undiszipliniertes Denken darf aber nicht auf die wissenschaftliche Medizin übergreifen, denn dies führt unweigerlich zu einem Verlust der Wissenschaftlichkeit.

Der Kampf gegen die unwissenschaftliche und dogmatische Medizin, gegen das autistisch undisziplinierte Denken, ist deshalb Pflicht eines jeden Wissenschaftlers und einer jeden Wissenschaftlerin. Jeder Arzt und jede Ärztin müssen sich vor der Gewöhnung an die Unwissenschaftlichkeit schützen. Karl Jaspers hat dies unter Bezug auf die Missachtung wissenschaftlicher Grundsätze im Nationalsozialismus sehr einprägsam formuliert: „Die Unwissenschaftlichkeit ist der Boden der Inhumanität".

Man spricht viel von Aufklärung und wünscht mehr Licht. Mein Gott, was hilft aber alles Licht,
wenn die Leute entweder keine Augen haben oder die, die sie haben, vorsätzlich verschließen.
Georg Christoph Lichtenberg

Meine Damen und Herren, In den vergangenen Jahren wurden von dieser Stelle aus
viele wichtige Erklärungen zu gesellschaftlichen Fragen abgegeben, wie der zunehmenden Ökonomisierung der Medizin, der ärztlichen Freiheit und Verantwortung,
der Forschungsförderung und der Nachwuchspflege, der internistischen Identität,
den ethischen Regeln in der Berufsausübung oder der Qualitätssicherung. Es gäbe
viele gute Gründe, zu einzelnen dieser Fragen erneut Stellung zu nehmen. Ich möchte mich aber heute ganz auf unsere Verpflichtung zur Wissenschaft in der Medizin
konzentrieren, auf ein Thema, das gerade uns als die eigentliche wissenschaftliche
Gesellschaft in der Inneren Medizin besonders beschäftigen muss.

Der Wissenschaftsbegriff in der Medizin

Die Wissenschaft in der Medizin erfreut sich nicht einer hohen allgemeinen Wertschätzung. Sie wird von verschiedener Seite missachtet und diskriminiert. Zu den
übelsten Verleumdungen gehört die dialektische Gegenüberstellung von wissenschaftlicher Medizin einerseits und menschlicher Medizin andererseits, wie sie von
vielen Vertretern sogenannter Alternativverfahren der Medizin konstruiert wird. Kli-
scheehafte Vorstellungen über bestimmte Erscheinungen der modernen Medizin, die
als unmenschliche Auswüchse empfunden werden, werden häufig mit der wissenschaftlichen Medizin assoziiert. Fehlentwicklungen in bestimmten Bereichen können
aber nicht als Rechtfertigung für eine solche verallgemeinernde Fehlbeurteilung dienen. Schon Eugen Bleuler hat in seiner berühmten und noch heute lesenswerten
Schrift von 1919 über „Das autistisch undisziplinierte Denken in der Medizin und seine Überwindung" massive Kritik an der damals praktizierten Medizin geäußert und
doch gleichzeitig ein glänzendes Plädoyer für eine rationale und dennoch humane
wissenschaftliche Medizin abgegeben. Sein Satz „Ich stecke selbst in den Fehlern,
die ich rüge, mitten drin" gilt auch heute.

Angesichts der verzerrten Darstellung der wissenschaftlichen Medizin in der Öffentlichkeit ist es kaum verwunderlich, dass Angebote vermeintlich menschlicherer
Alternativen breite Resonanz finden, und dass hierin eine Lösung für verschiedene
Probleme der Medizin gesehen wird. Dieser Auffassung muss aber entschieden widersprochen werden. Ganz im Gegenteil zu den verbreiteten Vorstellungen wird eine
gute, menschliche Medizin nur durch die Wissenschaft in der Medizin sichergestellt.
Unwissenschaftlichkeit ist dagegen der Boden der Inhumanität. Ich habe hiermit ein

https://doi.org/10.1515/9783110676594-016

wesentliches Fazit meiner Ausführungen vorweggenommen und ich hoffe, dass ich es überzeugend begründen kann.

Die grundlegenden philosophischen Auseinandersetzungen mit dem Wissenschaftsbegriff in diesem Jahrhundert gehen auf Karl Popper zurück. Nach ihm ist Wissenschaft nicht Gewissheit, auch nicht Suche nach Gewissheit. Die wissenschaftliche Erkenntnis besteht vielmehr in der permanenten Suche nach objektiv wahren, erklärenden Theorien. Diese Suche besteht darin, den Fehler, den Irrtum zu bekämpfen und alles zu tun, um Unwahrheiten zu entdecken und auszuschließen. Ausgehend von der sokratischen Einsicht in unser Nichtwissen hat er seine Fehlbarkeitslehre begründet. Statt von Wissen im Sinne von Gewissheit redet er von Vermutungswissen oder Theorien. Manche Theorien können wahr sein, aber auch wenn sie wahr sind, so können wir das niemals sicher wissen, weil es kein objektives Kriterium der Wahrheit gibt. Es gibt aber ein Kriterium des wissenschaftlichen Fortschritts, nämlich die Bereitschaft zur ständigen kritischen Überprüfung und gegebenenfalls Verwerfung der Hypothesen. Der ständige Zweifel, der zu immer neuen Versuchen der Falsifikation führt, ist somit einer der wesentlichen Motoren für den wissenschaftlichen Erkenntnisgewinn. Wissenschaftlicher Fortschritt entsteht durch die Bemühung, immer feinere Siebe der Falsifikation zu konstruieren und dadurch zu immer richtigeren Aussagen über unsere Welt zu gelangen.

Die Theorien von Popper über den wissenschaftlichen Erkenntnisgewinn sind auch auf die Medizin anwendbar. Wenn selbst für die exakte Naturwissenschaft gilt, dass alles Wissen nur Vermutungswissen ist, – Popper hat dies oft mit der Ablösung des Newton'schen Weltbildes durch Einsteins Theorien belegt, – dann gilt dies für die Medizin umso mehr. Uns fallen leicht Beispiele von vermeintlich gesichertem Wissen in der Medizin ein, das durch wissenschaftlichen Fortschritt, durch neue Methoden oder einfach durch eine vorurteilsfreie Überprüfung widerlegt wurde.

Erst relativ spät in der Wissenschaftsgeschichte wurden Zweifel und Falsifikation als Methoden des Erkenntnisgewinns erkannt und genutzt. Aristoteles' Behauptung, dass die Frau weniger Zähne als der Mann habe, war fast zwei Jahrtausende lang gültig, weil man der berühmten Autorität glaubte und nicht zweifelte. Folglich zählte man die Zähne gar nicht erst nach. Mit dem Zählen allein ist es allerdings nicht getan. Für die Methode des Zweifels müssen zunächst überprüfbare, also widerlegbare Hypothesen entwickelt werden, etwa die Hypothese „Mann und Frau unterscheiden sich nicht in der Zahl ihrer Zähne". Eine solche Hypothese, in diesem Falle wäre es eine sogenannte Nullhypothese, ist gegebenenfalls leicht widerlegbar. Da die Hypothese nicht falsifiziert ist, muss akzeptiert werden, dass diesbezüglich kein Unterschied zwischen den Geschlechtern besteht. Auch für viele andere Bereiche in der Medizin gilt, dass zunächst widerlegbare Hypothesen erstellt werden müssen, meistens auf der Basis von messbaren Daten. Diese Hypothesen sind wissenschaftlich überprüfbar, nämlich falsifizierbar. Dagegen ist die Aussage: „Ich habe erlebt, dass dieses Medikament hilft, dass es also wirksam ist", nicht widerlegbar. Eine solche

Aussage ist deshalb ohne wissenschaftliche Tiefe und eine daraus abgeleitete Verallgemeinerung ist unwissenschaftlich.

Keinesfalls darf die Wissenschaft in der Medizin allein als Naturwissenschaft verstanden werden. Der mit Abstand am häufigsten zitierte Satz in den Eröffnungsreden der Internisten-Kongresse stammt von Bernhard Naunyn, dem Vorsitzenden des Jahres 1902. Meistens wird dieser Satz zitiert als „Medizin wird Naturwissenschaft sein oder sie wird nicht sein". Rudolf Gross bemerkte aber schon im Jahre 1978, dass Naunyn falsch zitiert werde, – es müsse nicht Naturwissenschaft, sondern Wissenschaft heißen. Eberhard Buchborn stellt 1980 fest, dass Naunyn zwar Wissenschaft gesagt aber Naturwissenschaft gemeint habe, während Wolfgang Gerok diese Frage genau umgekehrt sieht. Ich möchte mich an diesen Versuchen einer Naunyn-Exegese nicht weiter beteiligen, – entscheidend ist allein die Erkenntnis, dass Medizin nur Medizin bleibt, wenn sie Wissenschaft bleibt. Die Gleichsetzung von Wissenschaft und Naturwissenschaft in diesem Zusammenhang wäre nicht nur falsch, sondern dem Wissenschaftsgedanken sogar abträglich. Die falsche Gleichsetzung von Medizin und Naturwissenschaft macht es den Gegnern der wissenschaftlichen Medizin zu leicht, diese zu diskriminieren und die unwissenschaftliche Medizin zu rechtfertigen.

Unbestreitbar hat die Naturwissenschaft Wesentliches zum Fortschritt der Medizin beigetragen. Die medizinische Wissenschaft ist aber mehr als Naturwissenschaft. Sie geht häufig nach anderen Methoden als die exakte Naturwissenschaft vor und sie bezieht z. B. auch Methoden der Psychologie oder der Sozialwissenschaften ein.

Unwissenschaftliche Verfahren in der Medizin

Neben der Medizin, wie sie als ernsthafte und wissenschaftlich überprüfbare Heilkunde an den Hochschulen gelehrt und überall von verantwortungsvollen Ärztinnen und Ärzten ausgeübt wird, gibt es eine Vielzahl diagnostischer und therapeutischer Verfahren, die unter verschiedenen Begriffen zusammengefasst werden, um sie von der eigentlichen Medizin abzugrenzen. In früheren Jahren war der negativ besetzte Begriff „Kurpfuscherei" verbreitet, heute heißt es häufig vornehmer „unkonventionelle medizinische Verfahren". Zunehmend findet man die positiv besetzten Begriffe „Alternativmedizin" oder ganz modern und vermeintlich aufgeklärt „Komplementärmedizin". Aus verschiedenen Gründen verwende ich den Begriff Paramedizin, womit alle Verfahren zusammengefasst sein sollen, die außerhalb der wissenschaftlichen Medizin stehen.

Die Liste der unter Paramedizin zusammenzufassenden Verfahren ist groß. Ohne Anspruch auf Vollständigkeit darf ich einige der therapeutischen Verfahren nennen: Zellulartherapie, Ozontherapie, Chelattherapie, Symbioselenkung, Magnetfeldtherapie, Sauerstoff-Mehrschritt-Therapie, Ganzheits-Zellregenerationstherapie, Bioresonanztherapie, Bach'sche Blütentherapie sowie Homöopathie und anthroposophische Medizin. Nicht weniger vielfältig sind die diagnostischen Verfahren wie Iris-, Zungen- oder Ohrmuscheldiagnostik, die verbreitete Elektroakupunktur nach Voll in verschiedenen Varianten, die sogenannte Decoderdermografie, die Anthroposkopie, die Thermoregulationsdiagnostik, der sogenannte Kristallisationstest, der kapillardynamische oder der holistische Bluttest, bis hin zur Anwendung von Detektoren für Erdstrahlen.

Zwischen den Verfahren gibt es eine Abstufung ihrer Plausibilität, aber allen genannten Verfahren ist gemeinsam, dass sie keine überprüfbaren diagnostischen Ergebnisse liefern und keine überprüfbare therapeutische Wirksamkeit besitzen. Drei therapeutische Verfahren, die Phytotherapie, die Homöopathie und die Anthroposophie, nehmen eine gewisse Sonderstellung ein. Die beiden letztgenannten unterscheiden sich nicht prinzipiell in ihrer Qualität von anderen paramedizinischen Verfahren. Sie haben aber die Ehre, gemeinsam mit der Phytotherapie im Arzneimittelgesetz als „besondere Therapierichtungen" genannt und bevorzugt behandelt zu werden. Im Gegensatz zu anderen Medikamenten bedürfen die Therapeutika dieser Verfahren keiner Zulassung mit Wirksamkeitsnachweis, zur Registrierung genügt die Vorlage von einfachem sogenannten Erkenntnismaterial nach der Art „wir haben nur Gutes gesehen". Wegen dieser herausgehobenen Stellung sollen die Besonderheiten paramedizinischer Therapieverfahren exemplarisch an ihnen dargelegt werden.

Die Phytotherapie ist die älteste unter den „besonderen Therapierichtungen" und es fällt etwas schwerer, sie der Paramedizin zuzuordnen, ist sie doch die Mutter der gesamten heutigen Pharmakotherapie. Sie selbst hat sich aber durch besondere Glaubenssätze zumindest in die Nähe zur Paramedizin gebracht. Es kann gar nicht genug betont werden, welch ein großer medizinischer Fortschritt in dem Wandel vom Naturprodukt zum definierten medizinischen Präparat liegt, auch wenn das eigentliche Wirkprinzip bereits im Naturprodukt vorhanden war. Was könnte es dann aber für Gründe geben, wieder mehrere Schritte zurückzugehen und neben der modernen Pharmakotherapie, die natürlich viele Pflanzenstoffe in ihr Repertoire aufgenommen hat, sich wieder der Phytotherapie zuzuwenden und diese als eigenständige Therapierichtung zu betreiben? Der Hauptgrund liegt darin, dass man eine Berechtigung sucht, auf übliche Prüfungen der Wirksamkeit und der Unbedenklichkeit verzichten zu dürfen. Man möchte ganz bewusst den Glauben bewahren, pflanzliche Substanzen seien immer gut. Man grenzt sich deswegen bewusst von der angstbesetzten Chemie ab und verwendet Begriffe wie „Apotheke Gottes". Gerade diese Ansicht ist aber falsch. Der Anteil schädlicher und möglicher krebserzeugender Substanzen unter den pflanzlichen Inhaltsstoffen ist nicht geringer als unter synthetisierten Chemikalien.

Noch eindeutiger ist die Situation bei der Homöopathie. Für die gläubigen Anhänger dieser Therapieform existiert eine Art Bibel der reinen Lehre, nämlich Hahnemanns Organon. Samuel Hahnemann hat vor 200 Jahren ein in sich geschlossenes und von ihm selbst als definitiv erachtetes Lehrgebäude errichtet. Solche geschlossenen Systeme, so unsinnig sie auch sind, üben eine gewisse Faszination auf manche Menschen aus. So haben es die Vertreter dieser Lehre geschafft, dass in der Öffentlichkeit der Eindruck entstanden ist, hier sei eine ernsthafte Alternative zur Medizin zu finden, eine Auffassung die nicht selten auch von sonst kritischen und in anderen Bereichen vernünftigen Menschen geteilt wird. Weder der bekannte Ähnlichkeitssatz noch die Potenzierung durch extremes Verdünnen sind in irgendeiner Weise wissenschaftlich belegt. Erfolgsberichte über homöopathische Heilungen betreffen nie größere Patientengruppen mit bestimmten Krankheiten, sondern bestehen aus einzelnen Fallbeschreibungen. Fallbeschreibungen entziehen sich aber der Falsifikationsmöglichkeit, sie sind prinzipiell wahr.

Bei der dritten staatlich privilegierten paramedizinischen Therapieform, der Anthroposophie, nimmt Rudolf Steiner ungefähr die gleiche Stellung ein, wie Hahnemann bei den Homöopathen. Es handelt sich um ein Lehrgebäude mit einer Mischung verschiedener anderer Therapieverfahren und eigenständiger Ideen von Steiner. So finden sich Züge der Phytotherapie, etwa bei der Anwendung von Mistelextrakten, andererseits werden aber auch anorganische Stoffe angewendet, wie Quecksilber und Blei in z. T. erschreckend hohen Dosierungen. Alles wird durch die sogenannte anthroposophische Wesens- und Bedeutungslehre zusammengehalten, bei der auch Edelsteine und Gestirne in das Gesamtkonzept einbezogen werden.

Auch bei den sehr verbreiteten paramedizinischen Diagnoseverfahren gibt es keine systematischen Untersuchungen über die Richtigkeit der Hypothesen, die ihnen zugrundliegen. Man muss sich deshalb fragen, wie es kommt, dass solche häufig schon vom Primäreindruck völlig unplausible Methoden eine derartige Verbreitung erfahren haben. Die Methoden sind meistens so ausgelegt, dass die Erwartungen sich immer erfüllen müssen. Die diagnostizierenden Ärzte fühlen sich, da externe Qualitätsmerkmale fehlen, immer wieder selbst bestätigt.

Die Geschichte der Akzeptanz der Paramedizin

Im Zusammenhang mit dem Versuch, die große Verbreitung der Paramedizin zu verstehen, halte ich es für wichtig, sich auch daran zu erinnern, in welcher Zeit sie in Deutschland hoffähig wurde. Eine offizielle und staatliche Anerkennung erfuhren Kurpfuscher und Außenseiter in der Zeit des Nationalsozialismus. Der Reichsärzteführer Dr. Wagner hatte die „Neue deutsche Heilkunde" begründet, die sich an der Pseudophilosophie von Blut und Boden ausrichtete. Rudolf Hess, der sog. Stellvertreter des Führers, hat bereits 1933 geschrieben, dass im Interesse der Volksgesundheit die Naturheilkunde einen ihr gebührenden Rang erhalten solle und dass sich Schulmedizin und Naturheilkunde gegenseitig befruchtend ergänzen müssen. Der Widerstand einiger Mediziner gegen das geplante Heilpraktiker-Gesetz wurde als reaktionäre und staatsfeindliche Äußerung junger Mediziner aus „gewissen Hochschulkreisen" bezeichnet.

Dieses traurige Kapitel betrifft leider auch unsere Deutsche Gesellschaft für Innere Medizin. Wir dürfen uns nicht darum drücken, diese Phase unserer eigenen Vergangenheit zur Kenntnis zu nehmen, in der der Geist der Unwissenschaftlichkeit akzeptiert wurde. Im Jahre 1936 begrüßte der Vorsitzende unserer Gesellschaft von dieser Stelle aus die Reichsarbeitsgemeinschaft für eine neue deutsche Heilkunde, deren Mitarbeit dem Kongress der Deutschen Gesellschaft für Innere Medizin die besondere Bedeutung gebe. Die Abhaltung des gemeinsamen Kongresses diene dem Ziel, „über Geist und Wesen einer neuen deutschen Heilkunde zu unterrichten". Dabei wurde sogar das Ziel einer Vereinigung mit dieser Gruppe genannt. Nach Meinung des Vorsitzenden sei eine Zeit neuen wissenschaftlichen Denkens in der Medizin angebrochen. Dies alles geschehe unter dem Einfluss des nationalen Umbruchs. Dabei wird darauf hingewiesen, dass die bis dahin praktizierte Medizin in Diagnostik und Therapie eine gewisse „Volksentfremdung" aufweise. Ein Jahr später rief der Vorsitzende zwar „zu ernster und gediegener Wissenschaft" auf, kommt zum Schluss seiner Eröffnungsrede aber auch zur Verherrlichung der „deutschen Medizin des neuen Aufbruches".

Grenzen und Unterschiede zwischen wissenschaftlicher Medizin und Paramedizin

Kehren wir zurück zur Gegenwart und fragen uns, was die paramedizinischen Verfahren gemeinsam haben. Nichts von den verschiedenen Begriffen, die landläufig zur Beschreibung und zur Grenzziehung verwandt werden, gibt den Sachverhalt richtig wieder. Begriffe werden hier bereits zu Programmen und es erfordert eine hohe Sensibilität um zu verhindern, dass mit diesen Begriffen allein Glaubwürdigkeit und Plausibilität geschaffen werden. Bei der „Enttarnung" dieser Begriffe folge ich meinem früheren Mitarbeiter Jürgen Windeler, der sich in mehreren hervorragenden Beiträgen mit den Argumentationsstrukturen der Vertreter nichtwissenschaftlicher Verfahren in der Medizin auseinandergesetzt hat.

Das Operieren mit falschen Begriffen beginnt bereits damit, dass die eigentliche Medizin als „Schulmedizin" bezeichnet wird. Wohlwollend könnte man den Begriff so interpretieren, dass dies die Medizin ist, die an den Hochschulen gelehrt wird. Der Begriff wurde aber bereits von Hahnemann verwandt, um die zu seiner Zeit etablierte Medizin abzuqualifizieren, übrigens nicht ganz zu Unrecht. Schule war in diesem Zusammenhang als starres, unflexibles System gemeint, das in festen Denkstrukturen verhaftet und unfähig zu Innovationen ist. Es entstand die Assoziation zwischen Schulmedizin und verstaubter, verkrusteter akademischer Medizin, die weit weg von der Wirklichkeit des kranken Menschen ist, weniger an Wahrheitsfindung interessiert als an Deutung, Systematisierung und Verteidigung ihrer eigenen Wahrheiten. Auf diese Weise gelingt es leicht, die wissenschaftliche Medizin als ideologisch geprägt herabzusetzen und verächtlich zu machen. Der Begriff Schulmedizin besagt also genau das Gegenteil von dem, was ausgedrückt werden müsste, denn die wissenschaftliche Medizin vertritt ja gerade nicht ein geschlossenes System, sondern ist dadurch gekennzeichnet, dass sie sich kontinuierlich in Frage stellt. Ich habe mir deshalb angewöhnt, den Begriff Schulmedizin konsequent zu vermeiden und von Medizin schlechthin zu sprechen bzw. von wissenschaftlicher Medizin, wenn die Abgrenzung zur unwissenschaftlichen Medizin oder Paramedizin beabsichtigt ist. Aus ähnlichen Gründen verwende ich für die Paramedizin auch nicht die im folgenden aufgeführten Begriffe, weil sie zu Unterstellungen gegenüber der wissenschaftlichen Medizin führen bei gleichzeitiger Ideologisierung der anderen Seite durch die Verwendung von Eigenkonstrukten, die dem wahren Sachverhalt nicht gerecht werden.

Sehr verbreitet ist der Begriff „Alternativmedizin", der suggeriert, dass neben der bestehenden und wissenschaftlich erprobten Medizin tatsächlich eine Alternative bestehe. Diese Alternative besteht aber nur in dem erklärten Verzicht auf wissenschaftliche Methodik und alle für die eigentliche Medizin gültigen Qualitätsstandards. Irreführend ist auch der Begriff „Ganzheitsmedizin", der suggeriert, dass die wissenschaftliche Medizin nicht ganzheitlich sei. Es soll zum Ausdruck gebracht werden, dass die Medizin unter der Faszination des technisch Machbaren die psychischen und sozialen Probleme der Patienten vernachlässige. Soweit derartige Defizite in der wissenschaftlichen Medizin bestehen, müssen sie aufgearbeitet und beseitigt werden. Hierfür bedarf es aber keiner neuen Definition.

Auch der Begriff „Erfahrungsmedizin" stellt eine tendenziöse Neudefinition dar. Zweifellos beruht die wissenschaftliche Medizin in weiten Teilen auf Erfahrung. Es darf aber nicht übersehen werden, dass es verschiedene Qualitäten der Erfahrung gibt. Dabei ist die strukturierte Erfahrung deutlich höher einzustufen als alle anderen Formen von Erfahrung. Die paramedizinischen Methoden haben sich aber bisher fast ausschließlich der unstrukturierten Erfahrung bedient. Mit der Verwendung des Begriffes Erfahrungsmedizin soll häufig ausgedrückt werden, warum die hier eingeordneten Methoden sich nicht mit den üblichen wissenschaftlichen Verfahren oder sogar überhaupt nicht prüfen lassen.

Nach einem ähnlichen Schema wurde der Begriff „Naturheilkunde" eingeführt. Die Verwendung des Wortes Natur dient allein zur Durchsetzung besonderer Rechte, z. B. in der Arzneimittelzulassung. In Wirklichkeit handelt es sich um einen inhaltlich leeren Begriff, der jedoch so erfolgreich verwendet werden kann, dass er schlichtweg auf den gesamten Bereich der Paramedizin erweitert wird. Dabei wird übersehen, dass gerade viele paramedizinische Therapieverfahren in hohem Maße „künstlich" und zum Teil technisch sehr aufwendig sind und sich weit von der Natur entfernt haben. Auch bei diagnostischen Verfahren der Paramedizin, die ebenfalls unter Naturheilkunde subsumiert werden, werden häufig besonders aufwendige technische Pseudovorrichtungen verwendet, offenbar weil neben dem Begriff „Natur" gleichzeitig die Faszination der Technik für den gewünschten Erfolg mit herangezogen werden soll. Ganz Analoges lässt sich zum Begriff „biologische Medizin" sagen. Begriffliche Unschärfe ähnlicher Qualität, die ausschließlich für ein bestimmtes Ziel instrumentalisiert wird, kommt auch in den Bezeichnungen „sanfte Medizin" und „humanistische Medizin" zum Ausdruck.

Etwas schwieriger durchschaubar wird die falsche Grenzziehung, wenn hochtrabende und wissenschaftlich anmutende Begriffe verwandt werden, die zum Teil speziell hierfür erfunden werden, wie z. B. „autonomie- versus heteronomieorientierte

Medizin" oder „hygeogenetisch-salutogenetisch ausgerichtete Medizin". Mit der Verwendung solcher leeren Worthülsen wird nur die Eitelkeit derer befriedigt, die vom Inhalt her gern auf Wissenschaft verzichten möchten, sich aber das Renommée der Wissenschaftlichkeit nicht gerne entgehen lassen.

Der wirkliche, aber entscheidende Gegensatz zwischen Medizin und Paramedizin liegt darin, dass nur bei der wissenschaftlichen Medizin Methoden und Theorien grundsätzlich für eine Prüfung offen sind und dass deren Vertreter das Ergebnis dieser Prüfung akzeptieren. Nicht alles innerhalb der Medizin ist geprüft, und wir können sicher davon ausgehen, dass vieles, was heute für wahr und gültig angesehen wird, bei einer entsprechenden Überprüfung fallengelassen werden muss. Wenn aber bestimmte Bereiche der Medizin sich prinzipiell einer Prüfung widersetzen, gelangen sie in den Bereich der Paramedizin. Im Grunde ist also die Grenzziehung zwischen Medizin und Paramedizin ganz einfach. Das Erkennen der Grenzen kann im Einzelfall für medizinische Laien recht schwierig sein kann, – umso mehr müssen wir uns bemühen, die Grenzen klar zu markieren.

Es gibt aber auch für Laien erkennbare Merkmale der Paramedizin, die zur Unterscheidung von der wissenschaftlichen Medizin beitragen können. Ein wichtiges Merkmal der Paramedizin ist die Nennung sehr unspezifischer Wirkungen mit Listen möglichst breiter Indikationen. Sehr häufig findet sich ein fast allumfassender Anspruch solcher Therapieverfahren. Für die sogenannte hämatogene Oxidationstherapie wurden aus verschiedenen Mitteilungen 62 Indikationen zusammengestellt, die von Gefäßverschlüssen an der Netzhaut, über Säuremangel des Magens, Diabetes mellitus, Hepatitis, Lungenemphysem, Nierensteinen, Venenthrombosen bis zu Wundheilungsstörungen reichen. Ein anderes Merkmal ist die Weichheit der Formulierung bei Therapieberichten, die überwiegend auf kasuistischen Mitteilungen oder retrospektiven Studien beruhen. Ein weiteres Merkmal ist das Fehlen an Sachlichkeit und kritischer Distanz, das von einem Übermaß an Enthusiasmus, fanatischen Heilungsberichten und üppig ins Kraut schießenden Spekulationen übertüncht wird. Kasuistisch untermauerte Wirkbehauptungen werden dann als gesicherte Tatsachen behandelt, Kritik wird nicht akzeptiert, Zweifel werden als persönliche Anfeindung und böswillige Verleumdung empfunden. Dies alles sind Zeichen eines Sektiererverhaltens, die sich durch weite Teile des paramedizinischen Schrifttums ziehen. Viele paramedizinische Verfahren sind Teil eines geschlossenen Lehrgebäudes, z. T. eines Weltbildes. Nicht selten beruft man sich auf uralte Kulturen oder auf einen charismatischen Begründer der Lehre, der so sehr verehrt wird, dass Veränderungen an dem Lehrgebäude tabuisiert werden.

Die kampflose Hinnahme der falschen Begriffe, z. B. der immer wieder eingehämmerte Gleichsetzung von Naturheilmitteln mit sanfter Medizin und risikoarmer Medizin, zeigt bereits Folgen. Die gleiche Denkschiene, die für die Beurteilung der Arzneimittel der sogenannten „besonderen Therapieverfahren" noch eine gewisse Stringenz hat, wird unvermittelt auch auf die Beurteilung der übrigen Arzneimittel übertragen. Als der Bundesgesundheitsminister in einer Rede vor dem Deutschen

Bundestag die Nicht-Einführung der sog. Positivliste begründen wollte, erklärte er, dass der Verzicht auf die Präparate mit nicht vorhandener oder umstrittener Wirksamkeit dazu führen würde, dass die „sanfte Medizin durch chemisch harte Medizin" ersetzt würde. Nicht nachgewiesene Wirksamkeit wird einfach mit „sanft", nachgewiesene Wirksamkeit mit „chemisch hart" gleichgesetzt. Ohne Begründung werden die nicht für die Positivliste vorgeschlagenen Medikamente in seinem Referat auch als Naturheilmittel bezeichnet. Dabei wurde vom ministeriellen Redenschreiber übersehen, dass die sogenannten Naturheilmittel der besonderen Therapieverfahren ohnehin ungeprüft in die Liste aufgenommen werden mussten.

Gegen die Gewöhnung an die Missachtung der Wissenschaft

Aus vielerlei Gründen sind Missbrauch und Missachtung der Wissenschaft nicht wertneutral. Verantwortungsvolle Wissenschaftlerinnen und Wissenschaftler dürfen dieses nicht widerspruchslos hinnehmen. Hierzu hat sich Karl Jaspers geäußert, der wohl bedeutendste Philosoph dieses Jahrhunderts, der aus der Medizin kam. Anlässlich der ersten Rektoratswahl in Heidelberg nach dem Kriege, noch im Jahre 1945 – übrigens an dem Tag, an dem dort auch die Medizinerausbildung wieder aufgenommen wurde – hielt Jaspers einen Vortrag über die Erneuerung der Universität. Er führte aus, dass der Einbruch des Nationalsozialismus in die Medizin nicht hätte stattfinden können, wenn die beiden Pfeiler Wissenschaft und Humanität fest gewesen wären. Ein Strom von Unwissenschaftlichkeit sei schon vorher durch den größeren Teil der wissenschaftlichen und auch der medizinischen Literatur hindurchgegangen. Dieser Geist der Unwissenschaftlichkeit erst habe dem Nationalsozialismus die Tore geöffnet. Der Vortrag von Jaspers zur Neugründung der Universität nach Krieg und Zusammenbruch endet mit den Worten, dass Wissenschaftlichkeit und Humanität unlösbar verbunden sind, und dass die Unwissenschaftlichkeit der Boden der Inhumanität ist.

Ein Jahr später, im Jahre 1946, hat Jaspers sich noch einmal mit der Wissenschaft im Hitlerstaat befasst und versucht, die Hintergründe und Methoden zu durchschauen, mit denen die Wissenschaft derart schnell und konsequent ausgeschaltet wurde. Als ersten Grund führte er an, dass die Universitäten ihrer Selbstverwaltung beraubt wurden und dass Rektoren vom Minister und Dekane vom Rektor ernannt wurden. Als weiteren Grund nannte er, dass Studenten und Dozenten durch zeitraubende, zerstreuende und entnervende Dienste von Arbeit und Studium ferngehalten wurden. Als dritter Grund wurde von Jaspers genannt, dass Ernennungen von Wissenschaftlern über die Partei erfolgten, wobei die qualifizierenden Eigenschaften Redebegabung, forsches Auftreten, Lernfähigkeit, Rücksichtslosigkeit und Charakterlosigkeit waren. Wir wollen uns vor allzu vordergründigen Analogien zur Gegenwart hüten, aber so manche vorsichtige Assoziation drängt sich doch auf. Dies gilt insbesondere für den vierten und nach meiner Sicht wichtigsten der von Jaspers genannten Punkte. Er führt nämlich aus, dass der Zustand der Wissenschaftlichkeit schon vor

1933 sehr brüchig war. Selbstanklagend sagt er, dass „wir, die wir vor 1933 die Wissenschaft vertraten, nicht aus dem ganzen Ernst der Verantwortung die genügende Energie aufbrachten, für die Echtheit der Wissenschaften erziehend, anklagend, anspornend, mit durchschlagender Vehemenz uns einzusetzen". Auch an den Universitäten lebten die Wissenschaften schon vor 1933 in einem Strom von Unwissenschaftlichkeit. So wurde also der Sturz der Wissenschaften im nationalsozialistischen Staat erst durch die vorher verbreitete Unklarheit darüber, was Wissenschaft ist, ermöglicht, – durch die Unwissenschaft im alltäglichen Urteilen, durch die Gewöhnung an den Missbrauch der Wissenschaft.

Meine Damen und Herren, an dieser Stelle zögere ich nicht, auf Analogien hinzuweisen. Die Gewöhnung an Missbrauch und Missachtung der Wissenschaft ist heute keineswegs geringer als in den Zeiten vor und während des Nationalsozialismus. Bevor ich hierzu Beispiele aus der Gegenwart nenne, möchte ich noch einmal aus einem Vortrag von Karl Jaspers zitieren, – nicht zuletzt, weil in diesem Vortrag aus dem Jahre 1950 unsere Deutsche Gesellschaft für Innere Medizin genannt wird. Jaspers setzt sich in diesem Vortrag kritisch mit der Psychoanalyse und mit dem Dogmatismus dieser Lehre auseinander. Er nennt verschiedene Erscheinungen, die die Psychoanalyse als unwissenschaftlich erkennen lassen und führt dann aus: „Sieht man dann, wie etwa auf dem Wiesbadener Internisten-Kongress 1949 solche Dinge ernst genommen wurden, so kann man wohl ins Staunen geraten".

Dass Jaspers als Beispiel der Unwissenschaftlichkeit ausgerechnet die Psychoanalyse nennt, lässt aufhorchen. Blättert man aber den Kongressband aus dem Jahre 1949 durch, dann wird dieses sehr schnell verständlich. Weite Teile des Kongressberichtes erinnern in fataler Weise an die Schriften von Paramedizinern. Die Psychosomatik tritt mit einem bemerkenswerten Anspruch auf. Sie lässt an der Deutung über Pathogenese und Therapie vieler Erkrankungen keine Zweifel aufkommen. Immer wieder wird das Ulcus genannt und es werden apodiktisch gemeinsame Charaktereigenschaften aller Ulcuskranken genannt. Victor von Weizsäcker behauptet z. B. in einem Vortrag, dass Eheprobleme und andere Konflikte „zur Pathogenese des Ulkus gehören wie das Wasser zum Blut und das Eiweiß zur Zelle". Bemerkenswert ist in diesem Zusammenhang seine Aussage, dass die psychosomatische Forschung sich von den fragwürdigen Methoden statistisch nachgewiesener Erfolge fernhalten und stattdessen in der „anthropologischen Verantwortung" bleiben solle. Die psychosomatische Heilkunde wetteifere mit der „institutionell gewordenen Schulmedizin." Dies alles klingt völlig austauschbar mit heute noch geübten Argumentationsstrukturen der Paramedizin.

In Vorwegnahme dessen, was heute „Binnenanerkennung" genannt wird, hat von Weizsäcker der wissenschaftlichen Medizin das Recht bestritten, die Erfolge und die Heilmethoden der Psychotherapie zu beurteilen: „Die psychosomatische Medizin kritisiert sich selbst". Allein Paul Martini, einer der frühen Protagonisten der strukturierten klinischen Studie als Basis des Erkenntnisgewinns, erhebt auf dem Kongress deutlichen Einspruch gegen den „Totalitätsanspruch der Psychotherapie" und erklärt: "Weder eine sogenannte naturwissenschaftliche noch die wissenschaftliche noch auch die psychosomatische Medizin können ihre eigenen Gesetze ihrer Methodologie und Kritik ihrer Heilerfolge selbst erlassen. Diese Gesetze sind präexistent und zwar sind es die für uns alle verbindlichen Gesetze der Logik und der Erkenntnistheorie".

Das Staunen von Jaspers über die Vorgänge auf dem Internisten-Kongress 1949 ist also durchaus nachvollziehbar. Sein Staunen bezieht sich nicht nur auf die Redner sondern auch auf die Zuhörer und Diskutanten, denn er schreibt: „Das Maß der Anerkennung in der Diskussion seitens der Nicht-Analytiker, die Vorsicht, als ob was dran sein könne, die Sorge, durch radikale Verwerfung von Unwissenschaft sich zu blamieren, zeigt, wie tief die Wirkung dieser Glaubensweisheit geht". Wenn wir hier anstatt Psychoanalyse Homöopathie oder Anthroposophie nennen, ist die Analogie unübersehbar. Es könnte ja etwas dran sein! Man könnte sich ja blamieren, wenn man die Homöopathie als unwissenschaftlich radikal verwirft! Wie viele Wissenschaftler haben denn den Mut, deutlich, womöglich in der Öffentlichkeit, zu sagen, dass an dem Lehrgebäude der Homöopathie nichts wissenschaftlich Überprüfbares dran ist? Die unheilvolle Gewöhnung an Missachtung und Missbrauch der Wissenschaft ist viel bequemer. Die bequeme aber folgenschwere Gewöhnung an die Missachtung der Wissenschaft scheint in den fünfzig Jahren, in denen die Wissenschaftler alle Freiheiten genießen konnten, nicht geringer geworden zu sein.

Aufgrund eines Gutachtens, das sich mit der Frage der Erstattungspflicht von Leistungen für „besondere Therapierichtungen" aus Mitteln der gesetzlichen Krankenversicherung befasste und in dem die Auffassung vertreten wird, dass der Begriff der „allgemein anerkannten Regeln" sich jeweils nur auf die einschlägigen Fachkreise zu beziehen habe, berufen sich Sozialgerichte in ihren Urteilen immer mehr auf diese sogenannte „Binnenanerkennung". Das Bundessozialgericht hat z. B. in einem Urteil folgendes ausgeführt: „Der maßgebende allgemeine Standard kann deshalb nur „therapieimmanent" ermittelt werden. Als Maßstab ist sowohl der Denkansatz der Schulmedizin als auch der der „besonderen Therapierichtungen" heranzuziehen. Dabei kommt es im Verhältnis zu den „besonderen Therapierichtungen" nicht darauf an, ob deren Denkansatz richtig oder falsch sei. Behandlungsmethoden der „besonderen Therapierichtungen" sind daher vom Leistungsspektrum der gesetzlichen Krankenkassen dann nicht ausgeschlossen, wenn sie innerhalb der jeweiligen Therapierichtung anerkannt sind". Der hieraus abgeleitete Begriff der „Binnenanerkennung" ist in mehreren Sozialgerichtsurteilen wiederholt worden.

Sowohl Juristen als auch Mediziner sollten sich schämen, dass eine derartige geistige Verwirrung weitgehend unwidersprochen bleibt, ja fast auf dem Wege ist, zu einem Standard zu werden. Die Vertreter der unwissenschaftlichen Medizin maßen sich selbst die exklusive Befähigung zur Beurteilung und ggf. Anerkennung ihrer Therapieverfahren an, und diese Anmaßung wird vom Bundessozialgericht akzeptiert. Hier müsste ein Aufschrei durch die Wissenschaft gehen! Innerhalb der Medizin muss sich doch jedes Verfahren der Anerkennung sämtlicher anderer Gebiete erfreuen. Wer würde es denn akzeptieren, dass die Hormontherapie nur von Endokrinologen und die lebensrettende Appendektomie nur vom Viszeralchirurgen anerkannt wird? Wenn wir es recht betrachten, ist dieser Anspruch auf „Binnenanerkennung", der ja die Überprüfbarkeit durch Nichtbeteiligte ausschließt, der endgültige Beweis der Nichtwissenschaftlichkeit. Ich erinnere in diesem Zusammenhang an Martinis Worte: „Die verbindlichen Gesetze der Logik und des Erkenntnisgewinns sind präexistent".

Der Gesetzgeber hat bekanntlich unter erheblichem politischem Druck die besonderen Therapierichtungen ausdrücklich in die Leistungspflicht der Krankenversicherungen aufgenommen. Er hat aber, zumindest auf dem Papier, weder ihnen noch anderen Formen der Parawissenschaft eine Sonderstellung hinsichtlich der Anforderungen an die Messung von Qualität und Wirksamkeit am allgemeinen Stand der medizinischen Kenntnisse und dem medizinischen Fortschritt eingeräumt. Da Wirksamkeitsnachweise bisher nicht vorliegen, haben sich mehrere Innungs- und Betriebskrankenkassen in dem Bemühen, trotzdem auch Leistungen der besonderen Therapierichtungen erstatten zu können, auf eine sogenannte Erprobungsregelung berufen. Die von ihnen eingeführte wissenschaftliche Begleitung der Erprobung wurde aber dem Zentrum zur Dokumentation für Naturheilverfahren e. V. in Essen übertragen. Damit wurde die Binnenanerkennung quasi vorweggenommen. Diesen Schutz durch eine Binnenanerkennung sollen in diesem Zusammenhang nicht etwa nur Verfahren mit einem Rest an Plausibilität oder Seriosität genießen, sondern expressis verbis auch so obskure Verfahren wie Aurasskopie und Auratest, Blut-Kristall-Analyse, ein holistischer Bluttropfentest, elektromagnetische Bluttests, Bio-Elektronik und ähnliche Methoden mit wohlklingenden Namen aber ohne ernstzunehmenden Gehalt.

Wenn wir nicht laut und deutlich dieser Sprach- und Geistesverwirrung der sogenannten „Binnenanerkennung" widersprechen und dieser Tendenz Einhalt gebieten, kann sich jedes medizinische Sektierertum frei entfalten, und sogar in betrügerischer Absicht erfundene neue Verfahren könnten ungehemmt reüssieren.

Als vor einigen Jahren auf politischen Druck auch von prominenter Seite paramedizinische Verfahren an medizinischen Fakultäten im Lehrprogramm angeboten werden mussten, gab es nur vereinzelte Proteste. Der einmütige und massive Widerstand der Fakultäten wurde aber vermisst. Mühsam bemüht man sich, die vorgeschriebenen Fragen zur Phytotherapie im schriftlichen Staatsexamen so abzufassen, dass ein Restbezug zur wissenschaftlichen Medizin erkennbar bleibt. Das Ergebnis ist zugleich lächerlich und ärgerlich.

Soviel ich weiß, war die Deutsche Gesellschaft für Innere Medizin die einzige Gesellschaft, die widersprochen hat, als in der neuen Gebührenordnung für Ärzte die homöopathische Anamnese auftauchte und auch noch mit der höchsten Punktzahl aller sogenannten sprechenden Verfahren belohnt wurde. Geholfen hat unser Protest nicht, die Regelung ist so vollzogen, und alle haben sich damit abgefunden.

Defizite im wissenschaftlichen Medizinbetrieb

Die widerspruchslose Hinnahme der Unwissenschaft im alltäglichen Urteilen und die Gleichgültigkeit gegenüber Täuschung und Unwahrheit als Teil des medizinischen Alltags führen zwangsläufig auch zu Unsicherheiten im Umgang mit Wahrheiten. Dies kann der Medizin nicht guttun, und ich bin davon überzeugt, dass viele Fehlentwicklungen in der modernen Medizin, die im Sinne Bleulers als autistisch undiszipliniertes Denken bezeichnet werden können, mit dieser Akzeptanz der Unwissenschaftlichkeit zu erklären sind. So führt die widerstandslose Gewöhnung an die Nicht-Wissenschaft auch zur Trübung des Blicks im eigenen Bereich der wissenschaftlichen Medizin und damit zu einer schleichenden Verbreitung unwissenschaftlicher Denkstrukturen auch bei solchen Ärzten und Ärztinnen, die nicht zu den Anhängern der Paramedizin zählen. Ich möchte im Folgenden einige Strukturfragen unseres Medizinbetriebes ansprechen, bei denen ich eine Gefahr für die Wissenschaft zu erkennen glaube.

Bei den Zielen und Inhalten klinischer Forschung wird häufig die Frage vermisst, welche Diagnose- oder Therapieverfahren tatsächlich dem Patienten nützen. Klinische Forschung, die diesen Zielen dient, steht leider nach wie vor in unserem akademischen Umfeld in geringerem Ansehen als die Grundlagenforschung. Popper hat in diesem Zusammenhang einmal von einem Mythos der sogenannten exakten Grundlagenforschung gesprochen, der keine wissenschaftliche Überlegenheit zukomme. Gerade die klinische Forschung darf aber nicht durch Vorurteile oder Ideologien befrachtet sein. Sie muss vielmehr methodisch sauber und unter Beachtung wissenschaftlicher Vorgehensweisen erfolgen, insbesondere also durch die Methode der immer wiederkehrenden Infragestellung. Eine verstärkte wissenschaftliche Beschäftigung mit der Methodologie der klinischen Forschung, bei der statt der vertrauten deterministischen Betrachtungsweise überwiegend Modelle mit stochastischen Komponenten gefordert sind, wäre sehr begrüßenswert. So sind bisher kaum Methoden entwickelt worden, mit denen die Wirksamkeit von Suggestivverfahren oder anderen Therapieansätzen für die Behandlung von Befindlichkeitsstörungen wissenschaftlich überprüft werden können.

Ein anderes Problem wird in vielen Publikationen erkennbar, auch in Zeitschriften mit einem hervorragenden Panel an Herausgebern und einem international renommierten advisory board. Es hängt möglicherweise mit dem Druck zusammen, aus Karrieregründen möglichst viel publizieren zu müssen. Hoch entwickelte Sekundärtugenden des Wissenschaftsbetriebes täuschen dabei nicht selten darüber hinweg, dass die gemachten Aussagen mit der Fragestellung der Arbeit kaum zusammenhängen und nicht durch die mitgeteilten Daten belegt sind. Es bedarf keiner Erläuterung, welche Risiken dadurch entstehen, dass solche unsinnigen Aussagen in wissenschaftlichen Zeitschriften erscheinen, wodurch sie sich mit dem Nimbus wissenschaftlicher Seriosität umgeben. Der Eindruck drängt sich auf, dass die Schamschwelle, auch schlechte Arbeiten zu publizieren, sowohl bei Autoren als auch bei Herausgebern von Zeitschriften abnimmt. Für den Wissenschaftler stellt es keinen

Makel und kein Karrierehemmnis dar, auch schlechte Arbeiten unter seinem Namen veröffentlicht zu haben.

Ein weiteres Problem liegt in der ausgeprägten Ungeduld vieler Wissenschaftler, die leicht zur Missachtung wissenschaftlicher Tugenden führen kann. Lassen Sie mich hierzu ein Zitat verlesen: „Die wissenschaftliche Medizin hat in dieser Zeit des hastigen Schaffens einen recht schweren Stand, denn die Ungeduld unserer Zeit verlangt eine schnelle Verwertung des Geschaffenen. Die Wissenschaft braucht aber zur kritischen Prüfung und Erfahrung Zeit. Der Laie ist schnell fertig mit dem Wort und mit dem Urteil. Der Sachverständige weiß, wie schwer in Sachen der Medizin und gerade der Therapie ein sicheres Urteil gewonnen wird. Daher ist nichts natürlicher, als daß die wissenschaftliche Kritik langsamer und bedächtiger vorgeht, als es den Heißspornen gefällt." Das Zitat, das so sehr auf unsere Gegenwart abgestimmt klingt, ist genau 100 Jahre alt, – es stammt von Ernst Victor von Leyden aus seiner Eröffnungsrede zum Internisten-Kongress 1897.

Von Leyden äußerte sich auch schon zu einer anderen, wie er sich ausdrückte „wenig erfreulichen Seite der heutigen Medizin", nämlich Auswüchsen und Grenzüberschreitungen der Pharmaindustrie bei ihrer Werbung. Natürlich kann damals wie heute niemand der Pharmaindustrie das Recht zur Werbung absprechen, und der Wert einer guten Zusammenarbeit von Pharmaindustrie und medizinischer Wissenschaft kann nicht in Frage gestellt werden. Inwieweit aber die fast vollständige Abhängigkeit der ärztlichen Fortbildung von der Pharmaindustrie die konsequente Anwendung wissenschaftlicher Tugenden behindert, mag jeder selbst beantworten.

Nur andeutungsweise soll erwähnt werden, wie sehr die Wissenschaftlichkeit im ärztlichen Alltag durch den häufig beklagten ökonomischen Druck bedroht wird. EBM-gesteuertes ärztliches Handeln sollte aber nicht etwa als eine Orientierung an der Gebührenordnung, dem sog. einheitlichen Bewertungsmaßstab missverstanden werden. Entsprechend einer international gebräuchlichen Abkürzung ist hiermit vielmehr eine Orientierung an in Studien belegten Erkenntnissen gemeint, an evidence based medicine.

Eine ganz andere Bedrohung der wissenschaftlichen Denkweise in der Medizin entsteht aus der modischen Sucht nach „Konsensus-Konferenzen" bzw. „Konsensus-Statements". Der Soziologe Karl Otto Hondrich hat kürzlich in einem Spiegel-Essay über die potentielle Wissenschaftsfeindlichkeit gesellschaftlicher Konsense geschrieben. Er führt aus, wie stabil ein sogenannter Wertekonsens sei, für den der Wahrheitssucher, also der Wissenschaftler, der schlimmste Feind sei. Dies gilt auch für die Medizin, wo bestimmte Konsense durchaus für den wissenschaftlichen Fortschritt hinderlich sein können. Einige solcher Konsense seien beispielhaft genannt: „Sport fördert die Gesundheit", „Übergewicht ist schädlich", „Screeningprogramme retten Leben", oder auch „möglichst umfangreiche und möglichst schnelle Informationen sind immer vorteilhaft". Wissenschaftliche Äußerungen, die einem dieser Konsense zuwiderlaufen, werden nicht selten mit einem Bann belegt und dem entsprechenden Autor werden manchmal sogar ethische Defizite unterstellt. Ähnliches gilt auch für manchen Konsens über bestimmte Therapieverfahren, obwohl längst nicht alle dieser Konsense durch wissenschaftliche Erkenntnisse gedeckt sind.

Die Erkenntnis über die Fehlbarkeit und Vorläufigkeit unseres Wissens muss zu einer intellektuellen Bescheidenheit führen. Sie schließt ein dogmatisches Denken aus. Einen unheilvollen Hang zum Dogmatismus finden wir ja sehr ausgeprägt im Bereich der nichtwissenschaftlichen Medizin. Wir finden ihn aber natürlich auch innerhalb des eigentlichen Medizinbetriebes. Hier sind Dogmatismus und autoritäre Wissensvermittlung immer ein Risiko dafür, dass der Boden der Wissenschaft verlassen wird. Durch Autoritäten und charismatische Meinungsbildner vermittelter Dogmatismus ist in unserem sehr hierarchisch strukturierten Medizinbetrieb nach wie vor verbreitet. Ein weniger autoritärer Umgang in den Kliniken würde wahrscheinlich die Verbreitung wissenschaftlicher Denkstrukturen fördern.

Gedanken zum Umgang mit Parawissenschaften

Wie schon betont, kann es keine Toleranz gegenüber dem Geist der Unwissenschaftlichkeit in der Medizin geben. Dies heißt nicht notwendigerweise, dass es nicht eine gewisse Toleranz gegenüber der Anwendung paramedizinischer Verfahren geben könnte, insbesondere in Fällen, bei denen die wissenschaftliche Medizin keine angemessene Hilfe bietet.

Wie steht es aber mit den Heilerfolgen, über die immer wieder so überzeugend berichtet wird? Die meisten dieser Erfolgsberichte halten einer Nachprüfung, soweit eine solche überhaupt vorgenommen wird, nicht stand. Für Täuschung und Selbsttäuschung gibt es viele Gründe, die bei vorurteilsloser Betrachtung leicht erkennbar sind. Das wichtigste Phänomen, mit dem auch die moderne Medizin die Erfolge paramedizinischer Therapieverfahren erklären kann, ist der sogenannte Placeboeffekt. In der Arzneimittelforschung ist der Placeboeffekt vermutlich der am gründlichsten untersuchte Effekt überhaupt. Inzwischen sind sogar einige der körperlichen Vorgänge bekannt, die die Placebowirkung vermitteln. Der gut in der wissenschaftlichen Medizin ausgebildete Arzt nutzt insbesondere bei Störungen der Befindlichkeit gerne den Placeboeffekt aus, indem er den Patienten vom Segen seiner Therapie überzeugt. Er findet in der Roten Liste auch eine Vielzahl von Medikamenten, die wegen ihrer sehr geringen pharmakologischen Wirkung als Beinahe-Placebo bezeichnet werden könnten und die sich daher für eine solche Therapie eignen.

Wenn der Arzt oder die Ärztin davon überzeugt ist, dass bei einem Patienten ein Placebo genügt, und wenn er oder sie auf diese Placebowirkung nicht verzichten will, dann käme hierfür auch die Verwendung z. B. eines Homöopathikums infrage. Wenn auf diese Weise die überflüssige Gabe eines risikobehafteten Medikamentes vermieden würde, könnte hiermit, genau wie zu Hahnemanns Zeiten, sogar Gutes getan werden.

Der bewusste Verzicht auf die Gabe von Medikamenten mit gesicherter stofflicher Wirksamkeit und die Anwendung eines Placebos sind nicht unwissenschaftlich und sollten nicht als Anerkennung einer Paramedizin verstanden werden. Der Arzt handelt in solchen Fällen aber auf einer anderen Ebene. Eine gewisse Analogie mag in der Religion gesehen werden. Wenn ein Patient davon überzeugt ist, dass Glaube und Gebet ihm bei der Überwindung einer Krankheit helfen, dann wird kein Arzt, auch kein eingefleischter Agnostiker, ihn davon abhalten wollen, zu beten. Der Arzt muss allerdings darauf achten, dass wichtige andere Therapieverfahren nicht wegen der Hoffnung auf die Heilung durch den Glauben unterbleiben. Da wir vom Gebet aber nur die subjektive Hilfe für den Gläubigen erwarten, werden wir die Wirksamkeit des Gebetes auch nicht in einem Doppelblindversuch überprüfen wollen, und wir können es gut hinnehmen, dass die meisten Glaubensaussagen nicht wissenschaftlich überprüfbar sind. In der Tat stellt die Paramedizin in mancher Hinsicht eine Art von Ersatzreligion in unserer Gesellschaft dar und statt Paramedizin wäre Glaubensmedizin ein durchaus passender Begriff.

Warum sollen wir die besonderen Therapieverfahren oder andere Erscheinungen der Paramedizin nicht ähnlich wie Religionen behandeln? Wer Bedürfnis verspürt, mag sie nutzen. Als Ärzte können wir dieses in bestimmten Fällen hinnehmen. Diese Toleranz gilt aber nicht für potentiell schädliche Verfahren und nicht für die Anwendung bei eigentlich behandlungsbedürftigen Erkrankungen. Sie gilt auch nicht für diagnostische Verfahren, bei denen es für die damit verbundene Täuschung keine Rechtfertigung gibt. Paramedizinische Diagnose- und Therapieverfahren sollten damit grundsätzlich keine Angelegenheit der Sozialversicherungen sein. So wie wir zwischen Medizin und Religion klare Grenzen kennen und beachten, so sollten wir sie auch zwischen Medizin und Paramedizin bzw. wissenschaftlicher Medizin und Glaubensmedizin beachten. Wenn diese Grenzen klar sind, dann kann auch die Medizin wieder resistenter gegenüber den Einflüssen der Unwissenschaftlichkeit werden, und wir können, um mit Bleuler zu sprechen, das autistisch undisziplinierte Denken leichter überwinden.

Auch wenn wir neben der Medizin andere Umgangsebenen mit den Patienten akzeptieren, bleibt es bei der Feststellung, dass wir uneingeschränkt der Wissenschaft verpflichtet sind. Der Kampf gegen die unwissenschaftliche und dogmatische Medizin ist Pflicht eines jeden Wissenschaftlers und einer jeden Wissenschaftlerin. Ich erinnere an die Formulierung von Karl Jaspers unmittelbar nach dem Ende des Nationalsozialismus: „Die Unwissenschaftlichkeit ist der Boden der Inhumanität". Für diejenigen, die am Ende eines Vortrages gern ein Goethewort hören, möchte ich abschließend den Teufel zitieren:

> „Verachte nur Vernunft und Wissenschaft,
> Des Menschen allerhöchste Kraft,
> Lass nur in Blend- und Zauberwerken,
> Dich von dem Lügengeist bestärken,
> So hab ich dich schon unbedingt".

Literaturverzeichnis

[1] Köbberling, J. Der Wissenschaft verpflichtet. *Med. Klinik.* 1997, Bd. 92, S. 181–189.

[2] —. Der Begriff der Wissenschaft in der Medizin. *Z.ärztl. Fortb. Qual.sich.* 1998, Bd. 92, S. 520–522.

[3] Hinrichsen, K. und J. Köbberling. Die periphere Lage des Sex-Chromatins. *Acta anat.* 1963, Bd. 63, S. 559–570.

[4] Köbberling, J., K. Hinrichsen und T. Ristedt. Abweichungen im Geschlechtschromosomenbefund einer seltenen Sonderform der Intersexualität mit fehlenden inneren Genitalorganen. *Cytogenetics.* 1965, Bd. 4, S. 349–364.

[5] Köbberling, J. Geschlechtsunterschiede im Kernchromatin neutrophiler Granulocyten. *Humangenetik.* 1966, Bd. 2, S. 207–217.

[6] —. Die Häufigkeit von Drumsticks in Abhängigkeit von der Präparation der Zellen. *Humangenetik.* 1966, Bd. 3, S. 104–112.

[7] —. Untersuchungen zur Genetik des Diabetes mellitus. Eine geeignete Methode zur Durchführung von Alterskorrekturen. *Diabetologia.* 1969, Bd. 5, S. 392–396.

[8] Köbberling, J., A. Appels, G. Köbberling und W. Creutzfeldt. Glukosebelastungstests bei 727 Verwandten ersten Grades von Altersdiabetikern. *Dtsch. Med. Wschr.* 1969, Bd. 94, S. 426–421.

[9] Creutzfeldt, W., J. Köbberling und J. V. Neel. *The Genetics of Diabetes Mellitus.* Berlin, Heidelberg, New York: Springer Verlag, 1976.

[10] Köbberling, J. und R.Tattersall. *The Genetics of Diabetes Mellitus.* London, New York: Academic Press, 1982.

[11] Köbberling, J., A. König und J. E. Meyer. Transsexualismus bei testikulärer Feminisierung. *Klin. Wschr.* 1972, Bd. 50, S. 696–701.

[12] Köbberling, J. Genetische Aspekte endokriner Erkrankungen. *Verh. d. Dtsch. Ges. f. Inn. Med.* 1974, S. 52–59.

[13] —. Genetische Aspekte von Schilddrüsenerkrankungen. [Buchverf.] B. Weinheimer und H. Schleusener. *Schilddrüse 1973.* Stuttgart: Thieme Verlag, 1974, S. 161–174.

[14] Köbberling, J. und A. von zur Mühlen. Methodische Untersuchungen zur Bestimmung der Plasma-Corticoide mit der Proteinbindungsmethode. *Z. Klin. Chem u. Klin. Biochem.* 1972, Bd. 10, S. 67–73.

[15] Köbberling, J. Methodische Untersuchungen zur Bestimmung der freien Harncorticoide mit der Proteinbindungsmethode. *Z. Klin. Chem u. Klin. Biochem..* 1972, Bd. 10, S. 495–501.

[16] Köbberling, J. und A. von zur Mühlen. The circadian rhythm of free cortisol determined by urine sampling at two hour levels in normal subjects and inpatients with severe obesity or Cushing´s syndrome. *J. Clin. Endocr.* 1974, Bd. 38, S. 313–319.

[17] Köbberling, J., A. von zur Mühlen und R. D. Hesch. Die diagnostische Bedeutung der freien Harncorticoide bei Adipositas und bei Störungen der Nebennierenrindenfunktion. *Schweiz Med. Wschr.* 1973, Bd. 103, S. 1347–1354.

[18] Köbberling, J. und A. von zur Mühlen. The influence of diphenyhydantoin and carbamazepine on the circadian rhythm of free urinary corticoids and on the suppressibility of the basal and the impulsive activity by dexamethasone. *Acta Endocrinol.* 72, 1973, S. 308–318.

[19] Dirks, H. und J. Köbberling. Endokrinologische Untersuchungen mit Triamcinolonacetonid 40 mg Depot bei Gesunden. *Allergologie.* 1983, Bd. 6, S. 43–47.

[20] Köbberling, J. Kortikoidtherapie nichtendokriner Erkrankungen. *Der Kassenarzt.* 1983, Bd. 23, S. 42–46.

[21] —. Systemische Anwendung von Glukokortikoiden. Allgemeine Überlegungen über Nutzen und Risiken. *Medica.* 1983, Bd. 4, S. 267–272.

https://doi.org/10.1515/9783110676594-017

[22] **von zur Mühlen, A. und J. Köbberling.** Effect of testosterone on the LH and FSH release induced by LH-releasing factor (LRF) in normal men. *Horm. Met. Res.* 1973, Bd. 5, S. 266–270.

[23] **von zur Mühlen, A., J. Köbberling, U. Warnecke und H. Baiker.** Die Wirkung eines synthetischen "luteotropin releasing factor" auf die Freisetzung von LH und FSH bei verschiedenen Funktionsstörungen der Hypophyse. *Dtsch. Med. Wschr.* 1972, Bd. 97, S. 482–483.

[24] **Del Pozo, E. und J. Köbberling.** Effect of met-enkephalin (FK 33–824) on the LH-response to LRH and on the LH pulsatile pattern in human. [Buchverf.] Prieto, J., Campos de Paz, A. und Neves-e-Castro Cortes. *Research on fertlity and sterility.* Lancaster: Intern. Med. Publishers, 1981, S. 193–197.

[25] **Köbberling, J.** Intersexualität. [Buchverf.] W. Siegenthaler. *Klinische Pathophysiologie.* Stuttgart: Thieme Verlag, 1987, S. 470–476.

[26] **—.** Testes. [Buchverf.] W. Siegenthaler. *Klinische Pathophysiologi.* Stuttgart: Thieme Verlag, 1987, S. 402–419.

[27] **Reisert, P. M., G. Feurle, K. A. Bushe, A. König, D. Emrich und J. Köbberling.** Endokrinologische Befunde bei Tumoren in der Hypophyse oder in hypophysennahen suprasellären Abschnitten des Hypothalamus. *J. of Neuro-Visceral Relations.* 1971, Bd. Suppl. X, S. 665–670.

[28] **Eichholz, W., J. Köbberling und O. Spörri.** Traumatische Läsionen des Chiasma opticum. *Münch. Med. Wschr.* 1977, Bd. 119, S. 111–112.

[29] **Lüdecke, K. D., H. J. Breustedt, J. Brämswig und J. Köbberling.** Evaluation of microsurgery treated Nelson´s syndrome. *Acta Neurochrirurgica.* 1982, Bd. 65, S. 3–13.

[30] **Acromegaly Study Group (Köbberling, J. und 18 weitere Autoren).** Treatment of acromegaly by trans-sphenoidal operation, 90-yttrium implantation and bromocriptine: Results in 230 patients. *Clin. Endocr.* 1982, Bd. 16, S. 107–119.

[31] **Köbberling, J., A. von zur Mühlen, A. Bachmann und R. D. Hesch.** Impairment of arginine induced growth hormone release after three days tratment with Depot-ACTH. *Acta Endocr.* 1975, Bd. 75, S. 683–689.

[32] **Köbberling, J., H. Jüppner und R. D. Hesch.** The stimulation of growth hormone release by ACTH and its inhibition by somatostatin. *Acta Endocrinol.* 1876, Bd. 81, S. 263–269.

[33] **Köbberling, J., A. Darragh und E. Del Pozo.** Chronc dopamine receptor stimulation using bromocriptine: failure to modify thyroid function. *Clin. Endocr.* 1979, Bd. 11, S. 367–370.

[34] **Köbberling, J.** Akromegalie – pathophysiologische und therapeutische Grundlagen. [Buchverf.] E Pfeiffer. *Bromocriptin – ein fachübergreifendes Therapieprinzip.* Stuttgart: Schattauer Verlag, 1982, S. 135–148.

[35] **McIntosh, C., J.Warnecke, M. Nieger, A.Barner und J. Köbberling.** Solubilisation and patial purification of a growth hormone receptor from rabbit liver. *FEBS Letters.* 1976, Bd. 66, S. 149–154.

[36] **Köbberling, J. und G. Mayer.** A CNS versus a pituitary component in the overproduction of growth hormone. [Buchverf.] F. Camanni, E. E. Müller und G. M. Molinatti. *Pituitary hyperfunction, physiopathology and clinical aspects.* New York: Raven Press, 1984, S. 209–213.

[37] **Köbberling, J.** Chemotherapie endocriner Tumoren. *Nieders. Ärzteblatt.* 1976, S. 740.

[38] **Siewert, R., H. Rauschecke, J. Köbberling und F. R. Douwes.** Diagnostische und therapeutische Probleme beim Mammacarcinom. *Deutsches Ärzteblatt.* 1977, S. 145–152.

[39] **Köbberling, J.** Interne Therapie des metastasierenden Mammakarzinoms. *Intern. Welt.* 1978, Bd. 1, S. 51–58.

[40] **Blossey, H. Ch., H. H. Bartsch und J. Köbberling.** Die mögliche klinische Bedeutung des Androgenrezeptors in Mammakarzinomen. [Buchverf.] H. Maass und W. Jonat. *Steroidrezeptoren im Karzinomgewebe.* s. l.: Encke Verlag, 1982, S. 164–170.

[41] **Blossey, H.Ch., H. H. Bartsch und J. Köbberling.** Klinische und endocrine Nebenwirkungen bei hochdosierter medroxyprogesterontherapie des metastasierenden Mammakarzinoms. *Verh. d. Dtsch. Ges. f. Inn. Med.* 1981, Bd. 87, S. 616–619.

[42] **Blossey, H.Ch., H. H. Bartsch, D. Kanne, J. Köbberling und A. Nagel.** The pharmacokinetics of high dose medroxyprogesterone acetate (MPA) in the therapy of advanced breast cancer. *Cancer Chemother. Pharmacol.* 1982, Bd. 8, S. 77–81.

[43] **Blossey, H.Ch., H. E. Wander, G. A. Nagel, J. Köbberling und U. Kleeberg.** Medroxyprogesteronacetat als Glucocorticoid in der Kombination mit Aminogluthethimid zur Therapie des metastasierenden Mammakarzinoms. *Onkolgie.* 1982, Bd. 5, S. 34–41.

[44] **Blossey, Ch., H. E. Wander, G. A. Nagel und J. Köbberling.** Modulation der adrenotropen und gonadotropen Hypophysenfunktion durch Aminoglutethimid. *Akt. Onkol.* 1984, Bd. 9, S. 10–16.

[45] **Wander, H. E., H.Ch. Blossey, G. A. Nagel und J. Köbberling.** The influence of various hormone therapies on steroid hormone receptor determinations in metastatic breast cancer. *Akt. Onkol.* 1984, Bd. 14, S. 18–21.

[46] **Blossey, Ch., H. E. Wander, J. Köbberling und G. A. Nagel.** High dose medroxyprogesterone acetate in metastatic breast cancer: mechanisms of action. *Akt. Onkol.* 1984, Bd. 14, S. 1–8.

[47] **—.** Pharmacokinetic and pharmacodynamic basis for the treatment of metastatic breast cancer with high dose medroxyprogesterone acetat. *Cancer.* 1984, Bd. 54, S. 1208–1215.

[48] **Blossey, Ch., H. E. Wander, G. A. Nagel und J. Köbberling.** Das Konzept des dualen Wirkungsmechanismus in der Therapie des Metastasierenden Mammacarcinoms mit Medroxyprogesteronacetat (MPA) in hoher Dosierung. [Buchverf.] K. D. Schulz, R. Kreienberg, K. Pollow und G. A. Nagel. *Neue Erkenntnisse über den Wirkungsmechanismus von Medroxyprogesteronacetat. Aktuelle Onkologie Band 30.* München: Zuckschwerdt Verlag, 1986, S. 49–55.

[49] **Blossey, H.Ch., H. H. Bartsch und J. Köbberling.** Binding characteristics of medroxyprogesterone acetate to steroid receptors in human mamma carcinoma. *J. Clin. Chem. Clin. Biochem.* 1980, Bd. 18, S. 729–730.

[50] **Wander, H. E., Ch. Blossey, J. Köbberling und G. A. Nagel.** Hochdosiertes Medroxyprogesteronacetat beim metastasierenden Mammakarzinom: Beziehungen zwischen Krankheitsverlauf und Hormonprofilen. *Klin. Wschr.* 1983, Bd. 61, S. 553–560.

[51] **Blossey, H.Ch., H. E. Wander, G. A. Nagel, J. Köbberling und U. Kleeberg.** Medroxyprogesteronacetat in hoher Dosierung beim metastasierenden Mammakarzinom. Vergleichende Klinik, Pharmakokinetik und Pharmakodynamik verschiedener Applikationsformen. *Onkologie.* 1982, Bd. 5, S. 13–16.

[52] **Herrmann, J., H.-K- Kley, H. L. Krüskemper, J. Köbberling, A. von zur Mühlen und D. Emrich.** Genetisch bedingte Konzentrationsänderungen des thyroxinbindenden Globulins und ihre Bedeutung für die Differentialdiagnose von Schilddrüsenfunktionsstörungen. *Internist.* 1972, Bd. 13, S. 37–40.

[53] **Köbberling, J., D. Emrich, J. Herrmann, H. L. Krüskemper und A. von zur Mühlen.** Eine Familie mit genetisch bedingter Vermehrung des thyroxinbindenden Globulins (TBG). *Dtsch. Med. Wschr.* 1972, Bd. 97, S. 194–196.

[54] **Koch, H., G. Rahlf, A. von zur Mühlen, J. Köbbberling und H. J. Wendenburg.** Endokrinologische und morphologische Untersuchungen beim Maldeszensus Testis. *Dtsch. Med. Wschr.* 1975, Bd. 100, S. 683–689.

[55] **Tillil, H. und J. Köbberling.** Der erworbene isolierte ACTH-Mangel. Literaturbericht und Beschreibung von fünf weiteren Fällen. *Akt. Endokr. Stoffw.* 1987, Bd. 8, S. 173–179.

[56] **—.** Isolated ACTH deficiency and type 1 diabetes mellitus. *J. Endocrinol. Invest.* 1989, Bd. 11, S. 815.

[57] **Hintze, G., J. Köbberling, H. D. Becker, U. Helmchen, W. Hoffmann und R. Schuster.** Bilateral virilizing adrenal tumor in a 17 year old woman. *J. Endokr. Invest.* 1985, Bd. 8, S. 465–470.

[58] **Tillil, H. und J. Köbberling.** Bilaterale makronoduläre adrenocorticale Hyperplasie mit supprimiertem ACTH: eine seltene Ursache des Cushing syndroms. [Buchverf.] H. Schulte und B. Allo-

lio. *Moderne Diagnostik und therapeutische Strategien bei Nebennierenerkrankungen.* Stuttgart, New York: Schattauer Verlag, 1990, S. 91.

[59] **Peiper, H. J., H. D. Becker und J. Köbberling.** Chirurgische Behandlung der Nebennierenerkrankungen. *Chirurg.* 1983, Bd. 54, S. 83–90.

[60] **Köbberling, J. und G. Hintze.** Inzidentalome der Nebenniere: wann operieren? *Med. Welt.* 1991, Bd. 42, S. 964–965.

[61] **Köbberling, J., R. Kattermann und A. Arnold.** Follow-up of "non-diabetic" relatives of diabetics by retesting oral glucose telerance after 5 years. *Diabetologie.* 1975, Bd. 11, S. 452–456.

[62] **Köbberling, J. und D. Berninger.** Natural history of glucose tolerance in relatives of diabetic patients: Low prognostic value of the oral glucosse tolerance test. *Diabetes Care.* 1980, Bd. 3, S. 21–26.

[63] **Tillil, H., J. Könneker und J. Köbberling.** Verlaufsstudie der oralen Glucosetoleranz über 5, 10 und 15 Jahre bei Verwandten 1. Grades von Typ-II-Diabetikern. *Verh. d. Dtsch. Ges. f. Inn. Med.* 1984, Bd. 90, S. 1471–1474.

[64] **Nauck, M. A., J. J. Meier, A. V. Wolfersdorff, H. Tillil, W. Creutzfeldt und J. Köbberling.** A 25-year follow-up study of glucose tolerance in first-degree relatives of type 2 diabetic patients: association of impaired glucose tolerance or diabetic glucose tolerance with other components of the metabolic syndrome. *Acta Diabetol.* 2003, Bd. 40, S. 163–172.

[65] **Kattermann, R. und J. Köbberling.** Serumlipide bei Verwandten ersten Gades von Diabetikern in Abhängigkeit von Körpergewicht und Glukosetoleranz. *Dtsch. Med. Wschr.* 1969, Bd. 94, S. 1273–1277.

[66] **Köbberling, J. und W. Creutzfeldt.** Comparison of different methods for the evaluation of the oral glucose tolerance test. *Diabetes.* 1970, Bd. 19, S. 870–877.

[67] **Köbberling, J.** Zur Wertigkeit des oralen Glucosetoleranztests: Die Notwendigkeit einer Neubetrachtung. *Internist.* 1980, Bd. 21, S. 213–219.

[68] **Köbberling, J., A. Kerlin und W. Creutzfeldt.** The reproducibility of the oral glucose tolerance test over long (5 years) and short periods (1 week). *Klin. Wschr.* 1980, Bd. 58, S. 527–530.

[69] **Kattermann, R. unf J. Köbberling.** Funktionsteste des Kohlenhydratstoffwechsels in Klinik und ärztlicher Praxis. *Med. Welt.* 1975, Bd. 26, S. 2293–2299.

[70] **Creutzfeldt, W. und J. Köbberling.** Kohlenhydratstoffwechsel. [Buchverf.] R. Schön, H. Südhoff und S. Hollmann. *Biochemische Befunde in der Differentialdiagnose innerer Krankheiten.* Stuttgart: Thieme Verlag, 1975, S. 129–163.

[71] **Köbberling, J.** Wie ist heute der orale Glukosetoleranztest durchzuführen und zu beurteilen, wann ist er indiziert und welche Aussagekraft hat er? *Akt. Endokr. Stoffw.* 1980, Bd. 1, S. 282–283.

[72] —. Neue Beurteilungskriterien des oralen Glukosetoleranztests. *Nieders. Ärzteblatt.* 1981, Bd. 21, S. 750.

[73] —. Was bringt die Diabetes-Früherkennung? *Klinikarzt.* 1986, Bd. 15, S. 979–985.

[74] **Windeler, J. und J. Köbberling.** The fructosamine assay in diagnosis and control of diabetes mellitus. – Scientific evidence for its clinical usefulness? *Clin. Chem. and Clin. Biochem.* 1990, Bd. 28, S. 129–138.

[75] **Köbberling, J. und C. Hader.** Diagnostik und Therapie des Diabetes mellitus – Vor der Behandlung Ziele festlegen. *Arzt und Altenheim.* 1997, Bd. 2, S. 174–177.

[76] **Köbberling, J. und W. Creutzfeldt.** Diabetes mellitus: A new look at diagnostic criteria. *Diabetologia.* 1979, Bd. 17, S. 363–364.

[77] **Köbberling, J.** Diabetesdiagnostik und Klassifikation. [Buchverf.] F. A. Gries und W. Waldhäusl. *Diabetes in der Praxis.* Heidelberg: Springer Verlag, 1993.

[78] **Köbberling, J., H. L. Fehm, A Grüters-Kießlich und K. H. Usadel.** Endokrines Pankreas: Diabetes. [Buchverf.] C. R. Pickardt, R. P. Willig und R. Ziegler. *Rationelle Diagnostik in der Endokrinologie.* Stuttgart, New York: Georg Thieme Verlag, 1993.

[79] **Tillil, H., O. Nick und J. Köbberling.** Moderne Klassifikation und Diagnostik des Diabetes mellitus. *Z. ärztl. Fortb. Qual.sich.* 1989, Bd. 92, S. 456–465.

[80] **Köbberling, J.** Diabetes- Diagnostik und Klassifikation. [Buchverf.] A. Gries und W. Waldhäusl. *Diabetes in der Praxis.* Heidelberg: Springer Verlag, 1996, S. 14–23.

[81] **Kattermann, R. und J. Köbberling.** Funktionstests des Kohlenhydratstoffwechsels. *Der Krankenhausarzt.* 1973, Bd. 8, S. 1–8.

[82] **Tillil, H. und J. Köbberling.** Alterskorrigierte Erbprognoseziffern für Verwandte ersten Grades von insulinabhängigen (Typ 1) Diabetikern mit unterschiedlichem Manifestationsalter. *Verh. Dtsch. Ges. f. nn. Med.* 1983, Bd. 89, S. 688–690.

[83] **Köbberling, J. und B. Brueggeboes.** Prvalence of diabetes among children of insulin-dependent diabetic mothers. *Diabetologia.* 1980, Bd. 18, S. 459–462.

[84] **Tillil, H.** Untersuchungen zur Gentik der verschiedenen Formen des idiopathischen Diabetes mellitus. Göttingen: Medizinische Dissertation an der Universität Göttingen, 1982.

[85] **Köbberling, J. und H. Tillil.** Genetik des Diabetes mellitus. *Münch. Med. Wschr.* 1984, Bd. 126, S. 727–730.

[86] **Tillil, H. und J. Köbberling.** Genetik des idiopathischen Diabetes mellitus. 1. Teil: Typ-1-Diabetes. *Medizinische Klinik.* 1985, Bd. 80, S. 22–31.

[87] —. Genetik des idiopathischen Diabetes mellitus. 2. Teil: Typ-2-Diabetes. *Medizinische Klinik.* 1985, Bd. 80, S. 288–291.

[88] **Köbberling, J.** Genetik des Diabetes mellitus. *Zeitschr. Ges. Inn. Med.* 1981, Bd. 36, S. 360–363.

[89] —. Genetik des Diabetes mellitus. *Internist.* 1987, Bd. 28, S. 210–217.

[90] —. Typen des primären Diabetes mellitus und ihre Genetik. *Die Medizinische Welt.* 1986, Bd. 37, S. 999–1003.

[91] **Köbberling, J. und H. Tillil.** Genetik des Diabetes mellitus. *Internistische Welt.* 1986, Bd. 9, S. 23–30.

[92] **Tillil, H. und J. Köbberling.** Genetische Determinanten des Diabetes mellitus. *Internist.* 1989, Bd. 30, S. 536–546.

[93] **Tillil, H.und J. Köbberling.** Age correctetd empirical genetic risk estimates for first degree relatives of type 1-(insulin dependent) diabetic patients. *Diabetes.* 1987, Bd. 36, S. 93–99.

[94] **Köbberling, J.** Genetic heterogeneities within idiopathic diabetes. [Buchverf.] J. Köbberling, J. V. Neel und W. Creutzfeldt. *The genetics of diabetes mellitus.* Berlin, Heidelberg, New York: Springer Verlag, 1976, S. 79–87.

[95] —. Genetics of non-insulin dependent diabetes. [Buchverf.] H. Zühlke, U. Poser und H. Bibergeil. *Early diabetes, pathogenesis, diagnostic, prevention.* Karlsburg, Eigenverlag: s. n., 1980, S. 160–165.

[96] **Köbberling, J. und H. Tillil.** Empirical risk fgures for first degree relatives of non-insulin-dependent diabetics. [Buchverf.] R. Tattersall und J. Köbberling. *The genetics of diabetes mellitus.* London: Academic press, 1981, S. 201–208.

[97] —. The contribution of family studies to the definition of subtypes of non insulin dependent diabetes (auf italienisch). *Giornale italiano di Diabetologia.* 1983, Bd. 3, S. 119–148.

[98] —. Genetic factors in the etiopathogenesis of type I and type II diabetes melltus. *Front. Dabetes.* 1984, Bd. 4, S. 1–9.

[99] **Köbberling, J.** Diabetes mellitus vom MODY-Typ. *Dtsch. Med. Wschr.* 1984, Bd. 126, S. 864–868.

[100] **Köbberling, J. und H. Tillil.** Risk to family members of becoming diabetic. A study on the genetics of type 1 diabetes. [Buchverf.] M. Karp und Z. Laron. *Future trends in juvenile diabetes.* Basel: Karger Verlag, 1986, S. 26–38.

[101] **Tillil, H. und J. Köbberling.** Familiarität des Typ II -Diabetes. [Buchverf.] F. A. Gries, K. Jahnke und H. Drost. *Der nicht insulinabhängige Diabetes mellitus (Typ II)*. Stuttgart, New York: Schattauer Verlag, 1986, S. 3–11.

[102] **Köbberling, J.** Klassifikation und Vererblichkeit der Zuckerkrankheit. *Verh. Dtsch. Ges. f. Inn. Med.* 1986, Bd. 92, S. 524–532.

[103] **Köbberling, J. und H. Tillil.** Genetics of Diabtes mellitus. [Buchverf.] P. Lefèbre und W. Creutzfeldt. *Diabetes Mellitus, Pathophysiology and Therapy*. Heidelberg: Springer Verlag, 1989, S. 27–38.

[104] —. Genetic and nutritional factors in the etiopathogenesis of diabetes mellitus. [Buchverf.] B. Childs und A. P. Simopoulos. *Genetic Variation and Nutrition*. Basel: Karger Verlag, 1990, S. 102–115.

[105] —. Diabetestypen: Gemeinsamkeiten und Unterschiede. [Buchverf.] F. A. Gries, K. Jahnke und H. Drost. *Der Insulinahängige Diabetes mellitus (IDDM). Ätiologische und therapeutische Probleme*. Stuttgart, New York: Schattauer Verlag, 1991, S. 50–65.

[106] **Tillil, H. und J. Köbberling.** Genetische Aspekte des Diabetes mellitus und ihre Bedeutung für die Beratung in der Geburtshilfe. *Der Gynäkologe*. 1998, Bd. 31, S. 154–161.

[107] **Köbberling, J. und H. Tillil.** Diabetes bei verschiedenen endokrinologischen Erkrankungen. [Buchverf.] M. Berger. *Diabetes mellitus*. München, Jena: Urban und Fischer Verlag, 2000, S. 521–528.

[108] **Köbberling, J.** Studies on the genetic heterogeneity of diabetes mellitus. *Diabetologia*. 1971, Bd. 7, S. 46–49.

[109] **Rimoin, D. L., S. Fajans, J. V. Neel, J. Köbberling und J. Zonana.** Report of the workgroup on genetics of the Committee on scope and impact to the National Commission on Diabetes and to the Congress of the United States. 1976, Vol. 3, Part 2, S. 1963–1970.

[110] **Mimura, G., S. Baba, Y. Goto und J. Köbberling.** Clinico-genetic genesis of diabetes mellitus. Amsterdam, Oxford, Princeton: Excerpta medica, 1982.

[111] **Köbberling, J. und H. Tillil.** Problems in genetic councelling. [Buchverf.] S. Baba, Y. Goto, J. Köbberling und G. Mimura. *Clinico-genetic genesis of diabetes mellitus*. Amsterdam, Oxford, Princeton: Excerpta Medica, 1982, S. 267–269.

[112] **Hintze, G., H. J. Cüppers, H. okry, D. Hein und J. Köbberling.** Die alkoholishce Ketoazidose – eine wichtige Differentialdiagnose zur diabetischen Ketoazidose. *Dtsch. Med. Wsch.* 1988, Bd. 113, S. 727–727.

[113] **Metsch, J., H. Tillil, J. Köbberling und G. Sartory.** On the relationship between psychological distress, diabetes related health behaviour, and level of glycosylated hemoglobin in type I diabetes. *International Journal of Behavioral Medicine*. 1995, Bd. 2, S. 104–117.

[114] **Hompesch, M. und J. Köbberling.** Alpha-Lipoic-Acid in NIDDM Patients with Cardiac Autonomic Neuropathy. *Diab. Care*. 1997, Bd. 20, S. 1918.

[115] **Tillil, H., W. Böhm, K. Richter, C. von Boxberg und J. Köbberling.** Insulin-like growth factor-I (IGF-I) in Abhängigkeit von demographischen Variablen bei jungen gesunden Erwachsenen. *Diab. Stoffw.* 1994, Bd. 3, S. 215–220.

[116] **Köbberling, J.** Non-pharmacological management of non-insulin-dependet diabetes. [Buchverf.] W. Puls und J. Kuhlmann. *Oral Antidiabetics*. Heidelberg: Springer Verlag, 1996, S. 43–62.

[117] **Hader, C. und J. Köbberling.** Die Versorgungssituation von Diabetikern in Alten- und Pflegeheimen. *Arzt und Altenheim*. 1997, Bd. 2, S. 191.

[118] —. Klinische Besonderheiten beim älteren Diabetiker. *Arzt und Altenheim*. 1997, Bd. 2, S. 178–180.

[119] **Köbberling, J.** Innere Medizin und Geriatrie – Grenzen, Ergänzungen, Überschneidungen. *Medizinische Klinik*. 2004, Bd. 99, S. 269–272.

[120] **Köbberling, J., B. Willms, R. Kattermann und W. Creutzfeldt.** Diabetes mellitus und familiäre, partielle Lipoatrophie. [Buchverf.] A. Berninger und I. Magyar. *Diabetes mellitus.* Wien: Verl. d. Wien. Med. Akad., 1971, S. 427–430.

[121] —. Lipodystrophy of the extremities. A dominantly inherited syndrome associated with lipatrophic diabetes. *Humangenetic.* 1975, Bd. 29, S. 111–120.

[122] **Reichel, W., J. Köbberling, H. Fischbach und F. Scheler.** Membranoproliferative glomerulonephritis with partail lipodystrophy. Discordant occurrence in identical twins. *Klin. Wschr.* 1976, Bd. 54, S. 75–81.

[123] **Köbberling, J.** Genetic syndromes associated with lipatrophic diabetes. [Buchverf.] J. Köbberling, J. V. Neel und W. Creutzfeldt. *The genetics of diabetes mellitus.* Berlin, Heidelberg, New York: Springer Verlag, 1976, S. 147–154.

[124] **Köbberling, J., H. Schwark, P. Cremer, D. Seidel und W. Creutzfeldt.** Partielle Liopodystrophie mit lipatrophischem Diabetes und Hyperlipoproteinämie. *Verh. d. Dtsch. Ges. f. Inn. Med.* 1981, Bd. 97, S. 601–604.

[125] **Köbberling, J. und M. G. Dunnigan.** Familial partial lipodystrophy: two types of an X linked dominant syndrome, lethal in the hemizygous state. *Jornal of Medical Genetics.* 1986, Bd. 23, S. 120–127.

[126] **Köbberling, J.** The respective place of obesity and heredity in the development of diabetes. [Buchverf.] Ph. Vague und J. Vague. *Obesity and diabetes.* Amsterdam: Excerpta medica, 1979, S. 83–90.

[127] **Köbberling, J., N. Bengsch, B. Brüggeboes, h. Schwarck, H. Tillil und M Weber.** The chlorpropamide alcohol flush. Lack of specifity for familial non-insulin dependent diabetes. *Diabetologia.* 1980, Bd. 19, S. 359–363.

[128] **Köbberling, J. und M. Weber.** Facial flush after chlorpropamide-alcohol and enkephalin. *Lancet.* 1980, S. 583.

[129] **Köbberling, J.** Der prädiktive Wert diagnostischer Maßnahmen. *Dtsch. Med. Wschr.* 1982, Bd. 107, S. 591–595.

[130] **Köbberling, J. und J. Windeler.** Der Test auf occultes Blut im Stuhl. Studie zum Aussagewert für die Früherkennung kolorektaler Karzinome. Stuttgart, New York: Georg Thieme Verlag, 1985.

[131] **Windeler, J. und J. Köbberling.** Colorectal carcinoma and Haemoccult – A study of its value in mass screening using metaanalysis. *Int. J. Colorectal Dis.* 1987, Bd. 2, S. 223–228.

[132] —. Empirische Untersuchungen zur Einschätzung diagnostischer Verfahren am Beispiel des Hämoccult-Tests. *Klin. Wschr.* 1986, Bd. 64, S. 1106–1112.

[133] **Köbberling, J. und J. Windeler.** Wird der Nachweis von occultem Blut im Stuhl überbewertet? *Leber-Magen-Darm.* 1986, S. 384–385.

[134] **Windeler, J. und J. Köbberlng.** Darmkrbs-Screening mit Hämoccult – Contra. *Z. f. Gastroenterol.* 1987, Bd. 25, S. 190–194.

[135] **Köbberling, J. und J. Windeler.** Fecal blood levels in health and disease: A study using hemoquant. *New Engl. J. Med.* 1986, Bd. 314, S. 387.

[136] **Köbberling, J.** Senkt die jährliche Untersuchung des Stuhls auf okkultes Blut die Mortalität an kolorektalen Karzinomen? *Z. Gastroenterol.* . 1994, Bd. 35, S. 605–606.

[137] **Köbberling, J. und J. Windeler.** Occultes Blut im Stuhl. [Buchverf.] L Thomas. *Labor und Diagnose (3. Aufl.).* Marburg: Medizinische Verlagsgesellschaft, 1987, S. 479–482.

[138] **Windeler, J., und J. Köbberling.** The haemoccult-test. Discrepancies between published original data and the general clinical appreciation. [Buchverf.] H. J. Trampisch und H. J. Jesdinsky. *Prognose- und ntscheidungsfindung in der Medizin.* Berlin, Heidelberg, New York, Tokyo: Springer Verlag, 1985, S. 370–380.

[139] **Windeler, J. und J. Köbberling.** Der Screeningtest auf occultes Blut im Stuhl in der medizinischen Öffentlichkeit. *Internistische Praxis.* 1989, Bd. 30, S. 536–546.

[140] **Richter, K., U. Abel, R. Klar, J. Köbberling, H. J. Trampisch und J. Windeler.** Die Grundlagen der Validierung einfacher diagnostischer Tests. *Klin. Wschr.* 1988, Bd. 66, S. 655–661.

[141] **Köbberling, J., K. Richter, H. J. Trampisch und J. Windeler.** Methodologie der medizinischen Diagnostik. Entwicklung, Beurteilung und Anwendung von Diagnoseverfahren in der Medizin. Heidelberg: Springer Verlag, 1991.

[142] **Köbberling, J., H. J. Trampsich und J. Windeler.** *Memorandum zur Evaluierung diagnostischer Maßnahmen.* [Hrsg.] Schriftenreihe der Deutschen Gesellschaft für Medizinische Dokumentation, Informatik und Statistik Arbeitsgruppe "Methoden der Prognose und Entscheidungsfindung". Stuttgart, New York: Schattauer Verlag, 1989.

[143] **Windeler, J., J. Köbberling und H. J. Trampisch.** Grundlagen der Planung von Diagnosestudien. *Dtsch. Med. Wschr.* 1988, Bd. 113, S. 232–236.

[144] **Köbberling, J.** Methoden zur Beurteilung der diagnostischen Aussagekraft von in vitro Testverfahren. *Akt. Endokr. Stoffw.* 1984, Bd. 5, S. 22–27.

[145] —. Use and usefulness of diagnostic tests. The oral glucose tolerance test and the so called chlorpropamide alcohol flush test. [Buchverf.] Jesdinsky H. J. und H. J. Trampisch. *Prognose- und Entscheidungsfindung in der Medizin.* Berlin, Heidelberg New York, Tokyo: Springer Verlag, 1985, S. 370–380.

[146] —. Methoden zur Evaluierung diagnostischer Tests. *Diagnostika Dialog.* 1985, Bd. 3, S. 5–10.

[147] **Köbberling, J., K. Richter und H. Tillil.** The predictive factor – a method to simplify Bayes´ formula and its application to the diagnostic procedure. *Klin. Wsch.* 1984, Bd. 62, S. 586–592.

[148] **Gawlik, C. S., H. H. Abholz, B. B. Burkhard, W. Gaus, J. Jöbberling und U. M. Sehrt-Ricken.** Beurteilung klinischer Therapiestudien. Mindeststandards für den Arbeitsalltag. *Dtsch.Ärztebl.* 1998, Bd. 95, S. 927–930.

[149] **Windeler, J. und Andere.** Diagnostische Studien im Fokus (9 Artikel). *Z.Evid.Fortbild.Qual.Gesundh.wesen.* 2011, Bd. 105, S. 495–534.

[150] **Lange, S., K. Richter und J. Köbberling.** Die Osteodensitometrie. Metaanalyse über den diagnostischen Wert bei der Osteoporose. Münster: LIT Verlag, 1999.

[151] **Schroeder, A., E. Reese, K. Richter und J. Köbberling.** Die Wertigkeit der Stressechokardiographie in der Priärdiagnostik der koronaren Herzkrankheit. *Health Technology Assisment, Band 21.* Baden Baden: Nomos Verlagsgesellschaft, 2003.

[152] **Schwartz, F. W., J. Köbberling, H. Raspe und J. M. Graf von der Schulenburg.** *Health technology assessment.* [Hrsg.] Schriftenreihe des Deutschen Instituts für Medizinische Dokumentation und Informatik im Auftrage des Bundesministeriums für Gesundheit. Baden Baden: Nomos Verlagsgesellschaft.

[153] **Köbberling, J.** Diagnoseevaluierung. *Med. Welt.* 1991, Bd. 42, S. 709–710.

[154] —. Diagnoseverfahren auf dem Prüfstand. *Ärztliche Praxis.* 1992, Bd. 44, S. 5.

[155] **Köbberling, J. und J. Windeler.** Labordiagnostik als ärztliche Entscheidungshilfe. *Internist.* 1994, Bd. 35, S. 619–625.

[156] **Köbberling, J.** Das Ärztliche Anforderungsverhalten als wesentliche Determinante für die Kostensituation im Kliniklabor. [Buchverf.] J. Meier. *Das moderne Krankenhaus. Managen statt Verwalten.* s. l.: Luchterhand Verlag, 1994.

[157] **Verein der Freunde und Förderer des Ferdinand-Sauerbruch-Klinikums.** *125 Jahre Ferdinand Sauerbruch Kliniken.* Wuppertal: J. H.Born Verlag, 1987. ISBN-Nr. 3-87093-053-5 .

[158] **Köbberling, J.** Philipp-Klee als Namensgeber für das Institut für Klinische Pharmakologie in Wuppertal. *Klin. Pharmakol. akt.* 1998, Bd. 9, S. 11–12.

[159] **von Schroeders, N. und J. Köbberling.** Einfluss von Vergütungssystemen auf die medizinische Qualität. *Medizinische Klinik.* 2002, Bd. 97, S. 429–433.

[160] **von Schroeders, N., J. Köbberling und Ch. Heller.** Ökonomie und medizinische Qualität – ein Widerspruch? *Cordatus.* Sprockhövel: Eigenverlag KSB Klinikberatung GmbH, 2009. Bd. 5.

[161] von zur Mühlen, A., D. Emrich, R.-D. Hesch und J. Köbberling. Untersuchungen über die Beein-flussung der Thyreotropinsekretion beim Menschen. *Acta endocrinol.* 1971, Bd. 68, S. 669–685.

[162] Köbberling, J., A. von zur Mühlen, D. Emrich und R. D. Hesch. Untersuchungen über die Wirkung vom synthetischen "Thyreotropin Releasing Faktor" (TRF) bei unterschiedlicher Dosierung und Applikationsform. *Verh. Dtsch. Ges. f. Inn. Med.* 1971, Bd. 77, S. 644–646.

[163] von zur Mühlen, A., R. D. Hesch, D. Emrich und J. Köbberling. Anwendungsmöglichkeiten von synthetischem "Thyreotropin Releasing Factor" (TRF) bei der Funktionsdiagnostik von Schild-drüsenerkrankungen. *Verh. Dtsch. Ges. f. Inn. Med.* 1971, Bd. 77, S. 655–658.

[164] Schwinn, G., A. von zur Mühlen, J. Köbberling, E. Halves, K. W.Wenzel und H. Meinhold. Plas-ma Prolactin levels after TRH and chlorpromazine in normal subjects and patients with impai-red ptuitary funktion. *Acta Endocrinol.* 1975, Bd. 79, S. 663–667.

[165] von zur Mühlen, A., J. Köbberling und R. D. Hesch. Effekt von synthetischem TRF bei verschie-denen Funktionszuständen der Schilddrüse. *Thyreotrpin-Releasing-Hormon.* Stuttgart, New York: Schattauer Verlag, 1972, S. 25–31.

[166] Köbberling, J. und D. Emrich. The genetic polymorphism of the thyroxine binding globuline (TBG). *Humangenetik.* 1972, Bd. 14, S. 85–94.

[167] Pottkämper, G., J. Gatz, G. Schwinn, R. D. Hesch und J. Köbberling. Veränderungen der Thyro-xinbindungskapazität bei Lebererkrankungen. *Verh. d. Dtsch. Ges. f. Inn. Med.* 1976, Bd. 82, S. 322–325.

[168] Dirks, H., D. Emrich und J. Köbberling. Therapeutische Überlegungen zur Schilddrüsenhormon-resistenz. *Akt. Endokr. Stoffw.*: 1982, Bd. 3, S. 119–121.

[169] Köbberling, J. Kritische Komplikationen bei Hyperthyreose. *Therapiewoche.* 1982, Bd. 32, S. 1626–1631.

[170] —. Hypothyreose. *Klinikarzt.* 1983, Bd. 3, S. 193–198.

[171] —. Substitutionstherapie bei malignen Schilddrüsentumoren. [Buchverf.] A. Schauer. *Zur Diag-nostik und Therapie von Schilddrüsentumoren.* Stuttgart, New York: Schattauer Verlag, 1980, S. 135–139.

[172] —. Klinische Untersuchungen bei Verdacht auf Schilddrüsencarcinom. [Buchverf.] A. Schauer. *Zur Diagnostik und Therapie von Schilddrüsentumoren.* Stuttgart, New York: Schattauer Verlag, 1980, S. 39–49.

[173] —. Besonderheiten der Hyperthyreose im höheren Lebensalter. *Münch.Med. Wschr.* 1984, Bd. 109, S. 864–868.

[174] Köbberling, J. und G. Hintze. Spezielle Probleme der Altershyperthyreose. *Der Internist.* 1983, Bd. 24, S. 453–459.

[175] Hintze, G., R. Benecke, B. Conrad und J. Köbberling. Klinisch-neurophysiologische Befunde bei Patienten mit Altershyperthyreose. *Akt. Endokr. Stoffw.* 1982, Bd. 3, S. 119–148.

[176] Köbberling, J., G. Hintze, H. C. Blossey, H. Dirks, D. Emrich, G. Mayer und H. Schicha. Diagnos-tische Probleme der Hyperthyreose im höheren Lebensalter. *Dtsch. Med. Wschr.* 1981, Bd. 106, S. 973–978.

[177] Dirks, H., G. Hintze, H. Schicha, D. Emrich, G. Mayer und J. Köbberling. Spezifische Probleme der Hyperthyreose im höheren Lebensalter. *Verh. d. Dtsch. Ges. f. Inn. Med.* 1981, Bd. 87, S. 601–604.

[178] Köbberling, J. und G. Hintze. Schilddrüsenkrankheiten im Alter. [Buchverf.] D. Emrich und B. Weinheimer und P. Pfannebstiel. *Schilddrüse 1985.* S. 298–305.

[179] Hintze, G, und J. Köbberling. Die Hyperthyreose bei älteren Patienten. *Der informierte Arzt.* 1987, Bd. 8, S. 26–32.

[180] Hintze, G., J. Windeler, J. Baumert, H. Stein und J. Köbberling. Thyroid volume and goitre preva-lence in the elderly as determined by ultrasound and their relationship to laboratory indices. *Acta endocr.* 1991, Bd. 124, S. 12–18.

[181] **Hintze, G., U. Burghardt, J. Baumert, J. Windeler unf J. Köbberling.** Prevalence of thyroid dysfunction in elderly subjects from the general population in an iodine deficiency area. *Aging.* 1991, Bd. 3, S. 325–331.

[182] **Köbberling, J. und G. Hintze.** Strumatherapie beim älteren Patienten. *Med. Welt.* 1992, Bd. 43, S. 786–789.

[183] **Köbberling, J.** Pharmakotherapeutische Probleme beim betagten Patienten – Schilddrüsenkrankheiten. *Verh. d. Dtsch. Ges. f. Inn. Med.* 1985, Bd. 91, S. 25–31.

[184] —. Schilddrüsenfunktionsstörungen. [Buchverf.] I. Füsgen. *Der ältere Patient.* München: Urban und Schwarzenberg, 2000, S. 971–979.

[185] **Hintze, G., R. Grobe, K.-H. Rudorff, J.Windeler und J. Köbberling.** Behandlung der Jodmangelstruma mit Levothyroxin bei Personen im Alter von über 60 Jahren. *Akt. Endocr.* 1992, Bd. 13, S. 88–93.

[186] **Köbberling, J.** Therapie von Schilddrüsenerkrankungen. [Buchverf.] D. Platt. *Pharmakotherapie und Alter (2. Aufl.).* Berlin: Springer Verlag, 1993, S. 361–374.

[187] —. Schilddrüsenerkrankungen. [Buchverf.] E. Mutschler und D. Platt. *Pharmakotherapie im Alter.* Stuttgart: Wissenschaftliche Fachgesellschaft, 1998, S. 274–285.

[188] **Hintze, G. und J. Köbberling.** Was ist mit jodiertem Speisesalz zu erreichen? *Therapiewoche.* 1990, Bd. 40, S. 2076–2079.

[189] **Hintze, G. D. Emrich, K. Richter, H. Thal, T. Wasilewski und J. Köbberling.** Effect of voluntary intake of iodinated salt on prevalence of goitre in children. *Acta Endocr.(Copenh.).* 1988, Bd. 117, S. 333–338.

[190] **Hintze, G., D. Emrich und J. Köbberling.** Therapy of endemic goitre: controlled study on the effect of iodine and thyroxine. *Horm. Met. Res.* 1985, Bd. 17, S. 361–364.

[191] —. Treatment of endemc goiter due to iodine deficiency with iodiune, levothyroxine or both. – Result of a multicental trial. *Europ. J. Clin. Invest.* 1989, Bd. 19, S. 527–534.

[192] **Hintze, G. und J. Köbberling.** Iodine versus thyroxine. A changing concept of therapy in endemic goitre. *Klin. Wsch.* 1987, Bd. 65, S. 583–589.

[193] **Hintze, G., D. Emrich, J. Köbberling, H. Dirks und A. Ridder-Dirks.** Controlled Study on the effect of iodine and thyroxine in treatment of euthyroid simple goitre. [Buchverf.] J. Köbberling und R. Hall. *Thyroid disorders associated with iodine deficiency and excess.* New York: Raven Press, 1985, S. 435–442.

[194] **Köbberling, J. und G. Hintze.** Therapie der endemischen Struma. *Internist.* 1988, Bd. 29, S. 550–554.

[195] **Hintze, G. und J. Köbberling.** Jodidtherapie im Vergleich zur Schilddrüsenhormontherapie. [Buchverf.] C. R., P.Pfannenstiel und B. Weinheimer Pickard. *Schilddrüse 1987.* Stuttgart: Thieme Verlag, 1989, S. 397–401.

[196] **Köbberling, J.** Strumatherapie heute. *Med. Klinik.* 1992, Bd. 87, S. 374–377.

[197] —. Jod versus Thyroxin bei der Strumatherapie. *Arzneiverordnung in der Praxis.* 1995, Bd. 3, S. 1–2.

[198] —. Struma und Autonomie der Schilddrüse – Strategien und Ergebnisse der Rezidivprophylaxe. [Buchverf.] Th. Junginger, H. Lehnert, S. Walgenbach und J. Beyer. *Diagnostische und chirurgische Aspekte bei endokrinen Erkrankungen.* München: Sympomed, 1993.

[199] —. Jodprophylaxe mit Lugol'scher Lösung? *Dtsch. med. Wschr.* 1988, Bd. 113, S. 1900.

[200] —. Definition, Vorkommen, Häufigkeit und Manifestationsfaktoren der endemischen und sporadischen Struma. *Therapiewoche.* 1981, Bd. 31, S. 1473–1477.

[201] —. Pathogenese des Strumarezidivs nach Strumaresektion. [Buchverf.] C. R., H. Schleusener und B. Weinheimer Pickardt. *Schilddrüse 1983.* Stuttgart, New York: Thieme Verlag, 1985, S. 204–210.

[202] **Hintze, G. und J. Köbberling.** Das Problem des Jodmangels. *Intern. Welt.* 1987, Bd. 11, S. 288–292.

[203] **Köbberling, J. und G. Hintze.** Differentialindikation zur Schilddrüsenoperation. *Chirurg.* 1999, Bd. 70.

[204] **Köbberling, J.** Struma mit Euthyreose. [Buchverf.] W. Kaufmann, H. Bünte, E. Gladtke, R. Tölle, W. Wilamanns und F. Krück. *Therapie-Handbuch.* s. l.: Urban und Schwarzenberg, 1992.

[205] **Schicha, H. und J. Köbberling.** Struma mit Euthyreose – wann und wie behandel? *Deutsch. Ärztebl.* 1988, Bd. 85, S. 1904–1905.

[206] **Köbberling, J. und C. R. Pickardt.** *Struma.* Berlin, Heidelberg, New York: Springer-Verlag, 1990. 3-540-51067-2.

[207] **Köbberling, J.** Diagnostik von Schilddrüsenerkrankungen in der internistischen Praxis. *Internist.* 1983, Bd. 24, S. 439–441.

[208] **von zur Mühlen, A., R. D. Hesch und J. Köbberling.** Neuere Aspekte der Schiddrüsendiagnostik. *Dtsch. Med. Wschr.* 1974, Bd. 99, S. 1504–1505.

[209] **von zur Mühlen, A., R. D. Hesch und J. Köbberling.** The TRH-Test in the course of treatment of hyperthyroidism. *Clin. Endocr.* 1975, Bd. 100, S. 165–172.

[210] **von zur Mühlen, A. und J. Köbberling.** Diagnostic use of TRH in thyroid disorders. [Buchverf.] W. Voelter und D. Gupta. *Hypothalamic hormones – structure, synthesis and biological activity.* Weinheim: Verlag Chemie GmbH, 1975, S. 265–276.

[211] **Emrich, D., M. Bähre, A. von zur Mühlen, R. D. Hesch und J. Köbberling.** Insufficient TRH-stmulation after successful treatment of hyperthyroidism. *Horm. Met. Res.* 1976, Bd. 8, S. 408.

[212] **Emrich, D., F. Hottenbacher, M. Bähre, A. von zur Mühlen R. D. Hesch und J. Köbberling.** Pathophysiologie und Diagnostik des autonomen Adenoms. *Med. Klin.* 1977, Bd. 72, S. 15–20.

[213] **Emrich, D., K. P. Leipert, I. Schreivogel, U. Facorro und J. Köbberling.** Qualitätskontrolle und Normalbereiche für 10 Schilddrüsen-in-vitro-Parameter. *Akt. Endocr. Stoffw.* 1980, Bd. 1, S. 245–253.

[214] **Köbberling, J., H. Dirks und G. Hintze.** Hyperthyreosen mit nicht erhöhten Werten von Gesamtthyroxin und Gesamttrijodthyronin. *Akt. Endocr. Stoffw.* 1982, Bd. 3, S. 42–46.

[215] **Hintze, G., Ch. Holzhäuser, D. Emrich und J. Köbberling.** Zur Diagnostik und Epidemiologie des "euthyroid sick syndrome". *Verh. Dtsch. Ges. f. Inn. Med.* 1984, Bd. 90, S. 489–492.

[216] **Köbberling, J. und G. Hintze.** Diagnostic problems in iodine induced thyrotoxicosis. [Buchverf.] J. Köbberling und R. Hall. *Thyroid disorders associated with iodine deficiency and excess.* New York: Raven Press, 1985, S. 419–430.

[217] **Hintze, G. und J. Köbberling.** Veränderungen der Schilddrüsenparameter bei multimorbiden Patienten. [Buchverf.] D. Emrich, B. Weinheimer und P. Pfannenstiel. *Schilddrüse 1985.* Stuttgart: Thiemer Verlag, 1986, S. 254–259.

[218] **Hintze, G., E. Briehl, D. Jaworek, A. Kunst und J. Köbberling.** Evaluation of a new enzyme immunoassay system for free thyroxine. *J. Clin. Chem. Clin. Biochem.* 1990, Bd. 28, S. 427–433.

[219] Pickardt, C. R., A. Grüters-Kießlich, M. Grußendorf, G. Hintze, K.Horn, J. Köbberling, W. Meng, Th. Olbricht, Chr. Reiners und H. Schleusener. Schilddrüse. [Buchverf.] C. R. Pickardt, R. P. Willig und R. Ziegler. *Rationelle Diagnostik in der Endokrinologie.* Stuttgart, New York: Georg Thieme Verlag, 1993.

[220] **Köbberling, J.** Arzneimittelbehandlung in der Schwangerschaft bei Hypo- bzw. Hyperthyreose. *Therapiewoche.* 1989, Bd. 39, S. 2136–2139.

[221] **Hintze, G. und J. Köbberling.** Besonderheiten der Klinik der thyreoidalen Autonomie. [Buchverf.] P Pfannenstiel. *Diagnostik und Therapie der tyreoidalen Autonomie.* s. l.: pmi Verlag, 1988, S. 11–22.

[222] **Herrman, J., D. Emrich, F. Kemper, J. Köbberling, R. C. Pickardt und P. Stubbe.** Jodexcess und seine Auswirkungen. *Dtsch. Med. Wsch.* 1984, Bd. 109, S. 1077–1080.

[223] **Hintze, G., H. Dirks, H. D.Becker und J. Köbberling.** Die subtotale Thyreodektomie bei jodinduzierter Hyperthyreose. *Verh. Dtsch. Ges. f. Inn. Med.* 1983, Bd. 89, S. 1061–1064.

[224] **Köbberling, J., G. Hintze und H. D. Becker.** Iodine induced thyrotoxicosis. A case for subtotal thypoidectomy in severely ill patients. *Klin. Wschr.* 1985, Bd. 63, S. 1–7.

[225] **Hintze, G. G. Lepsien, H. D. Becker und J. Köbberling.** Die subtotale Thyreodektomie bei schwerer jodinduzierter Hyperthyreose. *Chirurg.* 1985, Bd. 56, S. 594–598.

[226] **Hintze, G., J. Köbberling und H. D. Becker.** Die subtotale Thyreodektomie – eine therapeutische Alternative bei jodinduzierter Hyperthyreose. [Buchverf.] H. Schleusener, B. Weinheimer und C. R. Pickardt. *Schilddrüse 1983.* Stuttgart, New York: Thieme Verlag, 1985, S. 156–164.

[227] **Hall, R. und J. Köbberling.** Thyroid disorders associated with iodine deficiency and excess. New York: Raven Press, 1985.

[228] **Hintze, G., J. Köbberling, H. D. Becker und G. Köbberling.** Subtotal Thyroidectomy – a rational alternative in severe, iodine induced thyrotoxicosis. [Buchverf.] R. Hall und J. Köbberling. *Thyroid disorders associatetd with iodine deficiency and excess.* New York: Raven Press, 1985, S. 419–430.

[229] **Hintze, G., K.-H. Usadel und J. Köbberling.** Schwere jodinduzierte Hyperthyreose. Eine mögliche Indikation zur Thyreodektomie, insbesondere bei Thyreotoxikose mit Koma. *Innere Medizin.* 1989, Bd. 16, S. 161–164.

[230] **Baumert, J., G. Hintze, U. Burghardt und J. Köbberling.** Verlauf der Jodausscheidung im Urin nach Applikation von Röntgenkotrastmitteln aus unterschiedlicher Indikation. *Akt. Endokr.* 1993, 14, S. 71–74.

[231] **Gonska, B. D., K. P. Bethge, H. Wagner, K. Bosse, J. Köbberling, C. D. Quentin und H. Kreutzer.** Amiodarontherapie – Verhalten von Serum- und Fetgewebskonzentrationen. *Klin. Wsch.* 1986, Bd. 64, S. 219–226.

[232] **Hintze, G., O.Blombach, H. Fink, E. Scharf-Bornhofen, U. Burkhardt und J. Köbberling.** Risk of iodine induced hyperthyroidism after coronary angiography; investuigated in 788 unselected subjects. *Europ. J. Clin. Endocr.* 1999, Bd. 140, S. 264–267.

[233] **Köbberling, J.** Conclusio – Evidence based medicine in der Thyreologie. [Buchverf.] Chr. Reiners und B. Weinheimer. *Jod und Schilddrüse.* Berlin: Walter de Gruyter Verlag, 1989, S. 291–293.

[234] —. Gefahren der Depotkortikoid-Therapie. *Inter. Welt.* 1979, Bd. 2, S. 118–122.

[235] **Köbberling, J. und H. Dirks.** Das Verhalten der Hypophysen-Nebennierenrinden-Achse unter und nach Corticoid-Langeittherapie. [Buchverf.] K. Graupe, J. Köbberling und H. L Fehm. *Glucocortikoide: Forschung und Therapie.* Erlangen: Perimed Verlag, 1984, S. 112–121.

[236] **Köbberling, J.** Stellungnahme zur systemischen Therapie mit Depotkortikoiden. *Intern. Welt.* 1980, Bd. 3, S. 150.

[237] **Köbberling, J. und Ch. Blossey.** Cortisol-Substitution bei Nebennierenrinden-Insuffizienz. *Dtsch. med. Wschr.* 1978, Bd. 103.

[238] **Köbberling, J.** Heterogeneity in adrenal steroidogenesis in normal individuals. *Clin. Endocr.* 1980, Bd. 12, S. 317.

[239] —. Cortison, ein Medikament voller Widersprüche. *50 Jahre Cortison. Der heutige Stellenwert der Corticoide.* Frankfurt: pmi-Verlag, 1998, S. 3–5.

[240] **Boldt, H. M. und J. Köbberling.** Systemische Therapie mit Depot-Kortikoiden. *Dtsch. Ärzteblatt.* 1980, S. 760.

[241] **Pudill, R., H. J. Siebeck, J. Köbberling und G. E. Schubert.** Therapie und klinisch toxikologische Verlaufskontrolle einer tödlich verlaufenden Kaliumbromat-Vergiftung. *Labor-Medizin.* 1989, Bd. 10, S. 469–473.

[242] **von Boxberg, C., K. Breidenbach, H. Höhler und J. Köbberling.** Letale Arzneimittelnebenwirkung von Chlormetazon (Muskel Trankopal). *Dtsch. Med. Wschr.* 1989, Bd. 123, S. 866–870.

[243] **Köbberling, J. und J. Rotheberger.** Methodische Konzepte zur Prüfung der Glukokortikoidwirkung. [Buchverf.] G. Benker, B. Allolio und H. N. Schulte. *Therapie mit Glucocorticoiden.* Stuttgar, New York: Schattauer Verlag, 1993.

[244] **Köbberling, J.** Zum Problem der Dosisfindung bei der Therapie mit Glukokortikoiden. *Akt. Rheumatol.* 1993, Bd. 18, S. 2–3.

[245] **Rotheberger, J. und J. Köbberling.** Glukokortikoide und Osteoporoserisiko. Zum Problem der Äquivalenzdosis von erwünschten und unerwünschten Wirkungen verschiedener Glukokortikoide, dargestellt am Deflaxacort. *Med. Klinik.* 1993, Bd. 88, S. 432–437.

[246] **Köbberling, J.** Probleme der Vergleichbarkeit von Glukokotikoiden, dargestellt am Beispiel von Methyprednisolon und Prednisolon. *DerArzneimittelbrief.* 1995, Bd. 29, S. 9–12.

[247] **Köbberling, J., H. J. Cüppers, G. Hintze, K. Richter, F. Rommelmann und H. Tillil.** Hinweise für einen blutzuckersenkenden Effekt von Tritoqualin bei insulinbehandelten Diabetikern. *Med. Klinik.* 1988, Bd. 83, S. 596–600.

[248] **Schwinn, G., H.Schwarck, C. McIntosh, H. R. Milstrey, B. Willms und J. Köbberling.** Effect of the dopamine receptor blocking agent pimocide on the growth hormone response to arginine and exercise and on the spontaneous growth hormone fluctuations. *J. Clin. Endocr.* 1976, Bd. 43, S. 1183–1185.

[249] **Mayer, G., J. Wessel und J. Köbberling.** Failure of naloxone to alter exercised induced growth hormone and prolactin release in normal men. *Clin. Endocr.* 1980, Bd. 13, S. 413–416.

[250] **Köbberling, J., G. Schwinn und H. Dirks.** Die Behandlung der Akromegalie mit Bromocriptin. *Dtsch. Med. Wschr.* 1975, Bd. 100, S. 1540–1542.

[251] **Schwinn, G., H. Dirks, C. McIntosh und J. Köbberling.** Metabolic and clinical studies on patients with acromegaly treated with bromocriptine over 22 month. *Europ J. Clin. Invest.* 1977, Bd. 7, S. 101–107.

[252] **Köbberling, J. und G. Schwinn.** Medical treatment of acromegaly. [Buchverf.] K. von Werder und R. Fahlbusch. *Treatment of pituitary adenomas.* Stuttgart: Thieme Verlag, 1978, S. 400–411.

[253] **Schwinn, G. und J. Köbberling.** Long term treatment of acromegaly with bromocriptine up to 43 months. [Buchverf.] J. A. Linfoot. *Recent advances in the diagnosis and treatment of pituitary tumors.* New York: Raven Press, 1979, S. 347–353.

[254] **Köbberling, J., G. Schwinn, G. Mayer und H. Dirks.** Dopaminergic stimulant drugs and the medical treatment of acromegaly. [Buchverf.] E. E. Müller. *Neuroactive drugs in endocrinology.* North Holland: Elsevier, 1980, S. 315–325.

[255] **Köbberling, J., H. C. Blossey, H. Dirks und G. Mayer.** Bromocriptine in acromegaly. *New Engl J. Med.* 1982, Bd. 306, S. 748.

[256] **Berger, M., J. Köbberling und J. Windeler.** Workshop report – Appraisal of effectiveness and potential theraputic benefit of acarbose: a non-consensus conference. *Diabetologia.* 1996, Bd. 39, S. 873–874.

[257] **Berger, M, J. Köbberling und J. Windeler.** Wirksamkeit und Wertigkeit der Acarbose. *Dtsch. Ärzteblatt.* 1996, Bd. 9 A, S. 547–548.

[258] **Lempert, T., G. Schott, J. Köbberling, D. Klemperer und K. Lieb.** Keine Punkte bei Sponsoring. *Deutsches Ärzteblatt.* 2019, Bd. 116, S. 620–622.

[259] **Köbberling, J.** Zur Ethik von klinischen Studien – Grenzen beachten. *Uro-News.* 2012, Bd. 16, S. 2–4.

[260] —. Editorial und Charta zur ärztlichen Berufsethik. *Med. Klinik.* 2002, Bd. 97, S. 697–699.

[261] **Köbberling, J., S. Haffner.** Rechtssicherheit und Rechtsapraxis bei der Risikoaufklärung vor Arzneimittelgabe. *Med. Klinik.* 2006, Bd. 101, S. 516–523.

[262] **Köbberling, J. und R. von Alpen.** Metamizol und Agranulozytose – Aufklärungspflicht. *Rheinisches Ärzteblatt.* 2017.

[263] **Köbberling, J.** *Zeitfragen der Medizin.* Berlin, Heidelberg, New York: Springer Verlag, 1998. ISBN 3-540-63582-3.

[264] —. Rückblick, ein Schlusseditorial. *Medizinische Klinik.* 2010, Bd. 105, S. 855–856.

[265] **Windeler, J., K. Richter und J. Köbberling.** Die Beschreibung und Prüfung diagnostischer Maßnahmen in deutschsprachigen klinischen Zeitschriften. *Schweiz. Med. Wschr.* 1988, Bd. 118, S. 1437–1441.

[266] **Köbberling, J.** Qualität deutscher medizinischer Journale. *Dtsch. med. Wschr.* 2000. 125, S. 1106–1108.

[267] **Köbberling, J. u. a.** Bedeutung und Aufgaben der Inneren Medizin im Gesundheitswesen. *Med. Kl.*

[268] **Köbberling, J.** Charta zur ärztlichen Berufsethik. *Z. ärztl. Fortb. Qual.sich.* 2003, Bd. 97, S. 76–79.

[269] —. Klinische Medizin und evidenzbasierte Medizin. [Buchverf.] H. H. Raspe und J. Michaelis. *Die Evidenz.basierte Medizin im Lichte der Fakultäten. Medizinische Forschung Band 1.* Basel: Schwabe und Co., 2002, S. 141–142.

[270] —. Rationalisierungsbestrebungen: Leitlinien, evedence based medicine. *Z.ärztl. Fortb. Qual. sich. (ZaeFQ).* 2000, Bd. 94, S. 794–799.

[271] —. Bessere Patientenversorgung durch Evidenz-basierte Medizin? [Buchverf.] M. R. und W. Bartens Fischer. *Zwischen Erfahrung und Beweis. Medizinische Entscheidungsfindung und Evidence-based Medicine.* Bern: Hans Huber Verlag, 1999, S. 263–272.

[272] —. Der Zweifel als Triebkraft des Erkenntnisgewinns in der Medizin. [Buchverf.] G. Ollenschläger, H. H. Raspe, G. Jonitz und F. W. Kolkmann und R. Kunz. *Lehrbuch der Evidenz-basierten Medizin in Klinik und Praxis.* s. l.: Deutscher Ärzteverlag, 2000, S. 18–29.

[273] —. Ökonomischer Druck im Krankenhaus – unvereinbare Einschätzung von Ärzten und Geschäftsführern. *Deutsches Ärzteblatt.* 2017, S. 795–796.

[274] **Wehner, M. und J. Köbberling.** Der Wirksamkeitbeleg als Grundlage für die Beurteilung von Diagnose und Therapieverfahren im medizinischen Gutachten. *Versicherungsmedizin.* 2002, Bd. 54, S. 182–184.

[275] **Köbberling, J.** EbM und Meinungsstabilität. *Z. ärztl. Fortb. Qual.sich. (ZaeFQ).* 2003, Bd. 97, S. 150.

[276] **Köbberling, J. und M. Wehner.** Alternativen zur evidenzbasierten Medizin (EbM). *Z. ärztl. Fortb Qual.sich. (ZaeFQ).* 2000, Bd. 94, S. 246–248.

[277] **Köbberling, J.** Die trendbasierte Medizin – Jede Satire ist noch zu toppen. *Z. ärztl. Fortb. Qual. sich.* 2002, Bd. 96, S. 623.

[278] —. Leitlinien in der Medizin als Beitrag zur Qualitätssicherung. *Chefarzt aktuell.* 2000, Bd. 3/ 2000.

[279] —. Leitliniengestützte Medizin: Evidenzprüfungen nachfordern. *Klinikmanagement aktuell.* 2000, Bd. 54, S. 78–79.

[280] —. Die Rolle der Konsensbildung in Leitlinien. – Eine Einführung in das Thema. *Z.ärztl.Fortb. Qual.sich.* 2007, Bd. 2, S. 85–87.

[281] **Lange, S., K. Richter und J. Köbberling.** Der Nutzen der Knochendichtemessung bei der Osteoporose-Früerkennung. *Z. Allg. Med.* 1994, Bd. 70, S. 425–430.

[282] **Köbberling, J. und N. von Schroeders.** Externe Qualitätssicherung -Tabu oder Selbstverständlichkeit. *Die Ersatzkasse.* 2001, Bd. 4, S. 155–158.

[283] **Köbberling, J.** Das Critical Incident Reporting System (CIRS) als Mttel zur Qualitätsverbesserung in der Medizin. *Medizinische Klink.* 2005, Bd. 100, S. 143–148.

[284] —. Lernen aus CIRS – eine Kasuistik. *Med. Klinik.* 2008, Bd. 103, S. 1–9.

[285] **Köbberling, J. und S. Bernges.** Critical Incident Reposting System (CIRS) – Eine überzeugende Idee, Probleme in der Umsetzung. *Med. Klinik.* 2007, Bd. 102, S. 936–938.

[286] **Köbberling, J. und E. J. Kratz.** Grenzen des hinnehmbaren Diagnoseirrtums. *Rheinisches Ärzteblatt.* Juli 2012, S. 20–21.

[287] **Weber, B., U. Smentkowski , J. Köbberling.** Fehler bei der Arzneimitteltherapie. *Rheinisches Ärzteblatt.* 2013, 6, S. 20–22.

[288] **Köbberling, J., U. Smentkowski, B. Weber.** Indikation, Risikoabwägung und Hygiene bei der Injektion homöopathischer Substanzen. *Rheinisches Ärzteblatt.* 2014, 5, S. 29–30.

[289] **Becker, K., J. Köbberling, J. Noth, J. Reidemeister, K.-J. Schäfer und B. Weber.** Folgen einer
Elektrolytstörung. *Rheinisches Ärzteblatt.* 2016, Bd. 9/2016, S. 23–25.

[290] **Köbberling, J., R. Rosenberger und B. Weber.** Vorsicht beim Ausgleich einer Hyponatriämie.
Rheinisches Ärzteblatt. 2019, Bd. 5/2019, S. 24–26.

[291] **Weber, B., R. Rosenberger und J. Köbberling.** Behandlungsfehlervorwürfe bei verwirrten oder
bewusstseinsgestörten Krankenhauspatienten. *Rheinisches Ärzteblatt.* Juli 2018, S. 28–31.

[292] **Jörgenshaus, W., J. Köbberling, P. Lange und B. Weber.** Keine Indikation zur Gabe eines Flu-
orchinolons. *Rheinisches Ärzteblatt.* Januar 2020, S. 33–35.

[293] **Köbberling, J.** Diagnoseirrtum, Diagnosefehler, Befunderhebungsfehler – Bewertungen und
Vermeidungsstrategien. Karlsruhe: Verlag Versicherungswirtschaft mbH, 2013. 978-3-89952-
770-4.

[294] —. Behandlungsfehler und Arzthaftung – Praktische Hinweise für Ärzte und Patienten. Berlin:
Walter de Guyter GmbH, Berlin, Boston, 2016. 978-3-11-047817-4.

[295] —. Behandlungsfehler und Arzthaftung. [Buchverf.] J., W. Fischbach, P. R.Galle und J Mössner
Riemann. *Referenz Gastroenterologie.* s. l.: Georg Thieme Verlag, Stuttgar, New York, 2019,
S. 1030–1036.

[296] —. Die Wissenschaft in der Medizin – Selbstverständnis und Stellenwert in der Gesellschaft.
Stuttgart, New York: Schattauer Verlag, 1992. ISBN 3-7945-1504-8.

[297] **Anlauf, M., L. Hein, H.-W. Hense, J. Köbberling, R. Lasek, R. Leidl, B. Schöne-Seifert.** Comple-
mentary and alternative drug therapy versus science-oriented medicine. *GMS German Medical
Science.* 2015, Bd. 13, S. Coc05.

[298] **Köbberling, J.** Kommentar zu dem Beitrag von C. Schnürer über „Anthroposophische Medizin".
[Buchverf.] L. Edler, R.Holle, W. Köpke, R. Lorenz und J. Windeler G.Antes. *Biometrie und
unknventionelle Medizin. Biometrische Berichte.* Münster: Landwirtschaftsverlag GmbH, 1995,
S. 175–180.

[299] **Köbberling, J. und J. Seifert.** Die Argumentationsstrukturen von Anhängern paramedizinischer
Verfahren. *Zeitschrift für Evidenz, Fortbildung und Qualität im Gesundheitswesen.* 2015,
Bd. 109, S. 262–269.

[300] **Köbberling, J.** Es gibt nur eine Medizin – das Dialogforum „Pluralismus in der Medizin" hat
sich auf einen Irrweg begeben. *Z.Evid.Fortbild.Qual. Gesundh.wesen.* 2011, Bd. 105, S. 628–
630.

Namensregister